科学出版社"十四五"普通高等教育研究生规划教材

中药学/药学研究生系列教材出版工程

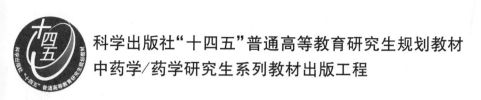

药 学 文 献 检 索

PHARMACEUTICAL LITERATURE SEARCH

章新友　主编

科学出版社

北　京

内 容 提 要

《药学文献检索》是"科学出版社'十四五'普通高等教育研究生规划教材""中药学/药学研究生系列教材出版工程"之一,由全国 11 所高等医药院校从事文献检索研究、具有多年教学经验的研究生导师,结合该学科的最新发展和课程建设等新情况,联合编写而成。全书在保证教材的科学性、系统性的前提下,力求与药学的教学、科研和生产实践相结合。书中介绍了常用医药检索工具、专利文献检索、药学资源的互联网检索、文献检索与科研创新、循证医学与系统评价、文献检索与药学服务、文献检索与论文写作,以及药学信息数据挖掘和学术不端与论文检测系统等内容。

本书可供药学、药物制剂、制药工程、中药学等药学类硕士研究生使用,也可作为药学工作者的参考用书。

图书在版编目(CIP)数据

药学文献检索 / 章新友主编. —北京:科学出版社,2024.6

科学出版社"十四五"普通高等教育研究生规划教材

中药学/药学研究生系列教材出版工程

ISBN 978 - 7 - 03 - 078339 - 4

Ⅰ.①药… Ⅱ.①章… Ⅲ.①药物学—情报检索—研究生—教材 Ⅳ.①R - 058

中国国家版本馆 CIP 数据核字(2024)第 064736 号

责任编辑:周 倩 / 责任校对:谭宏宇
责任印制:黄晓鸣 / 封面设计:殷 靓

科 学 出 版 社 出版

北京东黄城根北街 16 号
邮政编码:100717
http://www.sciencep.com

南京展望文化发展有限公司排版
上海锦佳印刷有限公司印刷
科学出版社发行 各地新华书店经销

*

2024 年 6 月第 一 版 开本:889×1194 1/16
2024 年 6 月第一次印刷 印张:12 1/2
字数:348 000

定价:75.00 元

(如有印装质量问题,我社负责调换)

中药学/药学研究生系列教材出版工程
专家指导委员会

总　序

　　研究生教育处于国民教育体系的顶端,是教育、科技、人才的关键载体,是国家创新体系的重要组成部分,是深入推进科教兴国战略,加快建设教育强国、科技强国、人才强国的重要支撑。党的二十大首次把教育、科技、人才进行"三位一体"统筹安排、一体部署。党的二十大报告中指出,"我们要坚持教育优先发展、科技自立自强、人才引领驱动,加快建设教育强国、科技强国、人才强国",强调要"全面提高人才自主培养质量,着力造就拔尖创新人才",要"深化教育领域综合改革,加强教材建设与管理",为研究生教育改革发展指明了前进方向,提供了根本遵循。

　　教材作为教育教学的基本载体和关键支撑、教育核心竞争力的重要体现、引领创新发展的重要基础,必须与时俱进,为培育高层次人才提供坚实保障。研究生教材建设是推进研究生教育改革、培养拔尖创新人才的重要组成部分。教育部、国家发展和改革委员会、财政部联合印发的《关于加快新时代研究生教育改革发展的意见》(教研〔2020〕9号)中明确提出,要"加强课程教材建设,提升研究生课程教学质量""编写遴选优秀教材,推动优质资源共享"。中药学、药学专业研究生教育肩负着高层次药学人才培养和创新创造的重要使命。为了进一步做好新时代研究生教材建设工作,进一步提高研究生创新思维和创新能力,突出研究生教材的创新性、前瞻性和科学性,打造中药学、药学研究生系列精品教材,科学出版社邀请全国12所中医药院校和中国中医科学院的13位中药学、药学专家,组成"中药学/药学研究生系列教材出版工程"专家指导委员会,共同策划、启动了"中药学/药学研究生系列教材出版工程"(以下简称教材出版工程)遴选、审定、编写工作。教材出版工程并入选了"科学出版社'十四五'普通高等教育研究生规划教材"。

　　本教材出版工程包括《中药药剂学专论》《分子药理学》《中药药理研究思路与方法》《药用植物生物技术》《中药分析学专论》《仪器分析专论》《中药化学专论》《现代药物分离技术》《中药监管科学》《中药系统生物学专论》《中药质量评价研究与应用》《中药新药研究与开发》《中药功效研究思路与实践》《中药资源化学专论》《生物药剂学与药代动力学专论》《天然药物化学专论》《药学文献检索》《中药炮制学专论》《中医药统计学专论》《中药药效物质研究方法学》《中药药代动力学原理与方法》《中药鉴定学专论》《中药药性学专论》《中药药理学专论》及《临床中药学专论》(第二版)等核心教材,采用了"以中医药院校为主,跨校、跨区域合作,出版社协助"的模式,邀请了全国近百所院校、研究所、医院及个别药企的中药学、药学专业的400余名教学名师、优秀学科带头人及教学一线的老师共同参与。本教材出版工程注重加强顶层设计和组织管理,汇集权威专家智慧,突出精品意识,以"创新培养方式、突出研究属性、关注方法技术、启发科研思维"为原则,着力打造遵循研究生教育发展规律、满足研究生创新培养目标、具有时代精神的高品质教材。

在内容上,本教材出版工程注重研究生个性化需求,从研究生实际需求出发,突出学科研究的新方法、新理论、新技术,以及科研思维。在编写风格上,既有丰富的图表,也有翔实的案例,体现了教材的可读性,大部分教材以二维码的形式呈现数字资源,如视频、知识拓展等,以方便学生自学、复习及课后拓展。

本教材出版工程仍有不少提升空间,敬请各位老师和研究生在使用过程中多提宝贵意见,以便我们不断完善,提高教材质量。

2023 年 12 月

编写说明

药学文献检索是高等医药院校药学类硕士研究生的一门必修课程,通过本课程的学习,旨在强化药学高层次人才的信息意识,培养其分析和利用药学文献的能力,使其在新药研究、药品开发、药品监督管理与决策及产品定位中把准方向,充分利用现有的药学信息资源为药学事业的发展服务。

《药学文献检索》是"科学出版社'十四五'普通高等教育研究生规划教材""中药学/药学研究生系列教材出版工程"中的一册,由全国11所高等医药院校从事文献检索研究、具有多年教学经验的研究生导师,结合该学科的最新发展和课程建设等新情况,联合编写而成。本书供药学、药物制剂、制药工程、中药学等药学类硕士研究生使用,也可作为药学工作者的参考用书。

全书共分10章。在分别介绍药学文献检索基础知识、常用医药检索工具、专利文献检索、药学资源的互联网检索、文献检索与科研创新、循证医学与系统评价、文献检索与药学服务、文献检索与论文写作,以及药学信息数据挖掘和学术不端与论文检测系统等内容的基础上,力求与药学的教学、科研和生产实践相结合,在保证教材的科学性、系统性的前提下,重点介绍常用医药检索工具、专利文献检索、药学资源互联网检索、文献检索与科研创新、药学文献与论文写作等内容。书中以二维码的形式链接了教学PPT和微视频,每章后留有启发性思考题。书后还附有中文药学主要期刊、外文药学主要期刊、药学文献检索主要工具及数据库等目录。

本教材的编写分工如下:第一章由章新友编写,第二章由王柳萍编写,第三章由张雪艳编写,第四章由高日阳编写,第五章由张文学、李旺编写,第六章由林晓华、王志编写,第七章由吴地尧编写,第八章由李孟编写,第九章由张卫明编写,第十章由杨新杰编写,附录由章新友、吴地尧编写。

本书在编写过程中得到了科学出版社和江西中医药大学领导的关心和支持,以及全国各兄弟院校领导和同行的支持与帮助,在此一并表示感谢。为使教材日臻完善,希望广大读者和教师提出宝贵意见,以便再版或重印时修订提高。

《药学文献检索》编委会

2023 年 10 月

目　录

第一章
药学文献检索基础知识

第一节　药学文献的基本概念

一、基本概念

（一）信息、知识、文献与情报

1. 信息　信息一词在中国历史文献中最早见于唐诗中，英文是"information"，20世纪中叶以后其本质才不断被揭示，并被引入哲学、信息论、系统论、控制论、传播学、情报学、管理学、通信、计算机科学等领域。信息作为日常用语是指音信、消息。每个人每天都在不断地通过感觉器官从外界接受信息。

信息作为一个科学术语，广义指事物属性的表征，狭义指系统传输和处理的对象，最早出现于通信领域。20世纪20年代，R. V. 哈特利（R. V. Hartley）在探讨信息传输问题时，提出了信息和消息在概念上的差异。

授课视频：药学文献的基本概念

实际上，任何一种音信和消息（如通知、报道、新闻等），或任何一个系统传输和处理的对象（如数据、事实、信号等），都是关于某一事物的某种属性（如状态、外形、构造、成分、重量、数目、运动、静止、声音、滋味等）的反映，因此，信息的日常含义与科学含义，广义与狭义是相通的。

人们认为信息是被反映事物属性的再现。信息不是事物本身，而是由事物发出的消息、指令、数据等所包含的内容。一切事物，包括自然界和人类社会都会产生信息。

（1）信息的属性。所谓信息的属性，是指信息本身所固有的性质。作为特殊形态的客观事物，信息主要有以下性质。

1）普遍性：信息充满着广袤的宇宙，是物质固有的普遍属性。信息不仅存在于人类社会，也存在于自然界。人与人之间、机器与机器之间、人与机器之间、动物与动物之间、植物与植物之间、细胞与细胞之间等。都可以进行信息交流。

2）客观性：就世界的整体而言，信息统一于物质世界，信息的根源是物质世界。信息的存储、传播依靠物质和能量，它无所谓始，也无所谓终，它与整个物质世界共存。

3）中介性：就物质世界的层次来看，信息既区别于物质又区别于精神。它的内核不是具体的物质和能量，尽管有些信息是通过文字、图像等具体物质形式表现出来的，但它本身却没有质量，也不占有空间。人们见到的占有空间的并不是信息本身，而是存储和携带信息的物质载体。同时它也不像意识那样依赖于人脑存在，故不具有主观性，它是介于物质世界和精神世界之间过渡状态的东西，人们通过信息来认识事物。

4）增殖性：随着事物的不断变化，信息将不断扩充，人们对事物的认识也将不断深入。

5）传递性：信息可以在时间上和空间上从一点转移到另一点，可以通过语言、动作、文献、电话、电报、广播、电视、通信卫星、电子计算机等进行传递。

6）可储性：信息可以被收集、加工、整理、筛选、归纳、综合，并可以通过记忆和各种载体来载荷。

7）转换性：只要信息的含义、内容不变，其存在形式可以相互转换，如专业论著、技术标准等可以转换成生产工艺、具体产品等。

8）可知性：信息是可为人们感知的，但由于人们认识水平的差异性，对于同一事物，不同观摩者对其认识可能不同。

9）共享性：信息可以多方向多层次传播，为人们所共享，但不失去其内容，与实物交易不同。

（2）信息的功能。①扩大了人们关于世界的科学图景，揭示了客观世界层次和要素新的一面，有助于人们认识宇宙发展中进化与退化的辩证统一关系。②可以用来消除人们在认识上的某种不确定性，其消除不确定性的程度与信息接受者的思想意识、知识结构有关，人类认识就是不断地从外界获取信息和加工信息的过程。③同物质、能量一样，信息是一种资源。物质提供材料，能量提供动力，信息则提供知识、智慧和情报。

（3）信息的类型与载体。信息的类型可从不同的角度划分。按其形成的领域可分为自然信息和社会信息；按其存在的状态可分为瞬时信息和保留信息；按其表现的形式可分为文字信息、图像信息、语音信息等。

信息本身不是实体，必须借助于一定的载体才能表现、传递和利用。载体是信息得以保存的物质实体。从古代的甲骨、金石、锦帛、竹简到现今的纸张、感光材料、磁性材料，信息的载体和存储技术已发生数次质的飞跃。为人类存储、检索和利用信息提供了极大的方便。

在人类步入信息社会的时代，信息同物质、能量构成人类社会的三大资源。物质提供材料，能量提供动力，信息提供知识和智慧。因而，信息已成为促进科技、经济和社会发展的新型资源，它不仅有助于人们不断地揭示客观世界，深化人们对客观世界的科学认识，消除人们在认识上的某种不确定性，而且还源源不断地向人类提供生产知识的原料。

2. 知识　知识是人们在改造世界的实践中所获得的认识和经验的总和。从信息的观念看，知识来源于信息，是信息的一部分。人类在认识世界和改造世界的过程中，不断接受客观事物发出的信息，经过大脑的思维加工，形成对事物本质及其运动规律的认识，这就是将信息转化为知识的过程。人类在获得知识后，再将这些知识用来指导实践，又能创造新信息，获得新知识。如此反复循环，便可使信息愈来愈纷繁，知识愈来愈丰富，认识不断提高和深化。

（1）知识的类型。知识有个人知识和社会知识之分。个人知识是个人具有的专用知识，与社会知识相对应。个人知识存在于个人大脑、笔记或书信中，只有个人才能加以利用。个人知识主要来自两方面：一是根据愿望学习吸收社会已有的知识；二是通过总结经验、分析研究，创造发现的新知识。个人知识不断为社会知识补充新的内容，个人创造的新知识一旦进入社会交流系统，就成为社会知识。社会知识是社会系统集体拥有的知识。社会知识存在于文献中，也存在于人类社会的口头传说中。社会知识是人类知识的基本部分，一个团体或社会的所有成员能够通过文献等不同媒介自由地获得社会知识。个人知识的不断创新发展丰富了社会知识，社会知识又是个人知识的丰富源泉。

根据国际经济合作与发展组织（Organization for Economic Co-operation and Development, OECD）的定义，人类现有的知识可分为四大类。

1）知道是什么（know what）——关于事实方面的知识。

2）知道为什么（know why）——关于自然原理和规律方面的知识。

3）知道怎么做（know how）——关于技能或能力方面的知识。

4）知道归属谁（know who）——关于产权归属的知识。

（2）知识的属性。所谓知识的属性是指知识本身所固有的性质。知识主要有以下几种性质：

1）意识性：知识是一种观念形态的东西，只有人的大脑才能产生它、识别它、利用它。知识通常以概念、判断、推理、假说、预见等思维形式和范畴体系表现自身的存在。

2）信息性：信息是产生知识的原料，知识是被人们理解和认识并经大脑重新组织和系列化了的信息，信息提炼为知识的过程称为思维。

3）实践性：社会实践是一切知识产生的基础和检验知识的标准，科学知识对实践有重大指导作用。

4）规律性：人们对实践的认识，是一个无限的过程，人们获得的知识在一定层面上揭示了事物及其运动过程的规律性。

5）继承性：每一次新知识的产生，既是原有知识的深化与发展，又是更新的知识产生的基础和前提，知识被记录或被物化为劳动产品后，可以世代相传地被利用。

6）渗透性：随着知识门类的增多，各种知识可以相互渗透，形成许多新的知识门类，形成科学知识的网状结构体系。

（3）知识的作用。知识在人类社会的发展中起着巨大的作用。

1）知识是文明程度的标志。衡量一个国家、一个民族文明程度的高低，主要看其创造、吸收、掌握和应用知识的能力。

2）知识可以转化为巨大的生产力。劳动者素质的提高、工具的进步、劳动对象的扩大、经济的发展，都是知识推动的结果。

3）知识是建设精神文明的动力。知识是科学教育的内容，能促进人类智能的改善。

3. 文献

（1）文献的概念。"文献"一词在中国最早见于孔子的《论语·八佾》篇中，其含义千百年来几经变化：汉代郑玄解释为文章和贤才；宋代朱熹释为典籍和贤人；宋末元初的马端临理解为书本记载的文字资料和口耳相传的言论资料；近现代的一些工具书又将其解释为"具有历史价值的图书文物资料"和"与某一学科有关的重要图书资料"；1983 年颁布国家标准《文献著录总则》将其定义为"记录有知识的一切载体"。在国外，"文献"一词最早是由法国的保罗·奥特莱（Paul Otlet）于 1905 年提出来的，尔后逐渐在一些国家使用，初期含义不尽一致，后来也逐渐趋于统一。现大多认为文献是各种知识或信息载体的总称。

文献由 3 项基本要素构成：一是知识信息内容，这是文献的灵魂所在；二是载体材料，即可供记录知识或信息的物质材料，如龟甲、兽骨、竹木、帛、金石、泥陶、纸张、胶片、胶卷、磁带、磁盘、光盘等；三是记录方式，即用文字、图形、代码、符号、声频、视频等方式和技术手段把知识或信息记录在一定物质载体上。知识、载体、记录方式三位一体，不可分割，缺少三者之一都不能成为文献。

（2）文献的属性。所谓文献的属性，是文献本身所固有的性质，可概括为 4 个方面。

1）知识信息性：这是文献的本质属性，知识是文献的实质内容，没有记录下任何知识或信息内容的纸张、胶卷、磁带不能被称为文献；离开知识信息，文献便不复存在。传递信息、记录知识是文献的基本功能。人类的知识财富正是借助文献才得以保存和传播的。

2）物质实体性：载体是文献的存在形式，人们头脑中的知识无论多么丰富，只要没有记录在一定的物质载体上，就不能称其为文献。文献所表达的知识信息内容必须借助一定的信息符号、依附一定的物质载体，才能长时期保存和传递。

3）人工记录性：文献所蕴含的知识信息是通过人们用各种方式将其记录在载体上的，而不是天然载荷在物质实体上的。

4）动态发展性：文献并非处于静止状态，而是按新陈代谢的规律运动着。随着人类记录水平的提高，信息交流的频繁，文献的数量日趋庞大，形式日益多样；与此同时，文献的老化速度也在加快。生命周期日益缩短，形成了有规律的运动。

（3）文献的功能

1）存储知识信息：文献是知识的物质存在形式，是积累和保存知识的工具，人类所有的知识成果都只有记录于文献，才能保存和流传；文献的产生是人类文明史上的重要里程碑，人们正是通过文献了解相关学科信息，通过文献得悉某一科技成果或创造发明诞生于何时，被记录在何种科技文献之中等具体情况。

2）传递知识信息：文献能帮助人们克服时间与空间上的障碍，传递和交流人类已有的知识和经验，促进知识信息的增加和融合，沟通人们思想感情的联系和交流，成为人类知识信息交流的重要途径。

3）教育和娱乐功能：通过阅读文献，人们可获取科学文化知识，掌握专业技能，提高认识水平和基本素质；还可以娱乐消遣，陶冶情操，丰富精神生活，提高创造能力。

4. 情报

（1）情报的概念。情报与信息在英文中为同一个词"information"，但信息的外延比情报广，信息包括情报。情报是人们在一定时间内为一定目的而传递的具有使用价值的知识或信息。情报是一种普遍存在的社会现象，人们在物质生产和知识生产的实践活动中，源源不断地创造、交流与利用各种各样的情报。

（2）情报的属性。所谓情报的属性是指情报本身固有的性质。主要表现在以下几方面。

1）知识性与信息性：情报必须具有实质内容，凡人们需要的各种知识或信息，如事实、数据、图像、信息、消息等，都可作为情报的内容。没有内容的情报是不可能存在的。

2）动态性：无论多么重要的成果，人们不知道其存在就不能成为情报。情报处于运动状态中，用户主动搜集情报，情报机构采用先进载体和手段主动传递、研究情报、促使更多的静态知识成为动态情报。

3）效用性：人们利用情报是为了获得实际效益，在多数情况下是为了竞争，同一情报因时间、地区、对象不同呈现出的效益也不同；情报针对性越强，越能促进人们达到目的。

4）社会性：情报来源于人类社会的实践和认识活动，存储于社会系统，并为社会广泛地选择利用。

5）语言性：情报必须通过自然语言和人工语言进行表达和传播，正是由于情报的语言性，才使它能够记录在各种载体上。

6）可塑性：在情报的加工整理过程中，既可被概括、归纳，使之精练浓缩，又可被补充综合，使之系统全面。

7）时间性：特定情报只有在合适的时间内传递和利用才会产生更大效用，随着时间的推移，情报的效用性也会随之降低。

（3）情报的功能。在信息社会中，情报将发挥越来越重要的作用。这主要包括以下3点。

1）启迪思维，增长知识，提高人们的认识能力。

2）帮助决策，协调管理，节约各项事业的人力、物力和财力。

3）了解动向，解决问题，加快人们各项活动的进程，以便在信息社会的竞争中获胜。

（二）信息、知识、文献与情报之间的关系

信息、知识、文献和情报是4个既有区别又互相联系的概念，四者的关系如图1-1所示。

（1）信息包含了知识、文献和情报。信息是一个从低级到高级的信息集成。其中，知识是人类大脑对低级和高级信息进行加工形成的有用的高级信息；文献则记载着经过加工的高级信息，但文献不是信

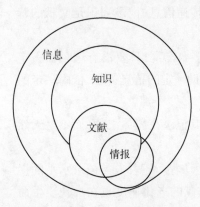

图1-1　信息、知识、文献和情报关系

息的全部;情报传递着能为人类所接受的一切有用的信息,可以是未经加工的低级信息,也可以是经过加工的高级信息。

(2)知识是人类对各种信息认识和加工形成的精神产品,是人的大脑对大量信息通过思维重新组合的、系统化的信息集合,即高级信息;而信息仅仅是人类大脑加工形成知识的原料。人类既要通过信息来认识世界、改造世界,又要根据所获得的信息组成知识。知识是已经被人类所认识的一部分信息,迄今尚有许多信息未被人类所认识。

(3)文献是一种具有特殊存在形式的信息,是固化在载体上的知识;但并不是所有的知识都已经记录在文献中。文献是传递交流信息、知识和情报的主要媒介,是最重要的情报源;然而文献不是情报的全部。

(4)情报不仅是在传递中为人类所接受和利用的知识,也可能是为人类所感知、接受和利用的信息。情报不是全部的信息、知识和文献,而是经过筛选后能满足特定需要的信息、知识和文献。情报可来自口头、实物,但更多的是来自文献。

由此可见,知识、文献和情报三者各自具有不同的内涵,但这三者之间有密切的联系。

信息、知识、文献、情报之间的相互转换关系,如图1-2所示。

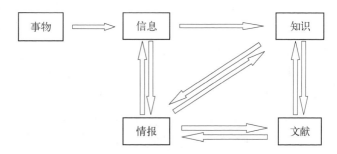

图1-2　信息、知识、文献、情报相互转换关系

由图1-2可以看出,事物由运动产生信息,信息经过大脑的加工可以形成知识,知识被载体所记录可以形成文献,文献被有目的地传递使用可以产生情报,情报可经过反馈形成新的信息。从图1-2还可看出,信息或知识被有目的地使用也能产生情报,情报经利用和传递也可形成知识,情报被载体所记载也会形成文献,信息被接受也可直接产生情报。

(三)文献的类型

1. 以文献载体形式划分

(1)印刷型:通过铅印、油印、胶印、木版印、激光排版等印刷方式,将知识固化在纸张上的一类文献。例如,图书、期刊及各种印刷资料。这是一种有着悠久历史的传统文献形式,至今仍广为应用。它的主要优点是便于阅读、传递,便于大量印刷,成本低;缺点是信息存储密度低、分量重、体积大、收藏空间大、保存期短、管理困难。

(2)缩微型:以感光材料为载体,通过光学摄影方式将文献的影像固化在感光材料上形成的一类文献。常见的缩微型文献有缩微平片和缩微胶卷两种。这种文献的优点是体积小,信息存储密度高,易传递、易保存;缺点是文献加工困难,阅读必须借助缩微阅读机或利用缩微复印机,不便于信息的查询、利用和自动化处理。

(3)声像型:也被称为视听型,是指通过特定设备,使用声、光、磁、电等技术将信息转换为声音、图像、影视和动画等形式,给人以直观、形象感受的知识载体。这是一种非文字形式的文献。常见的有各种视听资料,如唱片、录音带、电影胶片、幻灯片等。这种文献的特点是信息存储密度高,形象直观、生动、逼真,使人能闻其声,观其形。但使用时需要借助一定的设备,成本高,不易检索和更新。

(4)电子型:也被称为计算机阅读型,是通过计算机对电子格式的信息进行存取和处理。即采用高技术手段,将信息存储在磁盘、磁带或光盘等一些媒体中,形成多种类型的电子出版物。常见的是各种已录有内容的磁带、磁盘和光盘。这种文献的存储、阅读和查找利用都须通过计算机才能进行,所以既有信息量大、获取速度快、查找方便、易于编制二次文献的优点,又有必须使用设备才能阅读的缺点。在当今电脑较为普及的情况,电子型文献的利用已呈现逐渐上升的趋势,尤其是相关专业数据库的建立,相对于过去手工检索工具是一种质的飞跃。

(5)多媒体型:是一种崭新的文献载体,采用超文本(hypertext)或超媒体(hypermedia)方式,把文字、图片、动画、音乐、语言等多种媒体信息综合起来,在内容表达上具有多样性与直观性,并且有人机交互的友好界面。因此,多媒体具有前几种文献载体的优点,发展特别迅速。

2. 以文献加工程度形式划分 根据内容性质和加工程度的不同,文献可分为以下4个级别。

(1)零次文献:未经出版发行的或未进入交流领域的最原始的文献,如手稿、个人通信、原始记录,甚至包括口头言论等。

(2)一次文献:是以著者本人取得的成果为依据撰写创作的论著、论文、技术说明书等,并公开发表或出版的各种文献。一次文献是文献的主体,是最基本的信息源,是文献检索的对象。其特点是论述比较具体、详细和系统化,有观点、有事实、有结论。一次文献是以科研生产活动的第一手成果为依据而创作的文献。内容丰富,参考价值大,是人们利用的主要对象。

(3)二次文献:是图书情报工作者将大量的、分散的、无序的一次文献,按一定的方法进行加工、整理、浓缩,把文献的外表特征和内容特征著录下来,使之成为有组织、有系统的检索工具,如目录、题录、文摘、索引等。二次文献是一次文献的集约化、有序化的再次出版,是贮藏、利用一次文献的主要的、科学的途径。其特点是只对一次文献进行客观的罗列,而不对其内容作学术性的分析、评论或补充。

(4)三次文献:根据二次文献提供的线索,选用大量一次文献的内容,经过筛选、分析、综合和浓缩而重新再度出版的文献,如各种述评、进展报告、动态综述、手册、年鉴和百科全书等。其特点是相关学科的信息量大。

从零次文献、一次文献、二次文献到三次文献,它是一个由分散到集中,由无组织到系统化,由博到精地对知识信息进行不同层次的加工过程。零次文献是一次文献的素材,一次文献是二次、三次文献最基本的信息源,是文献信息检索和利用的主要对象;二次文献是一次文献的集中提炼和有序化,它是文献信息检索的工具,故又称为检索工具;三次文献是把分散的零次文献、一次文献、二次文献,按照某一特定的目的进行综合分析加工而成的信息成果,是高度浓缩的文献信息,也是人们利用的一种重要情报源。

另外,还可以以出版形式划分为图书、期刊、报纸、专利文献、学位论文等,将在第二章中介绍。

二、检索语言

(一)检索语言的概念

检索语言是根据文献检索的需要创造的人工语言,是在文献标引、文献检索工作中用来描述文献外部特征或文献主题特征及检索提问的一种专门语言。它能使文献存贮者和检索者达到共同理解,实现存取统一,其实质是表达文献主题的一系列概念标识。

文献检索包括存贮和检索两个部分。存贮是指编制检索工具和建立检索系统;检索则是利用这些检索工具和检索系统来查找所需的文献,连接文献存贮与检索这两个密切相关过程的正是检索语言。当存贮文献时,文献标引人员首先要对各种文献进行主题分析。即把文献包含的主题内容分析出来,形成若干能代表文献主题的概念,再用检索语言的标识把这些概念表示出来,然后纳入检索工具或检索系统。当检索文献时,检索人员将检索课题进行主题分析,明确其涉及的检索范围,形成若干能代表文献需要的概念,并把这些概念转换成检索语言的标识,然后从检索工具或检索系统中找出用该标识标引的文献。

由此可见,在文献存贮和文献检索的过程中,检索语言起着规范和转换作用,以及知识组织和知识表示作用。因此,检索语言是检索系统的重要组成部分,它是沟通存贮和检索两个过程,以及让标引人员和检索人员双方思想交流的桥梁。

（二）检索语言的种类

检索语言按其构成原理可以分为多种类型,常见的主要是分类检索语言和主题检索语言两大类。

分类检索语言又称为分类法系统。国际上最广泛使用的《杜威十进分类法》(*Dewey Decimal Classification and Relative Index*)和国内最广泛使用的《中国图书馆分类法》属于分类检索语言。

主题检索语言又称为主题法系统,主要分为标题语言、单元词语言和叙词语言 3 种。国内医药行业影响较大的叙词表——《医学主题词表》(*Medical Subject Headings*, MeSH)和《中国中医药学主题词表》,属于主题检索语言。

由于每一种检索语言在词汇控制的类型、程度及实施手段等方面的差异,分别形成了分类检索语言和主题检索语言各自不同的结构、功能和特点。因此,如果对分类语言和主题语言有计划地实施统一的词汇控制,则可以对不同的检索语言之间实现兼容和互换,从而建立一种全新的检索语言。

按照检索语言中所使用词语的受控情况可分为规范语言(controlled language)和非规范语言(uncontrolled language)。

（1）规范语言,又称受控语言、人工语言(artificial language),是一种采用经过人工控制了的规范性的词语或符号作为检索标志,来专指或网罗相应的概念,这些规范化的标志能较好地对同义词、近义词、相关词、多义词及缩略词等概念进行规范。比如"肉苁蓉"这个概念有多个同义词:淡大芸、苁蓉等,人工语言则规定只能用其中一个词来表示所有"肉苁蓉"的概念,假如人为规定的词是"肉苁蓉",那么无论原始文献中作者使用的是哪一个词,检索者只需用"肉苁蓉"就能将所有肉苁蓉的文献查找出来。因此,使用规范化的词能相对提高检索的效率,但对检索者和情报存贮人员在选词上要求比较严格。在后面所述的单元词语言、标题词语言、叙词语言等都是规范语言。

（2）非规范语言,又叫非受控语言、自然语言(natural language),是采用未经人工控制的词语或符号作为检索标志,通常所说的自由词、关键词就属此类。一般当某些特定概念无法用规范词准确表达,或新出现的词语(如"新冠")还未来得及被规范化时,都需要使用非规范词。这类词语有较大弹性和灵活性,检索者可以自拟词语进行检索。在机检中,非规范词的应用比较广泛。但这类语言对一词多义、多词一义的词语,检索就相对困难些。在后面所述的关键词语言就是一种非规范语言。

1. 分类检索语言　分类检索语言是用等级列举的方法,层层纵横次第展开文献类目的一种人工检索语言,它是一种传统的分类语言。分类检索语言的依据是各种体系分类法或分类表。体系分类法是一种直接体现知识分类的等级概念的标志系统,它以科学分类为基础,以文献内容的学科性质为对象,运用概念划分与综合的方法,按照知识门类的逻辑次序,从总体到部分,从一般到具体,从简单到复杂,进行层层划分。每划分一次,产生许多类目;逐级划分,就产生许多不同级别的类目。所有不同级别的类目,层层隶属,形成一个严格有序的知识分类体系。每个类目都用分类号作分类标志,每个分类号是表达特定知识概念的词汇,从而展开层累制的编号体系。《中国图书馆分类法》就是这种体系分类。

（1）分类检索语言的优缺点

1）分类法符合人们认识事物的规律和处理事物的习惯,因此容易被人们接受。

2）体系分类是按学科、专业集中文献，能系统地揭示文献内容特征，从学科或专业的范围检索文献，能够满足族性检索的要求，获得较高的查全率。

3）便于组织图书资料排架。

4）体系分类是按知识门类的逻辑次序形成直线性等级关系，这一点不容易反映当代学科相互交叉渗透而出现的多元概念的知识文献，故不易准确标引和检索主题概念复杂的文献。

5）由于受类目数量的限制，不能满足检索专业性较高的文献，故查准率不高。

6）是一种先组式的标引语言，不能随时修改、补充。因此，当新兴学科和边缘学科一旦出现，往往编排在意想不到的类目下，造成检索上的困难。

7）由于使用不同的分类号，在检索文献时，要将检索的主题内容转换成学科或专业名称，从大类到小类一层一层地查找，还要经过学科转换成分类号，再转成学科的过程，这样，不但慢而且容易出错，造成误标、误检，影响检索效率。

总体来说，体系分类检索语言比较适合于单一学科的专题文献检索，而不适合于多学科的主题和多维概念的情报检索。

（2）分类检索步骤

1）分析课题内容，明确其学科属性。

2）查阅检索工具的分类目次表，根据分类号（或分类名）确定需查检的类目，记录选定的类目所在页码。

3）逐条阅读所确定类目下的文献著录，根据文献题录或文摘等提供的信息再次进行筛选，确定所需文献。

4）抄录选定的文献题录或文摘。

5）根据文献题录或文献所提供的线索获取原始文献。

2. **主题语言**　主题检索语言也叫描述检索语言：它是用自然语词作为检索标识系统来表达文献的各种属性的概念，具有表达能力强、标引文献直接、专指度深等特点。主题检索语言主要包括关键词语言、标题词语言和叙词语言 3 种，是检索工具中最常用的检索语言。

（1）关键词语言：所谓关键词，是指那些出现在文献的标题（篇名、章节名）以至摘要、正文中，对文献主题内容具有实质意义的语词，亦即对揭示和描述文献主题内容来说是重要的、带关键性的那些语词（可作为检索入口）。

关键词语言是适应目录索引编制过程自动化的需要而产生的。它与标题词和叙词同属于主题语言系统，都是以自然语言的语词做标识。但标题词语言、叙词语言都是对自然语言的语词经过严格规范化处理的，而关键词语言则基本上不作规范化处理，或者说仅作极少量的规范化处理。

概括地说，关键词语言是将文献原来所见的，能描述其主题概念的那些具有关键性的词抽出来，不加规范或只作极少量的规范化处理，按字顺排列，以提供检索途径的语言。

关键词是从文献的标题或正文中抽出来的自然语词，所以没有关键词表，而有控制抽词范围的非关键词表（禁用词表）。在电子计算机自动抽词的情况下，凡是非关键词表中未列出的词，都可作为关键词。而列入非关键词表的词都是些无实际检索意义的词，包括冠词、介词、连词、感叹词、代词、某些副词、某些形容词、某些抽象名词（如理论、报告、试验、学习等）、某些动词（如系动词、情态动词、助动词）。

（2）标题词语言：是在分类语言的基础上发展起来的。分类语言用代码标识符号代表文献学科主题内容，使用起来不直接。为了克服这一缺点，标题词语言直接用规范化语词对文献主题内容的概念进行标引，使检索者和存储标引人员一目了然。所谓标题（subject heading，意为主题标目）是指用以简略地表达文献主题的词语，是完全受控的一种主题标识。

标题词语言由主标题、副标题、说明语 3 部分构成。

1）主标题：是能表达文献核心内容的主题概念。一般由经过控制的自然语言中的词、词组和短语来充当,主标题是从主题途径检索文献的检索入口词。

2）副标题：是从某一特定方面对主标题进行说明、限定,并经过规范化的词、词组或短语。其基本作用是对主标题的以下方面进行限定说明：主标题所表达的是文献主题的某个部分、某一应用方面、研究对象、方法、性质、场所及文献类型。

3）说明语：是用来进一步详细说明和限定主标题、副标题的内容等方面的词、词组和短语。由未经控制的自然语言表达,但不纳入词表正文,而是排在主标题、副标题之下。

标题词的词汇由标题词的选择标准、标题词的词义、标题词的词形、专指度及标题词词间关系控制。

（3）叙词语言：叙词是在标题词和关键词基础上发展起来的,叙词语言和关键词语言是目前使用较多的两种检索语言。叙词语言是规范性的后组式语言,但其与上述的检索语言不同的是,它既包括了单个词,也包括了词组,它可以用复合词表达主题概念,是概念组配。叙词语言集规范性语言与后组式语言之优势,既在用词上达到统一,又有较好的灵活性,与其他类型的检索语言相比,是一种较完善的多功能检索语言,能大大提高文献检索的查准率和查全率。

（4）主题检索步骤：① 分析主题内容及其相互关系;② 查询主题词表,明确主题词;③ 通过副主题词表的查询确定主题词的具体方面,以明确副主题词;④ 根据主题词与副主题词的搭配形式查找相关工具书的主题索引;⑤ 根据主题索引中提供的流水号逐期索取文献题录或文摘,并依据内容决定取舍;⑥ 索取原始文献。

3. 其他检索语言

（1）题名检索语言。以书名、刊名、篇名、论文题名为标识的检索语言称为题名检索语言。题名检索语言一般规定：题名索引按字顺排列,如西文题名中的虚词不作索引,实词按字母顺序排列,中文按汉语拼音字母顺序或汉字的笔画笔形排列。

题名一般是特指的、专有的,只要能确认题名,直接进行查检,非常方便。在图书馆目录体系中,题名途径是查找图书和期刊的主要途径。

（2）著者检索语言。描述文献著者的姓名、学术团体名与机构名为检索标识的语言称为著者检索语言,由此构成的著者索引提供检索的途径,称为著者途径。这种检索途径,大多按字母顺序（汉语按拼音字顺）组织排列起来。这是一种很重要的检索途径,在国外各种检索工具中占有重要的地位。因为从事科研的科学家和团体,一般都有自己特有的研究领域,其学术论文常常限于某一专题范围。对从事某一领域研究的人员来说,为了解本专业的科学家和团体常利用著者途径检索有关文献。国际上主要的检索工具,都编有著者索引,国内累积型的检索工具大多也有著者索引。

著者途径的检索较为简单,只需按照著者名称字顺在索引中查找即可。只是在著者的写法上,由于不同的国家和民族习惯不一样,因而在著者索引的编制上,国际上有一些基本的规则需加以注意。

1）姓名次序。国外著者署名一般名在前,姓在后。但检索工具的著者索引都是将其颠倒过来再按字顺编排,并将名字缩写,二者之间加小圆点。

2）合著者是两人者,按原文献上的著者次序著录,二人以上者只著录第一著者,其余不标出,而是以"等（et al.）"来表示。

3）学术团体和机关单位等,按原名著录,并加国别以便区分。

4）姓前有前缀和冠词等一并计入,按字顺排列。

5）各国作者姓名,由于文字不同,发音和拼写有别,一般检索工具（特别是国际上几种重要的检索工具）常将各种文字的姓名加以翻译,并各有音译办法,如英、美、俄、日等将非本国文字的著者姓名采用音译法著录,中国的姓名按汉语拼音著录。

6）姓名中的 De、Della、Des、La、Van、Vanden、Von 等前缀,与姓名一起按字顺排列。例如,De Lefeore,A1fred；Van Kampf,R.。

7）团体著者也与个人著者一样,按名称字顺排列。著者姓名复杂难分,常因著录而致检索困难,所以应参考各种文字的译名手册、人名录和其他检索工具。

（3）引文检索语言。引文检索语言是一种新型的检索语言,它是利用文献之间的相互引证关系而建立的一种自然语言,其标引词来自文献的主要著录项目。由于它与传统的检索语言在内容特点、检索标识、词汇来源等方面有所不同,因此引起了广泛关注,并在检索实践中得到了越来越广泛的应用。

引文检索语言正是利用文献之间的"引证"与"被引证"的关系建立起来的。文献大范围内以"引证"与"被引证"关系串联起具有一定相关程序的"著者网络"和"文献网络",从此原理出发,进而扩大并研究其中的关系,并对其间的规律性加以阐述和证明,用于文献检索工作,即形成独具特色的新型检索语言——引文检索语言。美国的《科学引文索引》（*Science Citation Index*, SCI）是当今世界上最主要的引文检索工具之一。国内近年来《中国科学引文数据库》等引文数据库的相继建立,也反映了引文数据库正逐渐得到人们的认可。

（4）序号检索语言。所谓序号,是指文献在某个文献系统中的特有编号,如专利文献的专利号、标准文献的标准号、药品的审批号等。由于序号在一定的文献系统中有着排序的性质,用序号途径检索一些特种文献,非常简便和快速。

（三）《中国图书馆分类法》简介

1. 基本结构   《中国图书馆分类法》由书目文献出版社出版,1975 年出版第 1 版,到 2010 年已经出版第 5 版。《中国图书馆分类法》属于一种等级体系分类语言。它以各门学科的特点和规律为基础,按照知识门类的逻辑次序,将学科划分为 5 个基本部类、22 个基本大类。《中国图书馆分类法》的 5 个基本部类为:马克思主义、列宁主义、毛泽东思想,哲学,社会科学,自然科学,综合性图书。

（1）基本部类:22 个基本大类见下。

```
马克思主义、列宁主义、毛泽东思想………A 马克思主义、列宁主义、毛泽东思想、邓小平理论
哲学…………………………………………B 哲学
社会科学……………………………………C 社会科学总论
                                      D 政治、法律
                                      E 军事
                                      F 经济
                                      G 文化、科学、教育、体育
                                      H 语言、文字
                                      I 文学
                                      J 艺术
                                      K 历史、地理
自然科学……………………………………N 自然科学总论
                                      O 数理科学和化学
                                      P 天文学、地球科学
                                      Q 生物科学
```

R 医药、卫生

S 农业科学

T 工业技术

U 交通运输

V 航空、航天

W 环境科学、安全科学

综合性图书·····················Z 综合性图书

再以这 22 个大类为基础,从总到分,从一般到具体,层层划分,逐级展开为二级、三级、四级……类目,从而构成了《中国图书馆分类法》的简表。简表再进一步层层展开,最终形成等级分明、次第清楚的详细分类表(简称详表)。这样就形成了一套完整的分类体系。

分类标记符号,又称为分类号,是用来代表各级类目名称的代号,用以标记每一个类在分类体系中的位置,表达类目之间的先后次序。

《中国图书馆分类法》的分类标记符号是采用汉语拼音字母与阿拉伯数字相结合的混合制号码。用汉语拼音字母顺序来表示 22 个基本大类的序列。在字母之后用数字表示大类下类目的划分。数字的设置采用小数制。分类标记符号的位数一般能够表达其概念的大小,号码较短的代表较大、泛指的概念,号码较长的通常是专指的概念。当一个类号数字超过 3 位时,为使号码清楚、醒目,用小圆点"·"作为相隔符号,具有易读、易记作用。根据类目的不同等级给予相应的不同位数号码,它不仅能表示类目的先后次序,还能表示类目的等级及其相互关系,这就是层累制,又叫等级标记制。它的特点是层层隶属,等级分明,下一级类目必须包括其上一级类目的号码,同一级类目的类号前几位必须相同。从分类号上可以看出类与类之间关系,反映类目表的结构特点。《中国图书馆分类法》基本上遵循层累制的编制原则。

(2)简表:是在基本部类的基础上进一步分划出来的基本大类,主要为第一、二级类目。基本大类多为独立学科,或由相关密切的学科组成,是整个分类法的骨架,起着承上启下的作用,反映的是《中国图书馆分类法》的分类概貌。

(3)详表:由各级类目组成,是《中国图书馆分类法》的主体,也是文献分类标引和分类检索的依据。在结构和内容上,它是由简表扩展而成。详表之中,类目间的排列遵循一定的原则,反映了学科间的联系。

(4)索引:《中国图书馆分类法》(第四版)有一个附编的"索引"。该索引的作用是通过概念词来查找有关的类号。索引将《中国图书馆分类法》的全部类目名称及相关概念词按字顺排列起来,分别标明其相应的分类号,从而为用户提供了一条按关键词的字顺查找、利用分类法的途径。

2.《中国图书馆分类法》的药学类目及其查找　医药卫生类图书是医学、药学、卫生学图书的总称。其中药学一般包括生药学、药理学、药剂学等学科。掌握了《中国图书馆分类法》体系结构和图书内容的学科性质,在图书馆查找资料时,既省时、省力,又能迅速、准确地找到所需资料。要查找某一类或某一本书时,先根据书的具体内容找到基本部类和基本大类。例如,查找《实验药理学》一书,这本书属于自然科学基本部类下的医药卫生大类,其下列有许多二级类目。

R1　预防医学、卫生学　　　　　　R4　临床医学

R2　中国医学　　　　　　　　　　R5　内科学

R3　基础医学　　　　　　　　　　R6　外科学

R71	妇产科学	R77	眼科学
R72	儿科学	R78	口腔科学
R73	肿瘤学	R79	外国民族医学
R74	神经病学与精神病学	R8	特种医学
R75	皮肤病学与性病学	R9	药学
R76	耳鼻咽喉科学		

实验药理学属于二级类目里的"R9 药学",但二级类目并不是它确切的位置,它下面又可划分数个三级类目如下。

R91	药物基础科学	R95	药事组织
R917	药物分析	R96	药理学
R92	药典、药方集(处方集)、药物鉴定	R97	药品
R93	生药学(天然药物学)	R99	毒物学(毒理学)
R94	药剂学		

三级类目中实验药理学入 R96 药理学,而 R96 又可划分数个四级类目如下。

R961	药物的性质和作用	R965	实验药理学
R962	化学药理学	R966	分子药理学
R963	生化药理学	R967	免疫药理学
R964	精神药理学	R968	遗传药理学

《实验药理学》一书的分类号为 R965,如果想查找药理学方面图书馆都有些什么书,就在 R96 类号里查找,因为分类法具有凡能分入下一级类目的书,一定要具有其上一级类目的属性的特点。

（四）《医学主题词表》简介

《医学主题词表》(*Medical Subject Headings*, MeSH),由美国国家医学图书馆(The National Library of Medicine, NLM)编辑出版,1960 年第一版。《医学主题词表》有两种版本,一种是《医学主题词注释字顺表》(*Medical Subject Headings Annotated Alphabetic List*, MeSHAAL),专供标引、编目和联机检索使用。另一种版本即《医学主题词表》,是指导使用"医学索引"和"医学累积索引"主题部分的工具。《医学主题词注释字顺表》由中国医学科学院医学信息研究所翻译成中文版,在我国使用非常广泛。《医学主题词表》和《医学主题词注释字顺表》在收词范围、编排结构、使用方法等方面都完全一样,只不过后者在某些主题词条目下列有一些注释。《医学主题词表》其中又包括字顺表、树状结构表和副主题词表 3 个部分。

1. 字顺表

（1）字顺表中的词汇类型：有款目词、主题词、特征词和非主题词等。这些词均按字顺排列。在 1991 年前字顺表包括的词汇有：主要叙词、次要叙词、款目词、特征词和非主题词等。在 1991 年所有的次要叙词全部升为主要叙词,即主题词,所以字顺表中不再有次要叙词。

1）主要叙词(major descriptor)：是一种从来不以"属"(see under)参照出现的主题词,机检时用作主题词检索文献,在"医学索引"中也能用作主题词检索文献。

2）次要叙词(minor descriptor)：是一种较专指的主题词,在词表中用"属"(see under)归入某一个主要叙词,而在该主题词下用"分"(XU)表示它们之间的从属关系。用次要叙词标引的文献只用于计算机检索。在印刷本(IM)中,不收录次要叙词,有关次要叙词的文献,要在其上位类的主题词下查找。自1991年起不再有次要叙词。

3）款目词(entry terms)：《医学主题词表》中收入一部分不用作主题词的同义词或近义词,称为款目词,字顺表中用"see"和"X"参照指导读者使用正式主题词。

4）特征词(check tags)：如"animal""human""male""child""preschool"等用于表达文献中涉及的特定内容,如动物、人类、性别、年龄组、文章类型等,通常用于计算机检索时作为特别限定条件时使用。

5）非医学主题词(non MeSH)：不用于标引和检索,只用于组织树状结构表,用来表达词之间的逻辑等级关系。

（2）字顺表的参照系统

1）用代参照：用"see"和"X"表示,凡词与词之间为同义或近义关系者,用此项参照。

2）属分参照：用"see under"和"XU"表示,是表示上、下位概念的包含与被包含关系的一种参照。它自1991年随次要叙词一同被取消。

3）相关参照：用"see related"和"XR"表示,是用以处理两个以上主题词在概念上彼此之间有某种联系或依赖的关系。两者可以互相参考,因而在各自的主题词下列出"see related"或"XR",指引检索者从一个主题词去参考相关的其他主题词(在这些主题词下均收录有相关文献,以扩大检索范围,达到全面检索的目的)。

2. 树状结构表　树状结构表又叫范畴表,是将字顺表中所有的主题词和非医学主题词按其学科性质,词义范围的上下类属关系,分别划分为15个大类,依次用A—N、Z代表。它是字顺表的辅助索引,帮助了解每一个主题词在医学分类体系中的位置,便于通过其上、下级主题词的从属关系,扩大或缩小检索范围。它将字顺表中互不联系的主题词通过主题词所属学科体系和逻辑关系,加上一些必要的非医学主题词组成树枝一样的等级结构。

在每一个大类中主题词和非医学主题词逐级排列,按等级从上位词到下位词,最多可达7级。用逐级编排方式表达逻辑隶属关系,同一级的词按字顺排,第一级树状结构号均为一位数字,第二级以下结构号,均用与级相等段的数字表示,中间用圆点隔开。一般来说:一个词归入一个类给一个号,但事实上有些主题词具有双重或双重以上的属性,这些词可能同时属于两个或多个类目,在其他类目亦给出相应的树状结构号,从而可以查出该词在其他类目中的位置。但是这些树状结构号,只保留三级号码,三级以后的号码省略不写。

树状结构表的作用如下。

（1）可帮助从学科体系中选择主题词。树状结构表是按学科体系汇集编排的术语等级表,检索时若找不到适当的主题词,可根据检索课题的学科范围,在结构表中查到满意的主题词。

（2）可帮助进行扩检和缩检。在检索过程中如需要扩大或缩小检索范围,可根据树状表中主题词的上、下位等级关系选择主题词。需要扩大检索范围时,选择其上位概念的主题词;需要缩小检索时,选择其下位概念的主题词。人工检索时,副主题词不能单独用作检索,只能和主题词配合使用。在机检时,副主题词可作为检索词。

（3）树状结构表可帮助确定词的专业范围。

3. 副主题词表　《医学主题词表》专门列有与主题词配合使用的副主题词表。副主题词的重要作用之一是对主题词起进一步限定作用,通过这种限定把同一主题不同研究方面的文献分别集中,使主题词具有更高的专指性。

副主题词表具有以下性质。

（1）专指性：每一个副主题词的使用范围仅限于它后面括号内的类目,并不是说任何副主题词和任何主题词都能组配使用。

（2）动态性：副主题词表每年随着主题词表的修订再版也在不断地修改变化,增加一些新的副主题词或删掉一些旧的副主题词,或者对某一副主题词的适用范围作一些修改和调整。

（五）《中国中医药学主题词表》简介

《中国中医药学主题词表》,由中国中医科学院中医药信息研究所编制,中医古籍出版社 1996 年 12 月出版。这是我国第一部中医药专业词表,其以独特的学术内涵和广泛的兼容性为中医药学在国内外的推广和应用创造了重要条件,提供了技术保证。

《中国中医药学主题词表》是一部规范化的、动态检索语言叙词表,它既适用于中医药学文献数据库的标引、检索和组织手工检索主题索引,也适用于中医药学书籍的主题编目,还可起到专业汉英词典的作用。其选词原则是：① 选用在中医药学文献中经常出现,有一定使用频率的名词术语。② 入选词应是词形简练,词义明确,一词一义,通过概念组配能表达特定的主题。③ 选用一定数量的泛指词,使词间具有上、下位关系。④ 选用一些先组词以避免过多组配。⑤ 已收载词的处理原则：《医学主题词表》中的中医药词汇尽量收全,该表的西医药词一般不收；与《医学主题词表》同形之词加 "△" 符号以便识别。在参项中如参照本表未收录至《医学主题词表》的词则在该词后加 "M"。

《中国中医药学主题词表》由字顺表、树形结构表、副主题词表、出版类型表、附表和索引表 6 部分组成。新版词表共收录正式主题词 5 806 条,入口词 1 131 条。

1. 字顺表　字顺表又称主表,为本词表的主体部分,其收录全部正式主题词及入口词,是文献标引和检索的主要依据。它按汉语拼音字母顺序排列便于检索,以主题词中的单字为单位拼写汉语拼音。同音字按字形集中,首字音形相同者按第二字拼音排列,第二字相同时,按第三字排,依此类推。词中出现括号、连字符、逗号等符号时,不影响排序。其正式款目如下所示。

> 汉语拼音→ren dong teng
>
> 主题词名称→忍冬藤
>
> 主题词英译名→CAULIS LONICERAE
>
> 树形结构号→TD27.115.10.505
> 　　　　　　　TD27.125.350
>
> 标引注释→为忍冬科植物忍冬的干燥茎叶;属清热解毒药和祛风湿药
>
> 历史注释→95;1987-1994 忍冬
>
> 检索注释→用忍冬检索 1995 前文献
>
> 参照项→C 忍冬
>
> 代参照项→D 金银藤

2. 树形结构表　树形结构表又称范畴表,其根据中医药学学科体系,将全部主题词按学科门类划分,排列于 14 个类目 59 个子类目,该表明确地显示了每一个正式主题词之间的上、下位关系及属分关系,是标引和检索时选用专指主题词的有力工具,也便于从学科角度选用主题词,还可供进行扩展检索之用。各类目采用《医学主题词表》相应的号码,其前冠以"T"(traditional)组成双字母数字号码,各类目之下列出隶属于该类目的全部主题词,按主题词的属分关系逐级展开,呈树状结构。各词的词树号以最高一级类目的词号为首,下连数字组成,按级分段,以"."分隔。根据树形结构号的分段可以显示主题词的级别。其结构如下所示。

第一级	药用种子植物	TB6+
第二级	被子植物	TB6.10+
第三级	双子叶植物	TB6.10.15+
第四级	五加科	TB6.10.15.605+
第五级	人参属	TB6.10.15.605.20+
第六级	人参△	TB6.10.15.605.20.10

3. 专题副主题词表　专题副主题词表,收录副主题词 93 个,其中 11 个为中医药学方面的副主题词,82 个为《医学主题词表》副主题词,在标引和检索时用副主题词限定主题词,使主题方面更加专指。每个副主题词都规定了明确的定义和范围,对其允许组配的主题词类目作了严格的限定。此外,对中医药学方面的副主题词,按上、下位关系,以拼音顺序列出中医药学副主题词树形结构表,以利于作扩展检索及标引时减少概念相似副主题词的使用。具体示例如下。

汉语拼音——→sheng chan he zhi bei
副主题词名称——→生产和制备
副主题词英译名——→production & preparation
副主题词英文缩写——→SZ,produce
允许组配的主题词类目——→[TD]
副主题词定义或范围——→与中草药、中成药、剂型等主题词组配,指其生产、加工、炮制和制备,如为中草药的炮制,应组配主题词"炮制"(1987)。

三、检索途径

选择检索途径是文献检索的关键性问题。文献检索途径是同文献的特征密切相关的。文献特征主要包括文献外表特征和内容特征两个方面。文献外表特征主要是指图书的书名、期刊的刊名、著者姓名,以及会议录名称和其他特种资料名称等。文献内容特征主要是指学科分类和文献主题等。而文献检索工具中的文摘、目录、索引正是对文献特征进行描述,并按一定方式组织而成的产物。因此,选择文献检索途径实际上就是选择和使用相应的检索工具,通过各种检索标识进行文献检索。检索标识的确立是依据检索工具的不同特征来确定的。例如,以题名著者为途径的题名索引、目录、著者索引等,是以各种字序法和音序法为检索标识,以文献序号和分类法为检索途径者,则以字母、符号及阿拉伯数字为检索标识;以主题、关键词为检索途径者,则以文字为检索标识。

检索途径与检索语言密切相关,其相互关系如图 1-3 所示。

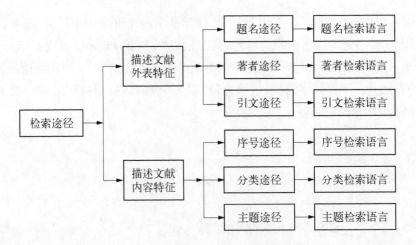

图 1-3　检索途径与检索语言的关系

第二节　药学文献的分类

一、按文献的出版形式划分

药学文献按其出版形式可分为图书、期刊和特种文献。

（一）图书

图书是通过一定的方法与手段将知识内容以一定的形式和符号（文字、图画、电子文件等），按照一定的体例，系统地记录于一定形态的材料之上，用于表达思想、积累经验、保存知识与传播知识的工具。图书一般以印刷和手抄方式单本刊行，除古代图书外，现代图书均具有特定的书名和著者名，编有国际标准书号，有定价并取得版权保护，包括教材、专著、科普读物、工具书等。

药学图书一般是较为系统地论述药学研究的某个专题内容，是了解某个问题基础知识和专业内容的基本工具。具有内容系统、全面、成熟、可靠等特点。图书编著和出版周期较长，信息的传递速度较慢，反映的内容一般为出版前几年的研究资料。

（二）期刊

期刊又称杂志或连续出版物，是一种按固定名称定期或不定期连续刊行的出版物，由依法设立的期刊出版单位出版，持有国内统一连续出版物号。学术期刊主要发表由专业人员撰写的并经同行评审的学术性论文，主要功能是传播知识。期刊每期载有不同著者、译者或编者所编写的文章，用连续的卷、期和年月顺序编号出版，每期内容不重复。

期刊具有数量大、品种多、内容广、周期短、信息新，并能及时反映国内外的科技水平等特点，是药学文献的重要信息来源。

（三）特种文献

特种文献是指出版发行或获取途径都比较特殊的科技文献。一般包括专利文献、科技报告、会议文献、学位论文、标准文献、产品资料、科技档案、政府出版物等。这类文献种类多、内容广泛、数量庞大，是非常重要的信息源，参考价值高。

1. 专利文献　是包含已经申请或被确认为发现、发明、实用新型和工业品外观设计的研究、设计、开发和试验成果的有关资料，以及保护发明人、专利所有人及工业品外观设计和实用新型注册证书持有人权利的有关资料的已出版或未出版的文件（或其摘要）的总称。包括说明书摘要、专利公报及各种检索工具书、与专利有关的法律文件等。因其数量庞大、报道快、学科领域广阔、内容新颖、具有实用性和可靠性,科技情报价值越来越大,使用率也日益提高。

2. **科技报告** 又称研究报告和技术报告,是科学工作者从事科学研究工作的阶段进展情况和最终研究成果报告。科技报告发展迅速,已成为继期刊之后的第二大报道科技最新成果的文献类型。从报道的内容看,科技报告大多涉及高、精、尖科学研究和技术设计及其阶段进展情况,客观地反映科研过程中的经验和教训。所报道的成果一般必须经过主管部门组织有关单位审定鉴定,载有报告撰写者、密级、报告号、研究项目号和合同号等。其内容专深、可靠、详尽,而且不受篇幅限制,每份报告自成一册,可操作性强,报告迅速,属于第一次文献。通常按内容可分为报告书、论文、通报、技术译文、备忘录、特种出版物等。

3. **会议文献** 是各种学术会议上所发表的论文、报告稿、讲演稿的统称。含有大量的最新情报信息,是了解世界科学技术发展动向、水平和最新成就的主要渠道,是参考价值很高的科技文献,也是科技查新中重要的信息源之一。

4. **学位论文** 是高等院校和科研院所的本科生、研究生为获得学位资格(学士、硕士和博士)而撰写的学术性较强的研究论文,其中博士、硕士研究生的学位论文理论性、系统性较强,内容专一,阐述详细,具有一定的独创性,是一种重要的文献信息源。

5. **标准文献** 是技术标准、技术规格和技术规则等文献的总称,是人们在从事科学试验、工程设计、生产建设、商品流通、技术转让和组织管理时共同遵守的技术文件。它能较全面地反映国家的经济和技术政策,技术、生产及工艺水平,自然条件及资源情况等;能提供许多其他文献不可能包含的特殊技术信息,是准确了解该国社会经济领域各方面技术信息的重要参考文献。

6. **科技档案** 指在生产建设和科技部门的技术活动中形成的,有一定工程对象的技术文件的总称。一般包括任务书、协议书、技术指标和审批文件;研究计划、方案、大纲和技术措施;有关技术的原始记录和分析报告;设计计算、试验项目、方案和数据;设计图纸、工艺记录、图表、照片等应归档保存的材料。科技档案有着明显的保密性和内部控制使用的特点。

7. **政府出版物** 是指各国政府部门及其设立的专门机构发表、出版的文件,可分为行政性文件(如法令、方针政策、统计资料等)和科技文献(包括政府所属各部门的科技研究报告、科技成果公布、科普资料及技术政策文件等),其内容可靠,用于了解某一国家科技活动、科技成果等,有一定的参考作用。

二、按文献的载体形式划分

现代药学文献按其载体形式可分为印刷型、微缩型、机读型和声像型文献。

1. **印刷型文献** 以纸张为存贮介质,以印刷为记录手段生产出来的文献。印刷方法有铅印、胶印、油印、石印、雕刻木印等。印刷型文献是文献的传统形式,具有成本低、便于阅读和使用、流传广泛等特点。但有存贮密度低,分量重,占用空间大,易受虫蛀、水蚀,难以长期保存和管理等问题。

2. **微缩型文献** 采用光学摄影技术,以印刷型文献为母本,把文献的体积缩小,固化到感光材料或其他载体上生产出来的文献,如微缩胶卷、微缩平片、缩微卡片等。存贮密度高,重量轻,体积小,便于传递和保存,但需借助缩微阅读机才能阅读,有查检和利用不太方便等问题。

3. **机读型文献** 用计算机技术和磁性存贮技术,通过程序设计和编码,把文字信息变成计算机可以识别的机器语言,用计算机进行存贮和阅读的一种文献形式。其存贮信息量大、密度高、存取速度快而准,对记录的信息可进行更新、增减、转存、检索、传递、输出等处理。计算机技术为基础的存贮技术是目前科技文献的主要载体,但投入经费较多,要有配套技术设备。

4. **声像型文献** 用电、磁、声、光等原理和技术将知识、信息表现为声音、图像、动画、视频等信号,由声音和图像传递知识,给人一种直观感觉的非文字形式文献。其声像并茂,表现直接,在描述自然现象和实验现象方面具有不可替代的表现力,但要借助专业的设备才能利用。

三、按文献的加工程度划分

药学文献按其加工程度一般分为一次文献、二次文献和三次文献。

1. **一次文献**　也称原始文献,是科研人员以自己的工作经验或科研实践为依据撰写并公开发表或公布的原始论文,包括期刊论文、会议论文、学位论文、专著等。一次文献是一种基础性资料,具有创新性和原始性,情报价值最高,情报信息也最完整,是文献检索的直接对象。

2. **二次文献**　也称检索工具,是对分散无序的一次文献按一定规则进行收集、整理、分类、加工、提炼、浓缩,并按一定的体系结构和组织方式编辑而成的工具性文献。指各种目录、索引、文摘、题录等检索工具,主要功能是揭示和报道一次文献,提供查找一次文献的线索,帮助人们在较短的时间内获得大量的文献信息。

3. **三次文献**　也称综述文献,是利用二次文献所提供的线索,对某个学科或专题的一次文献的内容进行收集、整理、分析、综合,在此基础上加工编写出来的文献,主要包括综述、评论、进展、预测、工具书、手册和指南等。

研究者可以根据不同的研究目的和兴趣,结合各类药学文献的特点进行有选择性地研究。

第三节　药学文献资源的特点

一、文献资源的概念

文献资源是人类社会发展的产物。人类在改造自然界和社会的实践活动中,获得了来自客观世界的各种信息,这些信息经过人脑的提炼和加工,逐渐转化为知识。知识对人类社会的发展有着不可估量的作用。这是因为,知识一旦形成,并与劳动者结合起来,就可从潜在的生产力转化为直接的和现实的生产力,创造日益丰富的社会物质财富,从而推动人类社会的进步和发展,知识就成为人类社会发展的驱动力。资源,主要是指生产资料和生活资料的自然来源,人类通过不断发现、开发和利用自然资源,不断创造物质财富,为人类提供衣、食、住、行,使人类得以生息、繁衍,使社会不断发展。从知识能为人类创造物质财富,并能成为人类社会发展驱动力来讲,知识也是一种资源,是一种智力资源。

但知识必须依赖一定的物质载体才能存在。在人类社会早期,人类是通过自身的大脑来存贮和传播知识的,由于各种生理因素的制约,使知识难以在广阔的空间和持续的时间内积累和传播。随着社会生产力的发展,人类打破了自身的束缚,将知识转化为一些有规律的信息符号并在人体以外找到了新的物质载体,这种新的物质载体就是文献。显然,文献当中就蕴藏着人类创造的智力资源。在人类社会的历史长河中,随着文献数量的不断增加和文献负载知识功能的不断加强,文献积累、存储了人类的所有知识,文献成为人类知识的"宝藏"。同时,人类在改造自然界和社会的过程中,通过不断开发和利用人类的知识"宝藏",借鉴前人的经验和同代人的成果,不断创造物质财富,又促进了社会的进步发展。由此可见,文献已经成为人类社会发展的一种不可缺少的资源。文献不断积累、存贮的过程,也就是文献资源不断积累、存贮的过程。文献积累的数量越多,延续的时间越长,文献资源也就越丰富。从这个意义上说,文献资源是迄今积累、存贮下来的文献集合。

二、文献资源的特点

1. **再生性**　文献资源不像生药材资源那样随着开发和利用的深入而逐渐枯竭,而是具有再生性。

这是因为,随着人类对文献资源开发利用程度的提高,反过来会更加促进药学知识的增殖,带来文献数量的增加和文献质量的提高,从而进一步丰富文献资源。人类社会越向前发展,文献资源便会越丰富。将来人们关心的不是文献资源枯竭的问题,而是要去解决因文献资源剧增而带来的文献资源冗杂等一系列问题。

2. 可建性 自然资源是天然先于人类的客观存在,而文献资源则是人类去创造的,它的生产和分布既是一种客观现象,但更受制于人类的主观努力,明显受到社会政治、经济、文化诸因素的制约。因此,人们可以通过文献资源建设,采集、选择、组织、布局等手段,改造和优化冗杂的文献资源,使文献资源处于有序的分布状态,以有利于人们有目的地去充分开发利用文献资源。

3. 共享性 自然资源一般多是一次利用,不再复用的资源,而文献资源则是可以同时使用,不分先后使用,异地使用和反复使用的资源。而且还可以根据需要,在条件允许的情况下,随时对它进行复制、转录、缩微,但不会改变原来的内容。文献资源的这种共享性的内在依据,不但为人类在更大范围内进行信息交流创造了条件,更向人们表明,文献资源应该属于全人类,人人有权共享全世界的文献资源。随着人们观念的转变和其他条件的成熟,人们的这种美好愿望将会逐步变为现实。

4. 效益性 文献资源的效益性特点表现在时间性和潜在性两个方面。自然资源只有被开发,才能产生效益,但对它的开发一般不受时间早晚的限制。如对药物的开发,早开发或晚开发都不会影响本身效益的发挥。但文献资源则不同,有些文献资源由于其所含信息和知识具有较强或很强的时间性,若不及时开发利用,就会降低或丧失开发效益。而与此相反,有些文献资源的开发效益具有潜在性,其开发效益未必马上就能显示出来,但若干年后可能就有很高的使用价值,那时,将它开发利用,就会产生很大的开发效益。

文献资源的这些特点说明,文献资源是取之不竭的,但要结合其共享性和效益性等特点,通过文献资源建设去优化冗杂的文献资源,以更有利于人们去开发利用文献资源。

5. 累积性 文献资源的多寡不是先天固有的,而是经过后天不断积累的结果,今天丰富的文献资源离不开历史上各个时期存下来的各类文献资料,它是古代私人藏书家、官方藏书楼及近现代图书馆、各类文献收藏机构保存下来的人类文明的集合。

6. 冗余性 文献资源并非是各单位文献简单地相加,庞杂、雷同的文献堆积,不仅不会增加文献信息内容的含量,更不会成为体系完备、功能良好的文献资源系统。文献资源建设的具体任务之一是:把那些重复交叉甚至过时无用的文献——冗余文献进行剔除,否则,就有可能造成文献信息通道的阻塞,给用户带来困难。

7. 价值潜在性 文献资源的价值实质是文献载体所含知识内容的价值。它在被开发利用之前,这种价值潜在于载体之中,不为人们所见;它在开发利用之后,这种价值间接体现于某种产品,某种成果,某种思想、观念或行为之中,具有隐现性。知识含量越多的产品价值越高,文献资源被开发利用得越好,物质成果和精神成果越丰富,文献资源的价值是随着文献资源的开发程度而发生变化的。

三、文献资源的作用

人类对文献资源重要作用的认识是随着社会的发展而不断深化的。在生产力低下、科学技术落后的古代社会,人类不可能从"资源"的角度去认识文献,因此,对文献资源的作用也就无从认识。即使到了现代,人类也更多地将文献划归为意识形态的范畴,对文献资源作用的认识也只是处于朦胧阶段。只有当科学技术成为第一生产力和信息时代到来的今天,人们才深刻认识到文献资源的重要作用。

1. 提供决策依据 人类为创造更多的社会物质财富,就需要制定各种相应战略措施和政策。在决策之前,就需要利用经过加工、分析、评价了的文献资源中有用的信息,从中吸取正确的东西,摒弃不正确的东西,为药学科学决策提供依据。

2. 展示最新成果　当今社会,人类的科学技术成果层出不穷。通过文献资源可以向人们充分展示药学技术成果,帮助人们了解当今世界药学技术的发展动向,借鉴别人的研究成果和经验,避免重复劳动,使药学研究和现代技术获得更快的发展,以更好地发挥药学技术对社会和经济的推动作用。

我国"青蒿素"的相关研究成果获得诺贝尔奖

信息就是机会,信息就是成功,信息是现代化社会的关键变量。如何从浩瀚的信息海洋中获取所需的信息,已成为科研工作中的首要问题。屠呦呦受东晋葛洪《肘后备急方》中"青蒿一握,以水二升渍,绞取汁,尽服之"的启发,成功提取出青蒿素,为世界带来了一种全新的抗疟药。以青蒿素为基础的联合疗法已经成为疟疾的标准治疗方法,在过去的几十年间,青蒿素联合疗法在全球疟疾流行地区广泛使用。2015 年 10 月 5 日,屠呦呦凭借"青蒿素"的相关研究成果,获得诺贝尔生理学或医学奖,这是中国医学界迄今获得的最高奖项,也是中医药成果获得的最高奖项。疟疾是世界上最主要的高死亡率传染病之一,屠呦呦说:"青蒿素是人类征服疟疾进程中的一小步,是中国传统医药献给世界的一份礼物。"

第一章授
课 PPT

思 考 题

1. 如何理解信息、知识、文献与情报之间的关系?
2. 如何利用文献资源开展科学研究?

第二章
常用医药检索工具

第一节　中文检索工具

　　检索工具是指用以报道、存贮和查找文献线索的工具,它是附有检索标识的某一范围文献条目的集合,是二次文献。由于文献类型与载体的多样性,在检索文献时的角度与要求又不同,从而形成了各种类型的检索工具,主要有印刷型和电子型两种。印刷型的检索工具大多为定期或不定期的连续出版物,又称检索刊物。其结构通常包括4部分内容: ① 著录部分,系统揭示文献外部特征和内容特征,是检索工具的主体;② 索引部分,提供多途径文献查找的条目集合体;③ 说明部分,为使用者提供必要的指导材料;④ 附录部分,补充性资料和查询等辅助材料。在印刷型的检索工具中,实际意义较大的,是以著录格式划分的,主要有目录型、题录型、文摘型、索引型检索工具,它反映了对一次文献加工的程度。而电子型的检索工具主要有各种计算机检索系统、搜索引擎。

一、《中国药学文摘》

授课视频: 常用医药检索工具

　　《中国药学文摘》(*Chinese Pharmaceutical Abstracts*, CPA),由国家药品监督管理局主管,国家药品监督管理局信息中心编辑出版,创刊于1982年,1984年以季刊形式正式发行,1985年以双月刊出版发行,现为月刊,内容包括国内公开发行的700多种医药期刊中的中西药学文献(不包括译文)、会议论文和部分内部刊物的资料,以文摘、提要、简介和索引等形式混合报道。每期报道量约2 400条,每年报道超过30 000条,是检索中文药学方面文献的重要文摘型检索工具。

　　(一)编排结构

　　《中国药学文摘》采用类似美国《化学文摘》的分类和编排方法,总体分为12大类,70小类。每期附有主题索引和外文药名索引组成的期索引,每12期一卷,每卷出版累积主题索引和外文药名索引。主题索引以主题词的汉语拼音排列,外文药名索引以英文药名的英文字母顺序排列,各主题词或药名项下附有说明词及文摘号,可以指引读者根据文摘号查出相关文摘。

　　除正文可用分类途径查阅外,每期都附有主题索引和外文药名索引,年终编有"年度主题索引"(年终单出一期)。每期的主题索引只有主题词,没有组配;年度主题索引则采用主题词和副主题词组配的形式,每个主题词组配1~3个副主题词。

　　主题索引中的检索词均为药名,无疾病名称,从临床角度检索只能采用该刊自拟的分类途径(主要利用"09临床试验与药物评价"类下的二级类目)。以某一具体药名命名的复方制剂(不含古经方)不应从"复方"检索,而应该从该药名去检索。化学药品及植物药物均采用规范化药名标引,分别依据国家药典委员会最新编写的《中国药品通用名称》及《中药大辞典》等,非规范化药名可通过"参见"索引找到规范化药名。新化合物的合成与筛选一般列于有关的大类药品项下,作为新药研究的动向。病名及其他词均采用规范化名词标引,分别依据美国国家医学图书馆编写的《医学主题词注释字顺表》等。文摘中的作者项取前三名,若个别作者名为生僻字,因受条件限制,均以同音字代替。凡中药自报汤剂,均从所做工作内容条目下查找,但综述可从"中药疗法"条目下查找,其他中药方应从本方名下查找。收载范围详见"本刊引用期刊一览表",刊于每年第一期和年度索引中。

《中国药学文摘》有光盘版和网络版两种形式。光盘版提供了4种检索途径,即全文检索(正文字词检索)、字段检索、检索历史(表达式检索)和再次检索(逻辑组合检索)。《中国药学文摘》网络版数据库也称中国药学文摘数据库,其内容与光盘版相同。该系统内容涵盖药学各个领域,共设12个栏目:药学理论与发展动态、生药学和中药材、药物化学、药物生产技术、药剂学和制剂技术、药理学和毒理学、生物药剂学、药物分析、临床应用与药物评价、药品管理、制药设备和工厂设计及包装、药品和新药介绍。该数据库提供注册用户检索和免费检索两种形式。可根据系统设置的全文、主标题、主题词、作者名、外文药名检索途径进行检索。注册用户可获得详细的检索结果,免费用户只能看到检索结果的篇名列表。

(二)文摘著录格式

【示例】

R284.1[③]   031[②]   200100123[①]

国产沉香化学成分的研究-1. 白木香酸和白木香醛的分离和结构鉴定[④]/杨峻山[⑤](中国医学科学院药物研究所)[⑥];陈玉武[⑦]//药学学报[⑧].-2000[⑨],18[⑩](11)[⑪].-191~198[⑫],201[⑬]

用气相色谱法比较国产沉香(Ⅰ)和进口沉香挥发油的组成。Ⅰ的挥发油经硅胶柱和氧化铝柱层析得到两个新的倍半萜,分别命名为白木香酸和白木香醛。经光谱分析、衍生物制备及X线衍射单晶解析确定了它们的化学结构。此外,还得到一种已知化合物——沉香螺旋醇。

① 文摘号:9 位数字,前4 位为"年"代号,后5 位为本年度报道文献的流水号;② 药学分类号;③ 中国图书资料分类号;④ 文献题目;⑤ 第一作者;⑥ 第一作者所在单位;⑦ 第二、三作者;⑧ 期刊名称;⑨ 年;⑩ 卷;⑪ 期;⑫ 起止页码;⑬ 转页码。

(三)检索功能与方法

目前,《中国药学文摘》仅使用光盘版。

1. 全文检索   系统默认状态为全文检索。在检索框内输入字或词,系统即在每条记录的全文中进行检索。

2. 字段检索   检索词可以限定在主标题、作者名、主题词、外文药名等字段进行检索。在指定字段检索时,用括号括住检索词如:(激光)。能提高检索速度。

3. 逻辑组合检索   该检索方式是在字段检索的基础上,对多个检索词进行"与、或、非"操作,从而实现条件较复杂的组配检索。

(四)检索结果输出

检索结果条目可按照升序或降序显示,系统默认升序排列。系统显示检索结果的记录号和标题,每页显示10 条,双击标题可显示此条记录的具体内容。格式如下。

```
------------------------ 文摘数据库   记录号 = 461222 ------------------------
   文献流水号:20803349
   中图分类号:R927.2;R945
   学科分类号:085;072
```

作者名：史天陆

所在单位：安徽医科大学药学院

主题词：那格列奈/分析；那格列奈/生物利用度；血药浓度；受试制剂；参比制剂；生物等效性

外文药名：Nateglinide

主标题：那格列奈片血浓度测定及相对生物利用度研究

期刊号：中国药师

年卷号：2007,10(11)

页号：1093~1095

其他作者：陈礼明；孙言才…

文献顺序号：001747

===================== 文摘 =====================

采用随机双交叉试验设计,20 名健康受试者分别口服受试制剂和参比制剂 60 mg,用 HPLC－MS 法测定血浆中的那格列奈(Ⅰ)浓度。结果表明：两种 Ⅰ 片具有生物等效性。

系统支持单条记录打印,若要打印多条记录,需通过文本复制到 Word 文档进行编辑后打印。

二、《药物评价研究》

《药物评价研究》,原名《中文科技资料目录》,是我国出版的大型题录型科技文献检索刊物,迄今,按学科共出版 34 个分册,《中文科技资料目录：医药卫生》《中文科技资料目录：中草药》《中文科技资料目录：医学分册》是其中查找国内医药文献的 3 个分册。

《中文科技资料目录：中草药》由国家药品监督管理局主管,天津药物研究有限公司和中国药学会共同编辑,科学技术出版社出版,创刊于 1978 年,原为季刊,2001 年改为双月刊,2008 年更名为《药物评价研究》。《药物评价研究》收录文献条目以期刊为主,以题录形式报道中草药科技文献,兼收药学会议资料。除报道中药学各有关类目外,注重相关交叉学科、新兴学科的研究文献。收录期刊以医药学为主,兼收化学、生物学、农林科学、综合自然科学的期刊,以及医药学科的论文汇编、会议论文集,收录期刊 1 300 余种。该刊为全面报道国内中药学各个领域学术论文的专科检索工具,平均每年文献报道率达 98%,是报道中草药文献最全的索引型检索刊物。

（一）编排结构

编排方法以学科分类为主,主题索引为辅。每卷第一期附引用期刊一览表,新增改的期刊在收录当期补充修正。汇编、会议论文集在收录当期引用文献一览表列出。检索途径主要有分类索引和主题索引,检索方法与医药卫生分册相同,每期后面还附有按照汉语拼音的首字母顺序排列的药名、方剂名和制剂名索引。

（二）著录格式

本刊按国家标准《检索期刊条目著录规则》(GB3793－83)进行著录,并将处方药物组成著录在附注项。著录格式及示例。

1. 期刊论文　顺序号　中文题名/第一著者(第一著者所在机构名称),第二著者,第三著者…//刊名.-年,卷(期).-所在页码。

【示例】

0101341　紫苏抗凝血作用的实验研究/周华珠(扬州大学医学院),唐尧,曹毅…//山西中医.-2000,16(3)：-46~47

2. 汇编论文　顺序号　中文题名[汇]/著者(第一著者所在机构名称)//汇编题名.-出版地:出版者,出版日期.-所在页码。

【示例】
002725　采用正交试验法优选化积片的提取工艺[汇]/于丽云(天津药物研究院)//天津药物研究院四十周年院庆论文汇编.-天津:国家药品监督管理局天津药物研究院,1999.10.-161~162

3. 会议论文　顺序号　中文题名[会]/著者(第一著者所在机构名称)//会议录题名:会议召开日期:会址/编者.-所在页码。

【示例】
000001　中药现代化与多样性的药学思想[会]/艾铁民(北京医科大学药学院)//99药用植物及中药研讨会学术论文集:1999.9:北京/中国植物学会药用植物及中药专业委员会.-22~25

(三)学科分类

(1)本刊采用《中国图书馆分类法》(第五版)进行分类。根据实际需求,对"R28 中药学"所属部分类目做了调整。

(2)一篇文献涉及2个以上主题时,均依主要内容分类,不作参见。

(四)主题索引

主题检索设"主题(中药主题词)索引"和"主题索引(医学)"两种途径。使用时可根据不同需要加以选择。"主题(中药主题词)索引"采用主题词+说明词(不超过6个)+题录顺序号组成,以逐层揭示论文主要内容,加强检索的专指性。每年年末另册出版年度主题索引。

(1)主题索引采用"检索词+说明词(不超过6个)+目录顺序号"形式。目录顺序号只标流水号五位数字,省略年号。

(2)主题词按汉语拼音字顺排列。

(3)根据《汉语主题词表》《中国中医药学主题词表》《医学主题词注释字顺表》(2002年版),相互参照进行主题标引。

(4)主题标引主要参考书目:《中华人民共和国药典》《中华本草》《中药大辞典》《全国中草药名鉴》《植物药有效成分手册》《拉汉药用植物名称和检索手册》《拉汉英种子植物名称》。

(5)为了便于读者从医学途径检索,将疾病、症状、组织、器官、病原体等医学主题词作检索词单独排列。

三、《中国现代医生》

《中文科技资料目录:医药卫生》,为报道型检索工具,于1963年4月创刊,由中国医学科学院医学信息研究所编辑、出版和发行,为医药卫生界医、教、研及管理人员服务。原刊名为《全国医学科学技术联合目录》,1984年以前为双月刊,现为月刊,1978年纳入全国科技检索体系,2007年更名为《中国现代医生》。该刊收集国内医学及与医学有关的期刊、图书、汇编(内部资料)、学术会议等文献,内容涉及生物医学各个领域,包括基础医学、临床医学、预防医学、药学、中医学等。其收录了国内公开发行和内部发行与医学及与医学相关的期刊、汇编及学术会议资料 1 000 余种,每期报道题录 60 000 余条。

（一）编排结构

《中国现代医生》按照《中国图书资料分类法》分类编排,采用以学科分类为主,以主题索引为辅的方法,每年末期编有年度主题累积索引。每期内容按学科分为 26 大类,300 多个小类。每期正文前有检索功能的"分类目次",列出分类号、类目名称和页码。每期附有期刊一览表、汇编（内部残料）一览表及学术会议资料一览表。

（二）著录格式

正文（题录部分）按分类目次的类目次序排列,各类题录前标明类号和类名。著录项目只记录文献的外部特征,如标题、作者、原文来源等。现将著录格式示例如下。

1. 期刊

【示例】

0035290[①] 颈椎后路钢板内固定的应用解剖学[②]/谢宁[③]（第二军医大学长征医院）[④]---//中国临床解剖学杂志[⑤],-2000,(1):-5-7[⑥]

注释:① 题录号,前两位 00 为年号,其后 5 位数字为题录顺序号,每年从 00001 起累积编号;② 论文标题;③ 著者,两个以上著者只著录第一著者,后加"---";④ 著者单位;⑤ 刊名;⑥ 出版年、期、起止页码。

期刊的编辑出版单位在本刊末"期刊一览表"中表示。译文和综述的著录格式与期刊论文基本相同,仅在论文标题后用中括号标出"译"或"综述"。

2. 图书

【示例】

9713485[①] 综合避孕方法(政策和服务指南)[②]/人民卫生出版社[③].1997.3[④].-1~96[⑤] 97C089(1)[⑥]

注释:① 目录顺序号;② 图书书名;③ 出版单位;④ 出版日期;⑤ 所在页码;⑥ 资料索取号。

3. 会议资料

(1) 单题资料:用"A"表示（在索取号中）。

【示例】

916912[①] 中国妇幼卫生人员任务分析[②]/帕克[③]（联合国儿童基金会）[④]//妇幼卫生专业讨论会[⑤]:1990.8;长春.-[⑥]13 页[⑦] 90A1071[⑧]（会 52）(1)[⑨]

注释:① 目录顺序号;② 会议论文题名;③ 著者;④ 著者所在单位;⑤ 会议名称;⑥ 会议召开日期、会址;⑦ 所在页码;⑧ 资料索取号;⑨ 收录学术会议顺序号。

(2) 汇编资料（多题会议论文）用"C"表示（在索取号中）。

【示例】（整本资料）

9735403[①] 第七届全国数学药理学学术会议论文集[汇][②]/中国药理会数学药理学会[③],1996[④].-1~125[⑤] 97C029(1)[⑥]

注释：① 目录顺序号；② 会议论文整本资料题名；③ 编辑出版单位；④ 出版日期；⑤ 所在页码；⑥ 资料索取号。

【示例】（多题资料）

9735421① 罐装液化气烧伤的特点和治疗②/余百林③（北京电力总医院）④//中华医学会第五次全国烧伤外科学术会议论文汇编⑤/第三军医大学西南医院烧伤研究所⑥1997⑦. - 61⑧97C088（会32）（1）⑨

注释：① 目录顺序号；② 文献题名；③ 著者；④ 著者所在单位；⑤ 论文汇编名称；⑥ 汇编出版单位；⑦ 出版时间；⑧ 页码；⑨ 资料索取号。

（三）索引

1. 主题检索　采用主题索引进行检索。每期的主题索引位于正文之后，该索引前附有主题索引首字字顺表。当年最后一期为年度主题索引。主题采用《医学主题词注释字顺表》《中国中医药学主题词表》进行文献标引。每篇文章有一个或多个规范化的词或词组作为主题词。主题索引按主题词汉语拼音字母顺序排列，同音字以四声区别，同声字按笔画多少区别，第一字相同时，按第二、三字拼音字顺排列。并采用了主题词、副主题词组配，副主题词也按汉语拼音字母顺序排列。主题索引示例如下。

【示例】

A①

阿

阿司匹林②——副作用③　　02670283④

　　　　　——药效学　　0283403008

阿托品　　——治疗应用　01166801438

注释：① 主题词汉语拼音顺序字母；② 主题词；③ 副主题词；④ 题录顺序号。

2. 分类检索　以学科分类中的类目为检索标志，利用分类目次的指引，从正文中查找所需文献题录。自1987年以后，《中文科技资料目录》增加了学科分类类名索引，将本期学科分类类名按字顺排列，每一类名后均注明分类号，可供读者查对。采用分类途径需要收集比较全面的资料或对所查课题的学科属性关系了解，才能较好地利用此法。例如，检索心动过速诊断方面的文献。首先按汉语拼音字顺从"学科分类类名索引"找到文献所在类目；再根据类号从"分类目次"中找到该类目的页码；最后找到与该课题相关的所有题录。结果如下：

【示例】

R5 内科学→R54 心脏、血管（循环系统）疾病→541 心脏疾病→541.7 心律失常→541.71 心动过速------（80）

四、《国外科技资料目录：医药卫生》

《国外科技资料目录》是我国出版的检索国外科技信息的题录式系列刊物。由中国医学科学院医学信息研究所编辑、出版和发行。创刊于 1959 年,月刊。按学科分为 39 个分册。《国外科技资料目录:医药卫生》是其中一个分册。该刊主要收录了英、法、德、日、俄文医学期刊 500 余种,包括世界卫生组织(World Health Organization,WHO)推荐的核心医学期刊 200 种,WHO 出版物 10 种,还有美国《医学索引》(Index Medicus,IM)未收录的期刊 64 种(日文、俄文),以及少量特种文献。每年收录文献题录约 6 万条。本刊将文献题名译成了中文。为我国医疗科研人员查找国外医学文献提供了方便。

五、《中国中医药图书情报杂志》

《中国医学文摘:中医》由中国中医研究院中医药信息研究所编辑出版,双月刊。原名《中医文摘》,创刊于 1960 年,"文革"期间停刊,1980 年复刊,1982 年纳入《中国医学文摘》系列索引,更名为《中国医学文摘:中医》,2013 年更名为《中国中医药图书情报杂志》,为国内唯一公开发行的中医药文献检索期刊。

共收录 108 种中医药期刊及与中医药关系密切的综合性生物医学期刊。每期报道中医药、中西医结合论文 400~500 篇,不收录译文。按自拟类目分类编排,主要栏目包括医史、历代医家论述、基础理论、内科、外科等 18 个类目。著录项目依次为顺序号、论文题目、作者、期刊名称、年、卷(期)、页码、文摘内容、文摘员姓名。各期须通过分类目录进行检索,每年最后一期有年度主题索引。该刊主要报道中医药图书情报方面的最新研究进展、科研成果,以及新技术、新方法在中医药图书情报领域的应用,促进中医药信息学学科的学术交流及人才培养。

第二节　外文检索工具

外文检索工具是关注学科发展和研究动态的重要途径,加强外文医药论文检索很有必要。外文医药检索工具主要有美国《化学文摘》《生物学文摘》《医学索引》,荷兰《医学文摘》,美国《科学引文索引》等。

一、美国《化学文摘》

美国《化学文摘》(Chemical Abstracts),创刊于 1907 年,由美国化学协会(The American Chemical Society)下设的化学文摘服务社(Chemical Abstracts Service,CAS)编辑出版。至今已走过了百余年的漫漫历程,在世界化学化工文献编辑与整理方面做出了巨大的贡献,被誉为"打开世界化学化工文献宝库的钥匙"。

《化学文摘》是世界上最具影响的三大化学文摘之一,另外两种是德国《化学文摘》和苏联《化学文摘》。1969 年,创刊最早且颇具名气的德国《化学文摘》并入美国《化学文摘》,此后,《化学文摘》的发展也更加迅速。美国《化学文摘》已经成为世界上化学、化工及相关学科最重要、应用最广泛的检索工具,它具有以下的特点。

1. 收录文献范围广,数量大　《化学文摘》报道范围涵盖了世界 160 多个国家和地区,56 种文字,17 000 多种化学及化工相关期刊的文献,29 个国家和两个国际专利组织的专利文献。每周出版一期,一年共报道 70 余万条化学文摘,占全球化学化工文献总量的 98%。《化学文摘》广泛收录了化学、化工方面的文献,生命科学是其报道的重点,其中也包括生物医学、针灸、经络、植物化学、药理、毒理、药物、药物合成等方面的内容。

2. 索引完备,检索途径多　《化学文摘》索引体系已相当完善,包括 3 种期索引、5 种卷索引、5 种累积索引、3 种指导性索引及资料来源索引等。回逆累积索引把各种索引纵向贯通,有利于对某一课题进行回顾检索。光盘版本"CA on CD"和网络版"SciFinder Scholar"的出现,使检索效率大大提高。

3. 报道速度快，出版时差短　从 20 世纪 60 年代开始，化学文摘服务社采用计算机参与文摘和索引的编辑工作，使《化学文摘》出版时差大大缩短，一般在 3~4 个月，大部分英文书刊当月就可以报道，网络数据库则每天更新。

（一）出版情况

《化学文摘》在创刊初期为半月刊，一年共出版 24 期为一卷。1961 年 55 卷改为双周刊，全年出 26 期为一卷。从 1962 年 56 卷起，再次改版，仍为双周刊，改为每 13 期为一卷，每年出两卷。从 1967 年 66 卷起至今，《化学文摘》为周刊，每卷 26 期，每年出二卷。在出版周期变革的同时，《化学文摘》的类目也几经变化，具体变化情况见表 2-1。

表 2-1　《化学文摘》历年刊载类目变化表

年份(年)	卷　号	出版周期	每年卷数	每卷期数	类　目
1907~1944	1~38	半月刊	1	24	30
1945~1960	39~54	半月刊	1	24	31
1961	55	双周刊	1	26	31
1962	56~57	双周刊	2	13	73
1963~1966	58~65	双周刊	2	13	74
1967~1981	66~95	周刊	2	26	旧 80
1982~现在	96~	周刊	2	26	新 80

（二）检索方法

1. 概述　《化学文摘》网络版（SciFinder Scholar）在原印本《化学文摘》基础上，整合了生物医学数据库 MEDLINE、欧洲和美国等 50 多家专利机构的全文专利资料，以及化学文摘 1907 年至今的所有内容。它涵盖的学科包括应用化学、化学工程、普通化学、物理、生物学、生命科学、医学、聚合体学、材料学、地质学、食品科学和农学等诸多领域。

SciFinder Scholar 为美国化学文摘服务社于 1994 年发行的 Internet 版综合性信息系统，SciFinder Scholar 为其专供学术研究使用的网络检索版本，目前版本为 SciFinder Scholar 2007。其导引检索的方式让使用者无须经过特别的训练即可轻松检索化学文摘服务社制作的数据库与美国国家医学图书馆制作的生物医学数据库 MEDLINE，并可通过 eScience 服务选择 Google、Chemindustry.com、ChemGuide 等检索引擎进一步连接相关网络资源，或透过 ChemPort 连接查询到的期刊或专利全文。SciFinder Scholar 涵盖了化学文摘服务社的六大数据库，即 CAplus、REGISTRY、CASREACT、CHEMLIST、CHEMCATS、MEDLINE。

2. 使用　该数据库有"Explore、Locate、Browse"3 种检索方式。对不确定的信息，一般用"Explore"检索；对确定的信息，一般用"Locate"检索；"Browse"检索可浏览核心期刊的内容。

（1）Explore 检索

1）研究主题检索：单击"Research Topic"（研究主题），在"Explore by Research Topic"（按研究主题检索）框中输入需要检索主题的单词或短语，单击"OK"（确定）。SciFinder Scholar 提供几个候选主题，选择合适主题，单击"Get References"（获取参考文献）可以检索全部参考文献。单击"显微镜"图标，可以查看完整的书目详情及相关参考文献的摘要。单击"Get Related"（获取相关信息）查看该参考文献的更多信息。

2）作者名检索：单击"Author Name"检索作者名。输入作者姓氏、名字,然后单击"OK"。SciFinder Scholar 会提供所需作者姓名的所有形式,包括缩写。单击"Get Reference"可以检索与这些名字有关的全部参考信息。单击"显微镜"图标可查看参考信息详情。

3）公司名称和研究机构检索：单击"Company Name/Oragnization",进行公司或机构的检索。使用"Refine"工具,然后单击"Research Topic",输入主题,单击"OK"可查找该机构是否对相关主题进行了研究。

通过"Analyze"工具,进一步确定该组织中是否已有人拥有相关主题的专利。选择"Document Type",单击"OK", SciFinder Scholar 将提供与相关组织关联的所有文档类型。要查看专利参考信息详情,可选"Patent",然后单击"Get Reference",可以使用 SciFinder Scholar 选项,查看不同类型的参考文献。

4）反应式检索：使用结构绘图板绘制要查询的反应式。添加反应箭头,指定反应参与项的作用,然后单击"Get Reaction"（获取反应）。单击任何反应参与项,可获得该物质的更多详情。要确认该物质是否已经投入市场、购买地点、销售价格,请单击"Commercial Sources"（商业资源）,可看到供应商列表。再单击"显微镜"图标,屏幕将提供有关供应商的详细信息,包括地址、电话、传真号码、电子邮件地址等信息。

5）化学结构检索：使用结构绘图窗口绘制、导入或粘贴要查找的化学结构,然后单击"Get Substances"（获取化学物质）,选择确切的匹配项或相关结构,点击"OK"。可以通过化学文摘服务注册号上方显示的任何按钮,查看相关物质的更多信息。

SciFinder Scholar 将检索所有产品物质的候选反应。单击任何反应参与项,查看更多信息。如果选"Reactions"（反应）,含有附加选项的另一屏幕将显示。

选择"Substance Detail"（物质详情）,将会连接到反应参与项的化学文摘服务注册记录。向下滚动,查看计算和实验属性的列表。单击超级链接引用或记录号码,查看报告所显示实验属性的杂志参考内容。

6）分子式检索：使用结构绘图板绘制需查询的分子式,单击"Get Substances"或"Get Reaction",其检索方法与化学反应检索和化学结构检索相同。

（2）Locate 检索

1）期刊检索：单击"Bibliographic Information",在文本输入框中输入作者名、刊名、出版年或文献标题,单击"OK"可进入需要浏览的期刊,点击"显微镜"图标查看书目详情和文章摘要。

2）专利检索：单击"Document Identifier"进行专利号检索。在"Explore by Document I-Dentifier"框中输入专利号,单击"OK",可以检索到与专利号有关的参考信息。单击"显微镜"图标,查看详情。

3）化学名称和化学文摘服务注册号检索：单击"Substance Identifier"（物质标识符）,按化学名称或标识号进行检索。输入一个或者多个通用名称、物质别名或化学文摘服务注册号,然后单击"OK",SciFinder Scholar 将检索与物质标识符相对应的化学文摘服务注册记录。单击"Get Reference",查看相关参考文献。

使用 Locate 检索,若要进一步精确查找,单击"Remove Duplicate""Analyze/Refine"或"Get Related ..."等功能键,以获得较为精确的结果。

（3）Browse 检索：单击"Browse",在期刊列表中选择需要的期刊,然后单击"View",可以找到要浏览的期刊详情,再单击"Select Issue",选择卷册、期刊号。点击"显微镜"图标,查看书目详情和文章摘要。

二、美国《生物学文摘》

美国《生物学文摘》(*Biological Abstract*),其前身是《细菌学文摘》(*Abstract of Bacteriology*)和《植物学文摘》(*Botanical Abstracts*)。1926 年两刊合并出版,更名为《生物学文摘》。现在该刊由美国生物科学信息服务社（Bioscience Information Service，BIOSIS）编辑出版。

《生物学文摘》是目前世界上在报道生物学和生命科学方面文献最大型、最权威的文摘式检索工具。它的学科覆盖面除包括传统的动物学、植物学、微生物学领域外，还包括生物医学、药物学领域中神经系统、免疫学、毒理学、肿瘤及肿瘤因子、分子生物学、心血管系统、遗传学、生态学及中药材的提取、分离、中药药理等方面的文献。

（一）出版情况

《生物学文摘》自创刊以来，出版情况有过多次变化。从 1972 年起至今，《生物学文摘》为半月刊，每半年 12 期为一卷，一年出两卷，当一卷的内容全部出齐后，随即出版卷索引。

（二）电子检索系统 BIOSIS Previews

1. 概述　基于 ISI Web of Knowledge SM 平台的生命科学信息检索工具，BIOSIS Previews（http://biosispreviews.isihost.com）是目前世界上规模较大、影响较深的著名生物学信息检索工具之一。它由 Biological Abstracts（BA）、Biological Abstracts/RRM（Reports，Reviews and Meeting）组合而成。BIOSIS Previews 由资深的生物学家建立，内容几乎覆盖了所有生命科学的相关学科领域，包括生物学、生物化学、生物技术、植物学、临床医学、药理学、动物学、农业科学、兽医学等。

内容来自 5 000 多种期刊及国际会议、综述性文章、书籍和专利；其中近 2 100 种生物学和生命科学的出版物是完全被索引的，而其他的 3 000 种则由学科专家根据内容精选而被收录。数据库中的文献类型包括期刊论文、会议文献、专利文献、图书、报告等；收录的文献来自 90 个国家和地区，数据还包括来自美国专利商标局的 21 000 条专利信息，这些专利的年份为 1986~1989 年和 1995 年至今，但专利的相关内容可追溯至 1969 年，记录总数超过 1 450 万条；数据每周更新，每年新增数据量超过 56 万条。

2. 使用　在 ISI Web of Knowledge IM 平台上选择一个数据库，在页面上选择"BIOSIS Previews"，即进入数据库检索页面。数据库提供两种语种的检索页面：简体中文与英文。

（1）检索（search）

1）提供三组检索词输入框，通过下拉菜单来限定检索词出现的字段，如主题、标题、作者、出版物名称、出版年、地址；通过"Add Another Field"（添加另一字段）可以增加检索词输入框。两组检索词之间可选择下拉式布尔逻辑算符"AND、OR、NOT"进行组配。

2）检索框下方，提供了入库时间（timespan）的限制。

（2）检索结果的分析及处理

1）浏览检索结果：检索结果可按出版日期、被引频次、相关性、第一作者、来源出版物排序进行浏览。

2）精炼检索结果（refine results）：在"检索结果"页面上，可以在其左侧"精炼检索结果"栏中进行二次检索，生成一个新的集合。二次检索的结果会生成另一个检索结果页面。

3）分析检索结果（analyze results）：点击"分析检索结果"可分析检索结果，如先对结果进行排序再分析可得到许多有意义的信息。

4）标记和输出检索结果

A. 标记记录（marked records）：可以将记录添加到标记结果列表中（marked list），以便今后从"标记结果列表"页面中打印、保存、通过电子邮件发送、订购或导出记录。

B. 输出记录（output records）：选择要输出的记录导出、打印、邮件、保存或加入标记列表。

5）检索历史：在高级检索页面和检索历史页面中均可浏览检索历史，用户可以进行 AND 或 OR 的检索式逻辑组配，或删除检索式。

3. 个性化服务　个性化服务（personalization）能够帮助用户管理信息并节省很多时间。可以保存检索式和建立各种跟踪服务,如定题跟踪服务、引文跟踪服务。

注册之后,还可以利用免费的文献管理工具 EndNote Web 来管理自己的检索结果并帮助论文写作。

三、美国《医学索引》

美国《医学索引》(*Index Medicus*),由美国国家医学图书馆编辑出版,是检索生物医学及与医药卫生相关文献的重要数据库,是世界医药学界重要的文献检索工具。本刊于 1879 年创刊,至今已走过百余年的历程,经过岁月的变迁,内容编排也几经变化。1960 年,《医学索引》经过了体制改革,新版的《医学索引》开始采用计算机进行文件的贮存和信息的检索。大大加快了出版的速度,出版时差达到 3 个月,是最早实现利用计算机进行资料编制与文献检索的索引。为了实现资源共享,提高检索速度,《医学索引》已实现网上检索全免费,只要登录美国国家医学图书馆网上数据库或 PubMed/MEDLINE 等数据库,即可查阅。

(一)编排结构

本刊为月刊,全年共出 12 期为一卷,待 12 期全部出齐,还出版《医学年度累积索引》一套。1989 年以前,每卷第 1 期包括第一部和第二部两个分册。第一部内容包括医学述评题录(bibiography of medical reviews)、主题部分(subject section)和著者部分(author section);第二部为《医学主题词表》。除第 1 期以外的其他各期均为一册,只有第一部的内容,没有第二部的内容。1989 年以后,每期均分两册,第一部为主题部分,第二部为著者部分和医学述评题录。《医学主题词表》和《收录期刊一览表》在每年年初时单独出版。

(二)电子检索系统

1. 资源内容　PubMed(http://www.ncbi.nlm.nih.gov/sites/entrez)为美国国家医学图书馆下属的国家生物技术信息中心(National Center of Biotechnology Information,NCBI)开发的一个基于 Web 的生物医学文献检索系统,是 NCB1 检索体系 Entrez 的一个组成部分。PubMed 的主体部分由 20 世纪 60 年代美国国家医学图书馆编辑出版的著名医学检索工具《医学索引》的自动化编辑检索体系——医学文献分析和检索系统(medical literature analysis and retrieval system,MEDLARS)发展而来。1971 年 MEDLARS 改进为联机检索系统 MEDLINE(MEDLARS Online),1983 年发行了 MEDLINE 光盘版。1997 年,NCBI 在 Entrez 集成检索系统上开发了基于互联网,以 MEDLINE 数据库为核心内容的 PubMed 检索系统,并免费向全世界开放。PubMed 以其文献更新快、收录范围广、访问免费、使用方便、检索功能强、查全率高、外部链接丰富、提供个性化服务等众多优点而深受欢迎。

(1)收录范围:PubMed 收录的期刊约 2 万种,其中 MEDLINE 收录了包括全世界 80 多个国家 5 200 多种生物医学期刊的 1 900 多万条文献记录(每周都在增长中),绝大部分可回溯到 1948 年,部分早期文献可回溯至 1865 年。PubMed 的部分文献可直接获取全文,包括来自美国国家医学图书馆开发的免费生物医学数字化期刊全文数据库 PubMed Central(PMC,收录期刊 780 余种)的文献,开放获取(open access,OA)期刊的文献,以及部分出版商提供的免费期刊文献等 2 000 余种,时间起自 1966 年。

(2)PubMed 的主要字段:PubMed 的记录字段有 60 多个,可检索的字段有 49 个。

2. 检索方法与步骤　PubMed 的主页面上方为检索区,包括基本检索、检索限定(limits)、高级检索(advanced search)及帮助(help)。页面中部为 3 个功能区:使用介绍(using PubMed)、PubMed 工具(PubMed tools)及更多资源(more resources)。

(1)基本检索:默认检索为"Search PubMed",点击其右侧的下拉菜单,可选择"All databases"(所有数据库)或 NCBI 的其他数据库。

1)自动语词匹配检索(automatic term mapping):自动语词匹配检索是 PubMed 最具特点的功能,

能够实现检索词在不同字段的自动匹配,使查检者以最简单的方式获得最大的查全率。PubMed 会对输入的检索词进行分析,自动将检索词转换对应在一个或几个字段(主题词、著者、刊名等)中进行检索,再将检索词在所有字段(all fields)中检索,并用逻辑"OR"组成布尔逻辑(Boolean logic)运算式进行检索。如果输入多个检索词或短语词组(中间用空格),系统会自动将其拆分为单词后分别在所有字段中检索,单词之间的布尔逻辑关系为"AND"。完成检索后,在检索结果显示页面右侧的"Search Details"框中,会详细显示系统执行自动词语匹配的实际检索式。

2)字段限定检索:采用"检索词[字段标识]"的形式,可以指定检索词在某一字段进行检索。例如,要查找 PubMed 收录的所有英文文献,可在检索框输入英文[LA]。

3)著者检索:在检索框中输入著者姓名,PubMed 自动执行著者检索,一般姓在前名在后,姓用全称,名用首字母。例如,输入"Smith SR"可检索出姓为 Smith,名的首字母为 SR 的所有著者的文献。为提高查准率,可将著者与著者单位、主题等信息结合起来检索。2002 年以后的文献,PubMed 可实现对姓名全称的检索,而且姓名排列顺序不限。例如,输入"Smith SR"的姓名全称"Steven R Smith",可检索出 2002 年以来该著者被 PubMed 收录的文献。通过字段限定检索及组合检索也可实现更精确的著者检索。例如,输入"Smith SR [1AU]"可检索出第一著者为"Smith SR"的文献。通过"Advanced"中的"Author"限定,可以检索该作者的文献。

4)期刊检索:在检索框中输入期刊全称、MEDLINE 刊名缩写、ISSN 号,系统自动检索出 PubMed 收录的该刊所有文献,如"American Journal of Acupuncture"。若刊名与 MeSH 主题词相同时,PubMed 执行的是 MeSH 主题词检索,可用"刊名[TA]"进行刊名字段限定检索。

5)词组精确检索:对检索词超过 1 个以上的词组,可采用检索词组加双引号的强制检索方式,关闭自动语词匹配功能,把检索词组作为一个整体进行检索,避免自动语词匹配将词组分割造成的误检。

6)截词检索:在检索词后加 * 可实现后方一致的多字符通配截词检索,可提高查全率。如"viru *",检索以"viru"开头的单词;"immun *",可以检出"immune""immunologic"等词。如果单词数量大于 600,则 PubMed 自动提示延长词干。截词功能只限于单词,对词组无效。截词检索时,PubMed 关闭自动语词匹配功能。

7)布尔逻辑检索:可在检索框直接输入用逻辑运算符"AND、OR、NOT"和几个检索词组成的检索式进行布尔逻辑检索。逻辑运算符要求大写,检索词不区分大小写。如几个检索词中间没有逻辑运算符,系统默认为"AND"的逻辑组配关系。

(2)限定检索:限定检索功能是对上一次检索操作结果进行限定。

限定检索将限定在 MEDLINE 数据库中进行。限定检索结束后,需要将限定取消,点击"Clear all"。选择条件就是点击选中限定选项。PubMed 可限定内容包括:字段、文献类型、语种、日期、子集(subsets)限定等。

(3)高级检索(advanced search):将字段检索(search builder)、检索历史(search history)及主页上的更多资源栏目[more resources,包括主题词检索(MeSH database)、期刊数据库检索(journals database)、单篇文献匹配检索(single citation matcher)等]整合在同一页面,方便查检者完成复杂课题的检索。

1)字段检索(search builder):PubMed 有 38 个可限定的字段,能够实现字段匹配的检索。对应于输入的字段值,系统提供包含该检索词检索结果的索引轮排"Show Index List"。索引轮排词表给出了每个有实际检索意义的词,包括主题词、主题词/副主题词、著者名、刊名缩写、化学物质和酶的名称等,还有来自文献题目、文摘的自由词。轮排词表标出这些词语出现的次数及相关文献在数据库中的数量。表中的词语按字顺排列,有助于查检者通过浏览方式选择一个或多个词进行检索。查检者可以在

"Search Builder"的检索框中输入检索词,然后根据需要选择罗列的字段,允许多次检索和索引选词的功能。多个词时,可选择"AND、OR、NOT"进行逻辑组配检索。

2)检索历史(search history):点击"Search History",显示检索历史,包括检索式序号、检索提问式、检索时间及检索结果数。单击检索式序号,显示"Options"选项,可执行布尔逻辑运算、删除检索式(delete)、直接检索(go)、显示检索式详情(details)、把检索式保存在 my NCBI(save in my NCBI)等不同的操作。检索历史最多保留 8 h。

(4)主题词表数据库检索(MeSH database):在 PubMed 主页面或高级检索页面的"More Resources"栏目下点击"MeSH Database",即可进入主题词数据库检索页面。

MeSH database 提供基于 MeSH 词表的主题检索。主题词标引是 PubMed 独具特色的文献处理方式,MeSH 是世界医学主题词表的权威,很多其他的生物医学检索系统都学习和借鉴 MeSH 的主题词标引。MeSH database 能指引查检者使用规范化的医学术语(主题词)进行检索,以提高查准率。查检者可以输入任意的检索词,MeSH database 会提示查检者,该词是入口词还是主题词,并显示相关概念的主题词数量。

MeSH database 提供:

1)主题词与副主题组配检索,使检索结果更专指。在选定的主题词下会列出可以和该主题词组配的副主题词。MeSH 现在有 83 个副主题词。

2)主题词扩展检索:在选定的主题词页面有主题词树状结构表,显示该主题词的上、下隶属关系。系统默认对含有下位概念的主题词进行扩展检索,可以提高查全率。点选"Do not include MeSH terms found below this term in the MeSH hierarchy"则不进行扩展检索。

3)选择主要主题词(MAJR)进行加权检索,可以使检索结果更加准确。点选"Restrict to MeSH Major Topic",即可限定检索主要主题词。

如果检索课题涉及多个主题词,可以先分别对每个主题词进行检索,再在高级检索的检索历史中用检索序号进行布尔逻辑组配检索;也可以通过主题词检索页面输入主题词后点"Add to Search Builder",选择逻辑组配关系词"AND、OR、NOT",加入检索框中,重复以上步骤,直到检索式完成再进行检索。

(5)期刊数据库检索:在 PubMed 主页面或高级检索页面的"More Resources"栏目下点击"Journals Database",进入期刊数据库检索,可查询 PubMed 及 Entrez 平台其他数据库所收录的期刊信息,既可以按学科(subject terms)进行浏览,也提供主题(topics)、刊名全称 MEDLINE 刊名缩写、ISSN 等检索途径。

(6)其他检索服务

1)期刊数据库(journals in NCBI databases)。

2)医学主题词数据库(MeSH database)。

3)引文匹配器(citation matcher)。

4)临床查询(clinical queries)。

5)特定查询(topic-special queries)。

6)外部链接(link out)。

7)我的 NCBI(my NCBI)。

3. 检索结果

(1)检索史的处理:点击 PubMed 高级检索中的"History"一栏中,可以对检索历史进行操作,包括运算、删除、清除等。

(2)检索结果的处理:点击命中的记录数可以进入检索结果显示页面,默认显示全部文献。

1)显示格式(display settings)。

2）结果排序（display settings-sort by）。

3）保存为本地文件（最多 10 000 篇）（send to-file）。

4）临时存放至剪贴板（send to-clipboard）。

5）保存为个人资料集（send to-collections）。

6）发送至电子邮箱（send to-E-mail）。

四、荷兰《医学文摘》

荷兰《医学文摘》（*Excerpta Medica*）是一套世界医学文摘型出版物。于 1947 年创刊，由位于荷兰阿姆斯特丹的医学文摘基金会（The Excerpta Medica Foundation）编辑出版。它包括《医学文摘》文摘杂志（abstracts journals）和文献索引（literature indexes），是查阅世界医学文献的重要工具。

《医学文摘》收录世界各国多语种的医学文献及相关期刊 5 400 多种。每年报道 40 余万条文摘，文摘的学科范围主要包括生物医学、公共卫生、职业卫生、工业医学、社会医药、环境卫生、精神卫生、药物研究、药理学、制药学等。

（一）分册简介

《医学文摘》按医药卫生学科划分，以分册形式出版。最初只有 8 个分册，由于科学发展而不断分化出新的专门学科，同时由于文献数目的增多，《医学文摘》的分册数目逐年扩增，也有一些分册停刊、更名、合并。目前出版 41 个文摘分册和 1 个文献索引分册，共 42 个分册。但分册号已标注到第 52 分册，其中的空号是由于一些曾经出版过的分册，现已停刊的原因。《医学文摘》各分册编号及名称见表 2-2。

表 2-2　《医学文摘》各分册编号及名称

分册编号	分册名称	汉译名
1	*Anatomy, Anthropology, Embryology and Histology*	解剖学、人类学、胚胎学与组织学
2	*Physiology*	生理学
3	*Endocrinology*	内分泌学
4	*Microbiology: Bacteriology, Mycology, Parasitology and Virology*	微生物学：细菌学、真菌学、寄生虫学与病毒学
5	*General Pathology and Pathological Anatomy*	普通病理学与病理解剖学
6	*Internal Medicine*	内科学
7	*Pediatrics and Pediatric Surgery*	儿科学与小儿外科学
8	*Neurology and Neurosurgery*	神经病学与神经外科学
9	*Surgery*	外科学
10	*Obstetrics and Gynecology*	妇产科学
11	*Otorhinolaryngology*	耳鼻喉科学
12	*Ophthalmology*	眼科学
13	*Dermatology and Venereology*	皮肤病学与性病学
14	*Radiology*	放射学

续 表

分册编号	分 册 名 称	汉 译 名
15	*Chest Diseases, Thoracic Surgery and Tuberculosis*	胸部疾病、胸外科与结核病
16	*Cancer*	癌症
17	*Public Health, Social Medicine and Epidemiology*	公共卫生、社会医学与流行病学
18	*Cardiovascular Diseases and Cardiovascular Surgery*	心血管疾病与心血管外科学
19	*Rehabilitation and Physical Medicine*	康复与物理医学
20	*Gerontology and Geriatrics*	老年医学与老年病学
21	*Developmental Biology and Teratology*	发育生物学与畸形学
22	*Human Genetics*	人类遗传学
23	*Nuclear Medicine*	核医学
24	*Anesthesiology*	麻醉学
25	*Hematology*	血液学
26	*Immunology, Serology and Transplantation*	免疫学、血清学与移植
27	*Biophysics, Bioengineering and Medical Instrumentation*	生物物理学、生物工程与医学仪器
28	*Urology and Nephrology*	泌尿学与肾病学
29	*Clinical and Experimental Biochemistry*	临床和实验生物化学
30	*Clinical and Experimental Pharmacology*	临床和实验药理学
31	*Arthritis and Rheumatism*	关节炎和风湿病
32	*Psychiatry*	神经病学
33	*Orthopedic Surgery*	矫形外科学
35	*Occupational Health and Industrial Medicine*	职业卫生与工业医学
36	*Health Policy, Economics and Management*	卫生政策、卫生经济学与卫生管理
38	*Adverse Reactions Titles*	药物副反应题录
40	*Drug Dependence, Alcohol Abuse and Alcoholism*	药物依赖性、酒精滥用与酒精中毒
46	*Environmental Health and Pollution Control*	环境卫生与污染控制
48	*Gastroenterology*	胃肠病学
49	*Forensic Science Abstracts*	法医学文摘
50	*Epilepsy Abstracts*	癫痫文摘
52	*Toxicology*	毒理学

（二）电子检索系统

1. 概述 医学文摘数据库（excerpt medica database，简称 Embase）是由荷兰爱思唯尔（曾用名：*Elsevier Science*）出版公司建立的《医学文摘》的书目型数据库，以光盘数据库、国际联机数据库及网络数据库的形式为用户提供。

Embase(http://www.embase.com)是将 Embase－荷兰医学文摘(1974 年推出)中 1 100 多万条生物医学记录与 700 多万条独特的 MDELINE 记录(1966 年推出)相结合,经过去重,形成全球最大最具权威性的生物医学与药理学文献数据库。Embase 囊括了 70 多个国家/地区出版的 7 000 多种刊物,每年 50 多万条文献记录,累计约 994 万条,80%的文献带有文摘。内容涉及药学、临床医学、基础医学、预防医学、法医学和生物医学工程等。尤其是它所涵盖的大量欧洲和亚洲医学刊物,是医学研究和科技查新不可或缺的工具。Embase 数据库中收录药物方面的文献量大,占 40%左右,并设置了与药物有关的副主题词(连接词)17 个,与疾病有关的副主题词(连接词)14 个,2000 年又新增与给药途径有关的副主题词(连接词)47 个,设了许多与药物有关的字段,如药物主题词字段(DR)、药物分类名称字段(EL)、药物商品名字段(TN)等。

2.　使用　进入 Embase 的主页可以看到 4 个检索选项。检索(search)、主题词检索(Emtree tool)、期刊检索(journals)、作者检索(authors)。

(1) 检索(search):Embase 数据库共提供 9 种检索途径,包括快速检索(quick search)、高级检索(advanced search)、字段检索(field search)、药物检索(drug search)、疾病检索(disease search)、文章检索(article search)、Embase 主题词表(Emtree tool)、期刊检索(journals)、作者检索(authors)。

1) 快速检索(quick search):在检索框内输入检索词或词组进行检索,检索词组时需加单(双)引号。词序无关,且不分大小写。

2) 高级检索(advanced search):在高级检索界面,Embase 提供了 5 项扩展检索功能。

A. Map to preferred terminology (with spell check)(与 Emtree 主题词匹配):系统将检索词自动转换成 Emtree 主题词进行检索。

B. Also search as free text:以自由词在全部字段中进行检索。

C. Include sub-terms/derivatives (explosion search):利用 Emtree 主题词树状结构,对检索词与对应于 Emtree 主题词的同位词及下位词进行扩展检索。

D. Search terms must be of major focus in articles found:基于主要 Emtree 药物或医学索引主题词字段,仅检索以检索词为重点内容的文章,提高相关性。

E. Search also for synonyms, explosion on preferred terminology:既对检索词进行 Emtree 主题词匹配检索,又同时作为文本词在全部字段中进行检索。

高级检索中对检索结果提供了更多的限定条件,点击"More Limits"可进行循证医学、文献类型、学科、语种、性别、年龄、是否带有分子序列号、动物研究类型等限定。同时可以检索自特定日期以来新增的记录。

3) 字段检索(field search):在检索框内输入检索词,再选取一个或多个字段进行检索。Embase 提供了 23 个可供检索字段,如期刊缩写名称(ta)、期刊名称(jt)、摘要(ab)、作者名称(au)、文章题目(ti)和 ISSN (is)等。

4) 药物检索(drug search):在检索框内输入药物名称,Embase 提供了 2 项扩展检索功能。还可以检索以某药物为研究重点的文献。Embase 还提供了药物专题检索和用药方式的检索。

5) 疾病检索(disease search):在检索框内输入疾病的名称,Embase 提供了 2 项扩展检索功能,还可以检索以某疾病为研究重点的文献。Embase 还提供了 14 种疾病的副主题词(disease subheadings)。

6) 文章检索(article search):在作者(姓在前,名的缩写在后)、期刊名称、期刊缩写名称、ISSN、期刊卷期及文章首页数等检索字段中输入检索词,然后点击"Search",即可检索需要的文献。

7) Embase 主题词表(Emtree tool):Emtree 是对生物医学文献进行主题分析、标引和检索时使用的权威性词表。点击页面"Emtree tool"栏目后,用户可以直接输入 Emtree 主题词进行术语查找,按字母顺序浏览查找,或通过分面来浏览。层层点击所需浏览的主题词,显示该主题词的树状分支结构及同义词,最终结束于最小的不再分的主题词。

8）期刊检索（journals）：提供 3 种浏览方式,包括按期刊名的字顺浏览（browse journal）、按学科主题浏览（journals by topic）、按出版商信息（publisher info）浏览期刊。

9）作者检索（authors）：根据作者的名称来查找该作者的文献,在检索框内输入作者名称,姓在前,名的缩写在后,如 Smith J,点击"Find",会列出以这些字母开头的一览表,然后可选取欲检索的作者名称。

（2）检索算符

1）布尔逻辑运算符：NOT、AND、OR。

2）通配符：多字符通配符" * ",代表零个或若干个字符。单字符通配符"?",代表一个字符。可在一个单词中或在其末尾使用。此功能最适合于检索英式及美式等不同拼法的检索词。

3）相邻检索算符：" * n",表示两个检索词之间可间隔数词。

（3）检索结果处理

1）检索历史：在检索结果页面显示检索历史,包括检索式、结果数和数据分析工具。检索式可以进行编辑、打印、发送至 E-mail 邮箱或直接输出,也可以保存或删除检索式,设置电子通告（必须是注册用户）,检索式之间还可以运用"AND、OR、NOT"进行组合检索。

2）检索结果的浏览：Embase 的检索结果记录可按检索结果的相关性或出版年限来排序。可选定 4 种不同的显示格式：显示题录信息、题录+文摘、简短记录、详细记录。

3）检索结果的输出：标记需要的记录,点击"View",可显示标记记录的信息。标记的记录可以进行打印、输出、发送至 E-mail 邮箱、原文订购、粘贴至剪贴板等处理。对标有全文链接的记录,可以点击"Embase Full Text from CrossRef"来获取全文。

（4）Embase 个性化服务：首先注册一个账号,然后进行个性化服务。用已注册的用户名及密码登录后,可以在检索结果页面的检索历史中保存检索策略、删除检索策略、创建检索结果更新的电子通告。

五、美国《科学引文索引》

1958 年,E. 加菲尔德（E. Garfield）创办了科学情报研究所（Institute for Scientific Information, ISI）,后于 1961 年出版了印刷版《科学引文索引》（*Science Citation Index*, SCI）,随后又继续出版了《社会科学引文索引》和《艺术与人文科学引文索引》。随后推出 SCI 光盘版、SCI 网络版,取名 SCI 扩展版,并与 SSCI 和 A & HCI 集成于 Web of Science 中。2001 年 ISI 推出新一代学术信息资源整合平台 ISI Web of Knowledge,于 2013 年改版为 Web of Science™,将 Web of Science™、ISI Proceedings、Biobis Previews、Current Connects Connect、Derwent Innovations Index、MEDLINE、Inspec、Journal Citation Reports 等数据库整合于同一平台。

SCI 不仅是一个重要的检索工具,而且也是目前国际上最具权威性的,用于科学研究成果的重要评价体系。其是评价一个国家、一个科研机构、一所高校、一本期刊,乃至一个研究人员学术水平的重要指标之一。

（一）收录范围

SCI 中的所有论文都是从 ISI 巨大的自然科学资料库（SCI date base）中选取的,这个资料库的文献源主要是期刊。所选用的刊物来源于 94 个类、40 多个国家、多种文字,这些国家主要有美国、英国、荷兰、德国、俄罗斯、法国、日本、加拿大等,也收录一定数量的中国刊物,并包括少量的专著。收录全世界出版的数学、物理、化学、农学、林学、医学、生命科学、天文、地理、环境、材料、工程技术等 150 多个学科领域。每周收录 25 000 多篇文献,423 000 篇参考文献。

（二）检索规则与方法

1. 检索规则　Web of Science™ 核心合集与所有数据库在检索运算符与运算规则使用中一致。

（1）布尔逻辑检索：逻辑与、逻辑或和逻辑非分别使用"AND、OR、NOT"运算符。

（2）截词检索：截词符包括"＊""?"和"＄"。其中"＊"代表任何字符组,包括空字符;"?"代表任意一个字符;"＄"代表 0~1 个字符。如输入"digest ＊",可检索到出现"digest""digestant""digestibility""digestion""digestive"等词汇的文献。

（3）位置检索：位置算符"SAME"要求由 SAME 连接的两个检索词出现在同一个句子或同一个字段短语中,如 title =（tradition ＊ SAME medicine）;位置算符 NEAR/n 则是连接的两个词之间可有 n 个以内单词出现,两词的顺序可颠倒,如果只是用 NEAE 不使用/n,则系统将查找其中的检索词由 NEAR 连接且彼此相隔不到 15 个单词的记录,NEAR 连接两个词之间最多有 15 个单词。

（4）精确检索：精确检索时需要加上双引号用以精确查找某个短语词组,但仅适用于"主题"和"标题"检索。如果输入不带引号的短语,则系统将检索包括所输入的所有单词的记录,这些单词之间以逻辑运算符"AND"进行组配;如果输入以连字号、句号或逗号分隔的两个单词,则系统视检索词为精确短语,如检索"waste-water"时,系统将查找保护精确短语"waste-water"或"waste water"的记录,而不会查找"water waste""waste in drinking water"或"water extracted from waste"等记录。单引号是不可检索字符,如查找"Paget's" OR "Pagets"可查找包括"Paget's"和"Pagets"的记录。

检索运算符不区分大小写,如输入"dna"可检索出"DNA"。运算符运算顺序为（ ）> NEAR/n > SAME > NOT > AND > OR,检索式中最多可使用 6 000 个检索词。检索运算符的使用因为检索字段不同会有所变化。如 AND 在"主题"字段中可以使用,但在"出版物名称"或"来源出版物"字段中却不能使用;同样,可在多数字段中使用 NEAR,但不能在"出版年"字段中使用;SAME 可在"地址"字段中使用,但却不能在其他字段中使用。

冠词（a、an、the）、介词（of、in、for、through）及代词等单独使用没有检索实意的词被称为禁用词。在检索时,系统将自动屏蔽禁用词,不对其进行检索,即使是当检索词组时,系统也将屏蔽其中的禁用词。如检索"patient undergoing radiation"时将命中含有"patient undergoing radiation""patient receiving radiation""patient failing radiation"等的记录。

2. 检索途径/方式　Web of Science™ 核心合集检索方式推荐有基本检索、作者检索、被引参考文献检索、化学结构检索和高级检索,同时设有限制选择,可对年份和子库进行限定。Web of Science™ 所有数据库仅有基本检索、被引参考文献检索和高级检索,两者检索规则完全相同。

（1）基本检索（basic search）：基本检索为 Web of Science™ 的默认检索界面,默认字段为"主题",可以选择不同的检索字段。提供检索的字段有主题、标题、作者、作者识别号、编者、团体作者、出版物名称、DOI、出版年、地址。同时还可以添加另一字段检索框,主题字段是检索同时存在文献标题、关键词、文摘、增补关键词 4 个字段中的检索,也可以对文献的时间、数据库、检索结果进行限定。标题检索则将检索范围限定在（如文献、书籍和会议录文献）篇名里面。作者检索时填写作者姓名,包括作者姓名的不同拼写形式,再选择研究领域和组织机构,从而进行准确的作者检索。检索"地址"字段时,输入机构和（或）地点的完整或部分名称。例如,"Univ"和"University"可查找记录中的地址字段出现检索词"Univ"的机构。输入全名时,不需要使用冠词（a、an、the）和介词（of、in、for）。例如,可以输入"UNIV Pennsyvania",但输入"University of Pennsylvania"则会产生错误信息。需要注意,常见地址检索词可能在产品数据库中采用缩写形式。例如,单词 "Department"可能缩写为 Dept 或 Dep。建议将"地址"检索与"作者"检索结合起来使用,这样可扩大或缩小检索结果。

（2）作者检索（author search）：使用"作者检索"功能,可以简单方便地检索出特定作者的所有作品。通过关注了解作者相关信息,如研究领域或组织机构,可将同名的不同作者所著作品区分开来。作者姓名的形式为：姓氏在前,名字的首字母（最多4个字母）在后,其中姓氏可以包含连字号、空格或撇号；勾选仅限精确匹配复选框（此步骤为可选操作）后,将检索结果限定为与所输入的内容完全匹配的作者姓名；单击选中研究领域转至"研究领域"页面（此步骤为可选操作）,或者单击完成检索直接转至"检索结果"页面；在"研究领域"页面中,单击选中机构转至"选择机构"页面（此步骤为可选操作）,或者单击完成检索直接转至"检索结果"页面。由于同名同姓作者大量存在,选择加上研究领域和组织机构的作者检索可避免误检。

（3）被引参考文献检索（cited reference search）：被引参考文献检索是 Web of Science™核心合集最具特色的功能,通过此检索功能可以获得某一作者文献被他人引用情况,还可以获得某一领域大量的相关文献,从而了解学科发展的历史和科研动向。在检索界面点击"被引参考文献检索"即可进入引文检索界面。首先输入有关"被引著者"的信息,可对被引作者、被引著作、被引年份、被引卷＊、被引期＊、被引页＊和被引标题＊进行检索,各字段用布尔逻辑运算符"AND"进行组配,然后选择被引参考文献并单击"完成检索",最后可点击记录页面上右侧的被引频次后的数字链接,得到文献。

六、其他外文检索工具

（一）《国际药学文摘》

《国际药学文摘》（*International Pharmaceutical Abstracts*, IPA）由美国医院药师学会（American Society of Hospital Pharmacists, ASHP）主办发行,创刊于1964年。《国际药学文摘》主要收集报道药学方面的文献,包括药物的临床和技术信息、药学实践、药学教育及有关药学药物的法律问题。《国际药学文摘》数据库应是药学研究从业人员及药学专业学生的首选检索工具。

《国际药学文摘》选择性收录了50多个国家的800多种药学期刊的文献摘要,其中包括了美国所有州的药学期刊和大部分化妆品出版物。1988年开始收录美国医药卫生学会（American Society of Health-System Pharmacists, ASHSP）主要会议推荐的论文文摘,现在也包括美国药学协会（American Pharmaceutical Association, APHA）和美国药学院协会（American Association of Colleges of Pharmacy, AACP）年会推荐的论文文摘,以及其他如信件、评论、学位论文等能够提供药学信息的文献。美国医院药师协会在选择上没有文章语种和杂志影响大小的限制,无论社论、评论和其他文字信息,凡是带药学重要信息的都被摘录和索引。

1970年《国际药学文摘》推出光盘版。DIALOG、Ovid、EBSCO、Silver Platter 等为用户提供《国际药学文摘》数据库的在线检索和光盘数据库产品,但必须是注册和订购用户,不提供免费检索。

1. 著录格式　记录由20多个字段构成（表2-3）,除常用的篇名、著者、地址、文摘、主题词、来源、出版类型等字段外,设有药学专业文献的特殊字段如 CI（联合用药）等,反映出药学文献的特色。

表 2-3　IPA 记录字段及释义

字　段	释　义	字　段	释　义
AB	Abstract	AN	Accession number
AD	Address of author	AU	Author(s)

字　段	释　义	字　段	释　义
CI	Combination indicator	PC	Pharmacologic/Therapeutic classification
CO	CODEN	PT	Publication type
CP	Country of publication	PY	Publication year
DE	Descriptors	RF	References
DR	Drug names	RN	CAS registry number
HU	Human indicator	SC	Subject category
IS	ISSN	SO	Source(bibliographic citation)
LA	Language	TI	Title
LS	Language of summary	UD	Update code

2. 检索方法　Silver Platter 公司的产品使用 Win SPIRS 检索系统,因此在检索方法上类似 MEDLINE 光盘检索。

《国际药学文摘》可以进行自由词、索引词、字段限制、逻辑运算等方式的检索。允许使用截词符或位置符检索。提供有多种药学特色的检索方法,以适应用户的需求。任何一次检索完成时,自动在检索显示区出现检索式编号、检索式和检索文献篇数,并在检索结果区自动显示检索文献的题录。

(1) Search 检索:系统默认检索状态。此时可直接在检索行输入检索词,点击右侧"Search"键即可完成一次检索。检索词可包括以下类型。

1) 自由词检索:自由词是在文献记录的篇名、文摘、叙词、刊名、机构、药名等多个字段中出现的词汇。点击"Suggest"系统可给出与输入词相关的检索词,给用户提示,并供用户选择检索用词。

2) 字段限制检索:可将检索词限定于特定字段中以提高检索效率。其中文献编号(AN)、联合用药(CI)、期刊代码(CO)、人类标识(HU)、语种(LA)、文摘语种(LS)、出版年(PY)、参考文献(RF)、主题特征(SC)、更新日期(UD)为限制字段,其他为非限制字段。限制字段可采用"检索词 in 字段"或"字段=检索词"方式进行字段限制检索,非限制字段只能采用前一种方式加以限定。

3) 逻辑运算检索:利用布尔逻辑运算符连接 2 个以上检索词或以前已经完成的检索式编号进行运算。

(2) Index 检索:系统提供刊号、出版年、出版国、语种、参考文献、主题分类等 11 种索引。点击工具栏中的"Index"键进入索引词检索界面,再点击索引检索子窗口右边的控制键"Change",弹出索引字段窗口,选择索引字段表中需要的字段名,点击"Select"控制键,再点击"Search"或"Show",则显示命中记录。索引显示区显示按字顺排列与输入词有关其他索引词供浏览或选择,并在每个索引词后显示相应的命中文献篇数。选择后可通过右侧的"Show"键或"Search"键显示或检出命中文献。

(3) 主题词检索:与 MEDLINE 光盘不同,《国际药学文摘》检索主界面工具的"Thesaurus"键为灰色,即不可用状态,所以一般通过对主题词字段(DE)的限制以实现主题词检索。如要检索出以"医院计算机"作为主题词的文献,则键入"hospitals-computers in de"。

"DE"字段含有受控的主题索引词汇和相当于文章目录的关键短语,包括通用药名、化合物、疾病状况和药物的药理归属,索引词按照三级系统排列:基本词语、二级词语和三级词语。基本词语和二级词语来自《国际药学文摘》受控词汇,三级词语为归属于基本词语和二级词语的关键短语。

《国际药学文摘》试图索引一篇文章中提及的所有药物,但是,如果该文章提到许多药物,而仅仅讨论或研究其中几种时,则只索引被研究的药物,其余的将通过药理学分类索引。文献摘要中提及的药物,应采用正式批准的通用药名作为基本索引词。如果一个药物没有通用名,则采用研究药物名称或数字作为基本索引词;如果通用药名和研究药名都没有,则采用该药物的化学名;若上述两种情况都不存在,偶尔也可采用商品名被索引(注意:药物的商品名用"DR"字段检索)。在《国际药学文摘》数据库中,内源性化学品或物质未被索引。

所有疾病状况(如癫痫)从 1984 年开始索引。关于疾病条目和毒性描述,采用美国国家医学图书馆的医学主题词作为官方依据,植物和微生物则按拉丁分类名称索引。

(4) 药学特色检索:是指《国际药学文摘》提供的与药学专业有关的特色字段的检索。有以下内容。

1)联合用药检索:联合用药标识(CI)表示文中论述药物可与其他药物联合使用。检索格式是"ci=yes"或"yes in ei",将检索结果限制在讨论一种药物与另一种药物联合使用时的记录。例如,要检索药物"fluoxetine"能否与其他药物合用或合用情况如何,可用检索式"fluoxetine and ci=yes"。

2)药物检索:药物名称(DR)字段以药物的商品名作为首要药物名称,其后的括号中还列出该药物的属名。因此检索标识应为药物的商品名或属名。

3)人类研究检索:人类标识(HU)表明论文中的药物仅应用于人或该研究仅限于人类。检索格式是"hu=human"或"human in hu"。

4)药学/治疗分类检索:药学/治疗分类(PC)字段是采用美国医院药师学会(ASHP)出版、美国医院药典服务(American Hospital Formulary Service, AHFS)确定的类目进行分类。当出现适用的药理学或治疗学专业术语时,就可以使用 AHFS 治疗学分类检索。使用 PC 字段可以根据药物的药理学分类检索各类药物。《国际药学文摘》中出现的每一个药物都与其治疗学分类相关联。按治疗学分类后,可以根据某一特定的药物治疗学分类查找到所有的药物,或者将同类的所有药物归结到同一次检索。使用药物分类号进行检索,格式是"分类号 in pe"。例如,检索式为"72 in pc",可检出局部麻醉剂(72.00)的所有文献,以及"72.00"下位类的所有文献。也可使用药物分类名进行检索,如"局部麻醉剂 in pc"。

5)主题分类检索:主题分类(SC)字段可进行药物主题分类检索,检索格式为"类号 in sc"或"sc=类号"。《国际药学文摘》目前有 25 个药物主题分类类目用来描述药物某一方面的特征,包含药物主题分类名称及表达这一范畴的类号。

25 个类目依次是:1—制药技术;2—医疗机构药房实践;3—药物不良反应;4—毒性;5—研究中的药物;6—药物评价;7—药物相互作用;8—生物制剂学;9—药剂学;10—药物稳定性;11—药理学;12—初级药物检测;13—药物化学;14—药物分析;15—药物代谢和体内分布;16—微生物学;17—生药学;18—方法学;19—环境毒理学;20—立法,法律及法规;21—药学史;22—社会学、经济学及伦理学;23—药学教育;24—药学实践;25—信息数据处理和文献学。

例如,查找阿司匹林(aspirin)的药物不良反应方面的文献,可键入"Aspirin and sc=3",其中"sc=3"表示检出文献是所检药物有关不良反应方面,"3"是药物主题分类中"药物不良反应"的类号。某种程度上与 PC 字段一样,作用类似于医学主题词的副主题词。

3. 结果处理 《国际药学文摘》检索结果有文献显示、打印和套录 3 种处理方式。无论哪种方式,都可根据用户的需要灵活设定格式,设定结果显示、打印和套录的字段及内容。

(二) Elsevier ScienceDirect 全文数据库

1. 概述 爱思唯尔(Elsevier)出版公司(以下简称爱思唯尔)是世界著名的出版公司,总部位于荷兰阿姆斯特丹,至今已有 100 多年的历史。除了出版图书外,爱思唯尔还是当今世界最大的科技与医学文献出版发行商之一,内容涉及生命科学、物理、医学、工程技术及社会科学,其中大部分期刊是被 SCI、SSCI、EI 收录的核心期刊。

Elsevier ScienceDirect 是爱思唯尔的学术期刊网络数据库,是全球最著名的科技医学全文数据库之一,其直观友好的使用界面,使研究人员可以迅速链接到爱思唯尔丰富的电子资源,包括期刊全文、单行本电子书、参考工具书、手册及图书系列等。涉及四大学科领域:物理学与工程、生命科学、健康科学、社会科学与人文科学,用户可在线访问 24 个学科 2 200 多种期刊、数千种图书,查看 900 多万篇全文文献。其中 SCI、SSCI 收录期刊 1 221 种,EI 收录期刊 515 种,社科类期刊数量为 255 种(SCI、SSCI 收录期刊 152 种)、科技类期刊数量 1 302 种(SCI 收录期刊 1 069 种),是科研人员的重要信息源。其特点如下。

(1) 收录期刊种类多,学科覆盖广:SDOL 收录了包括爱思唯尔所属的 2 500 多种同行评议期刊和 11 000 多种图书、手册及工具书等,涉及四大学科领域:物理学与工程、生命科学、卫生科学、社会科学与人文科学,数据库收录全文文章总数已超过 1 000 万篇。

(2) 收录期刊质量高:SDOL 上的期刊大多数都被 SCI、EI 所收录,属国际核心期刊,很多期刊的影响因子都达到了 2.0 以上,在学术界具有很大影响。

(3) 数据每周更新:国内可追溯至 1995 年;无并发用户数的限制。

(4) 可免费检索:非订购用户可查看文献题录、摘要及免费全文;订购用户可以浏览、下载、打印及保存全文,还可定制个性化服务。

2. 使用 该数据库为用户提供了分类浏览、快速检索、高级检索等多种检索途径。此外,还为用户提供了个性化定制服务等辅助检索功能。

(1) 分类浏览:用户可以在系统的首页按照学科分类浏览期刊,浏览期刊界面也是系统的默认检索界面。系统提供按字顺和按学科分类排列的期刊目录,从中选中刊名后,单击刊名,进入该刊所有卷期的列表,进而逐期浏览。单击目次页页面右侧的期刊封面图标,可连接到爱思唯尔网站上该期刊的主页。浏览的任何界面上方设有一个快速检索区,系统允许快速检索。在某一学科的期刊目录页面上方,系统允许按单学科快速检索。在某一期刊目次页面上方,系统允许按单一刊物快速检索。

(2) 快速检索

1) 检索方法:在 Elsevier ScienceDirect 主页界面,可以选择在"所有领域"(All Fields)、"作者"(Author)、"刊名/书名(Journal/book tile)"后的输入框中输入检索式,检索式可以是任意的字、词或词组(禁用词除外)或逻辑表达式,点击"Go"进行检索。如果知道刊名/书名、卷、期、页,可以直接输入,获得需要的文章。

2) 检索结果:可以在左侧栏中再输入检索词进行二次检索,也可以选定内容类型(journal、book、reference work)、刊名/书名、出版时间等限定,然后进行检索。Elsevier ScienceDirect 快速检索结果页面,如图 2-1 所示。

(3) 高级检索:单击导航栏的"Search",默认的检索界面即为高级检索,也可通过单击快速检索区右方的"Advanced search"进入高级检索。供选择的检索选项有"查找带有这些术语的项目"(Find articles with these terms)、"在本杂志或书名中"(In this journal or book title)、"作者"(Authors)3 个,界面中间是两个检索框,之间的布尔逻辑算符可供选择,在检索框中输入检索表达式,选择检索限定:默认字段为所有领域(all fields),可选摘要或题名或关键字(abstract/title/keywords)、作者(authors)、特别著者(specific author)、机构(affiliation)、刊名/书名、题名(title)、关键字(keywords)、摘要(abstract)、参考文献(references)、连续出版物号(ISSN)、国际标准书号(ISBN)、来源、全文(full text)等。另外,还可以选择来源、学科、出版日期等限定。点击"Search"进行检索。ScienceDirect 高级检索界面。

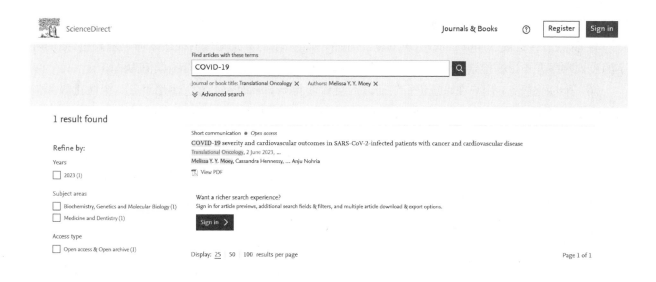

图 2-1 ScienceDirect 快速检索结果页面

（4）检索结果：显示的是检索结果的数量和题录，题录包括篇名、刊名、卷期、日期、页数、作者、文摘链接和原文下载。

结果页面的左侧栏，上方是二次检索（search within results），下方是结果精炼（refine results），可依据文献类型（content type）、出版物名称（journal/book title）、主题（topic）、出版年（year）对检出结果进行精炼。

结果页面正中是命中的文献列表，文章题名前如果是绿色的小方框，说明可以查看全文；如果是白色的小方框，则看不到全文。检索用户可以通过点击"Son by：Relevance | Date"来对结果进行相关度排序和日期排序之间的切换。系统提供采购（purchase）、电邮（E-mail articles）、引文导出（export citations）和预览（open all previews）等结果输出方式。其中预览（preview）是 ScienceDirect 独特的结果处理功能，可在每一命中文献题名下方自动打开一个窗口，用于显示该篇文章的更详细内容，可以选择预览文摘、文章中的图或表、参考文献，也可以预览全文（需订购）。

（5）检索技巧

1）布尔逻辑检索（Boolean queries）

A. AND、OR、NOT：关键词检索可应用 AND、OR、NOT 等布尔逻辑操作算符（Boolean operators），系统预设检索字段字汇与字汇间的布尔逻辑操作算符为 AND。

B. 词组检索：双引号（""），用双引号包住检索词，表示检索时要精确无误，与双引号内的检索词完全相同，如"Chemical Synthesis"表示 Chemical 与 Synthesis 要相邻且依序出现。ADJ：如 Chemical ADJ Synthesis 表示 Chemical 与 Synthesis 要相邻且依序出现。

C. 切截查询 *（truncation）：在字尾输入" * "，检索时可做更广泛的查询，如输入"Chemi * "则检索结果会出现"Chemical""Chemist""Chemistry"等。

D. 邻近查询 NEAR（proximity search）：使用 NEAR 可设定单字间间隔的字数，系统的默认值为 10，检索结果会依照单字间邻近程度排列，如 synthesis NEAR activity 检索结果为这两个英文字间相隔 10 个英文字以内。

E. 作者姓名的输入方法为姓、名：如 Smith J。

F. 论文类型（article type）的限定："Article"表示只显示论文；"Contents"只显示期刊题名；

"Miscellaneous"只显示其他题材的论文。

2）自然语言检索（natural query language）：按照平常需求的方式把您的检索以词组来表达，使用时字的排列顺序并不影响检索结果，且不分大小写，检索点的布尔逻辑操作算符预设值为 AND。

（6）个性化服务：用户在系统进行注册以后可以获得 ScienceDirect 的个性化服务。个性化服务包括检索策略通告（search alerts）、主题通告（topic alerts）、卷期通告（volume/issue alerts）和引用通告（citation alerts）。

用户可以在自己的"My profile"里修改个人信息，包括姓名、邮箱地址、感兴趣学科、联系方式等；也可以选择特定的期刊或图书进入"My Favorite Journals and Books"，便于以后快速使用。通过定制系统的 RSS 服务，可以及时了解所关注的检索式的最新文献信息、追踪所关注期刊的最新文章信息等。

网址：http://www.sciencedirect.com。

（三）EBSCO

1. 概述　EBSCO 公司是专门经营纸质期刊、电子期刊发行和电子文献数据库出版发行业务的集团公司。该数据库是 EBSCO 公司提供的学术信息、商业信息网络版数据库。目前包括 ASP、BSP、ERIC、EBSCO - Online、Professional Development Collection 等 11 个专题数据库，数据库将二次文献与一次文献捆绑在一起，为最终用户提供文献获取一体化服务。

（1）ASP（Academic Source Premier，学术期刊数据库）：收录涉及数学、物理、化学、生物科学工程、社会科学、教育、艺术、语言学、妇女研究及医药学等 50 余个学科，提供了近 4 700 种出版物全文，其中包括 3 600 多种同行评审期刊，SCI&SSCI 收录的核心期刊为 993 种（全文有 350 种）。它为 100 多种期刊提供了可追溯至 1975 年或更早年代的 PDF 过期案卷，并提供了 1 000 多个题名的可检索参考文献。此数据库通过 EBSCO 主页每日进行更新。

（2）MEDLINE（National Library of Medicine）：美国国家医学图书馆制作的医学文献数据库。收录 4 800 余种现刊的索引和摘要，包含 Index Medicus、International Nursing Index、Index to Dental Literature、PREMEDLINE、AIDSLINE、BIOETHICSLINE 和 HealthSTAR。提供 MeSH（Medical Subject Headings）检索。EBSCO 的 Premier 版数据库用户可通过 MEDLINE 连接到 1 150 种期刊的全文。

2. 使用　点击数据库链接，可直接进入该数据库检索界面。如要跨库检索，可在页面上点击"选择数据库"标签，进入选库界面，复选后重新进入检索。

（1）检索技术

1）布尔逻辑检索：利用布尔逻辑算符 AND、OR、NOT 组配检索。

2）截词检索：使用通配符"?"表示中截断，只替代一个字符；使用"*"表示后截断，替代任意一个字符。该数据库不可使用前截断。

3）位置算符检索："W"算符表示在此算符两侧的检索词在命中时，必须按输入时的先后次序排列，不得颠倒顺序。两个检索词之间可以插入任何其他的词和字母（但可以有一个空格或一个符号连接号），相隔的词数用"W"加数字表示。"N"算符表示在此算符两侧的检索词在命中时，词序可以颠倒。检索词之间允许插入任何其他的词和字母，相隔的词数用"N"加数字表示。另外，输入以符号连接的短语检索时，检索结果也会命中不含符号的短语的记录，并在同义词中扩大检索。

4）词组检索：如果希望检索词作为词组出现，需要将该词组用双引号（""）引起。

5）禁用词（stop words）：在检索 EBSCO 数据库时，有些词语不能作为检索词，如 the、of 等冠词、介词。

（2）检索方式

1）基本检索

A. 选择数据库：限定在某一数据库中进行检索。

B. 输入检索词：可使用上述任意检索技术。

C. 限制结果（可选）：可对检索结果做进一步限定。包括：全文、是否有参考文献、是否专家评审刊、出版日期、出版物、出版物类型、页数、附带图像的文章等。还可用相关词、相关全文来扩大检索的范围。

2）高级检索：提供所有字段、著者、文章标题、主题词、文摘、地名、人名、评论和产品名、公司名、NAICS 码或叙词、DUNS 码、ISSN 号、ISBN 号、期刊名称、索取号等范围进行检索。

A. 输入检索词：可使用上述任意检索技术。最多可在 3 个检索框中输入检索词进行检索。

B. 选择检索字段：可选择上述任一检索字段。

C. 选择各检索框的组配方式："AND""OR""NOT"。

D. 限制结果：可对检索结果做进一步限定。包括：全文、是否有参考文献、是否专家评审刊、出版日期、出版物、页数、附带图像的文章等。还可用相关词、相关全文来扩大检索的范围。

3）视觉检索：在查找字段中输入检索词语，然后单击检索。这时会显示一个视觉导航图，检索结果在视觉图形中依主题排序，系统自动将与关键词最相近的数条记录依图形模式组织起来，用户只需选择即可。

4）辅助检索：在检索页面的最上方，还提供其他检索途径，点击工具栏的相关按钮，可进行辅助检索。

A. 关键字（关键词）检索：即系统默认的关键词高级检索。

B. 出版物检索（publications）：使用出版物名称检索和浏览。检索结果显示：刊名、国际统一刊号、更新频率、价格、出版者、学科、主题、收录文摘或全文的起始时间等。

C. 科目术语检索（subject terms）：利用系统提供的规范化主题词检索，可供选择的主题有：所有的主题（all）、人物（people）、产品与图书（products & books）、公司企业（companies）、主题（subjects）。这种方法检索效率高，相关性大。

D. 参考文献检索（references）：点击参考文献（references）按钮，系统进入参考文献检索界面，可以检索某篇文章、某位作者、某个出版物、某一段时间内甚至数据库中所有的参考文献，用于检索特定文献已经被哪些文献引用过。系统提供文献著者、篇名、出处、年份和所有字段 5 个检索入口。

E. 索引词表检索（index）：首先选择索引项，可供选择的索引项有作者、作者提供的关键词、公司名、文献类型、DUNS 码、日期、地名、主题标目、ISBN、ISSN、期刊名、语种、NAICS 码或叙词、人名、评论或产品、主题词、出版年。再在"浏览："后输入词语进行定位。

F. 图片检索（images）：可输入检索词，并可进行图像类型（所有类型、人物图像、自然科学图像、地理图像、历史图像、地图和旗帜）的限定。也可以搜索相关关键字、自动"AND"检索词语。

（3）结果处理

1）浏览：检索结果列表（result list）显示每一条记录的文章篇名、刊名、作者、出版者，出版地、出版日期、卷期、页数、附注等。并以 3 种图标分别显示是否有 PDF、HTML、XML 文件 3 种浏览格式。点击记录的题名链接，即可看到文献的文摘内容；点击"查询国内馆藏"链接，可查找在国内有哪些图书馆收藏该期刊，以便索取；点击"Search web links"，可检索相关的网络站点。

2）排序：点击"排序"后的下拉按钮，可以选择按日期、来源、作者、相关度排序，默认按日期排序。

3）标记：点击每条显示结果后的"添加"，可以将当前记录添加到"文件夹"。打开"文件夹"，可以对所有内容进行打印、发送 E-mail 和保存操作。

4）保存：点击结果列表中的任一题名，可将该记录完全展开，之后可进行保存、打印、发送 E-mail 操作。

网址：https://www.ebsco.com/。

（四）ProQuest 系统全文数据库

ProQuest 商业信息、学术研究、应用科技数据库是美国 ProQuest Information and Learning 公司（原名 UMI 公司）的全文检索和传递系统，其数据库涉及商业管理、社会与人文科学、科学与技术、金融与税务、医学、新闻、参考信息等广泛领域，包括期刊、报纸、参考工具、参考文献、书目、索引、地图集、图书、记录、博士论文和学者论文集等各种类型的信息服务。该公司 Web 版数据库的主要特点是将二次文献与一次文献"捆绑"在一起，为最终用户提供文献获取一体化服务。用户在检索文摘索引时就可以实时获取图像（image）全文信息。

ProQuest 系统目前有 80 余个全文数据库，基本为期刊论文数据库。主要数据库有：

1. 商业信息数据库　商业信息数据库（Abstracts of Business Information，ABI/INFORM Global），世界著名商业及经济管理期刊论文全文数据库，收录有关财会与审计、银行、商业、计算机、经济、能源、工程、环境、金融与投资、国际贸易、保险、法律、管理、市场、税收、房地产、化学化工、石油、能源、电信等主题的全世界范围 2 660 多种全文刊，涉及这些行业的市场、企业文化、企业案例分析、公司新闻和分析、国际贸易与投资、经济状况和预测等方面，其中国际性商业管理全文期刊为 918 种，其余为文摘，有图像。被 SCI 和 SSCI 收录的核心全文期刊 140 余种。用户可检索自 1971 年以来的期刊文摘和 1986 年以来的期刊全文。另外，还提供非期刊出版物，如经济学家报告（EIU Views Wire Content），提供有关全世界 20 多万个公司的商业信息，并可向用户提供近 30 年来在商业环境与贸易条件、市场发展趋势、企业经营战略和战术、管理技巧、产品竞争信息、与管理相关的科学技术。

2. 学术研究图书馆　学术研究图书馆（Academic Research Library，ARL）综合参考人文社会科学期刊论文数据库，涉及社会科学、人文科学、商业与经济、教育、历史、传播学、法律、军事、文化、科学、医学、艺术、心理学、宗教与神学、社会学等学科，收录了 2 400 余种全文期刊和报纸，SSCI 和 SCI 收录的期刊有 774 种，有图像。可检索 1971 年来的文摘和 1986 年来的全文。

3. 应用科学与技术数据库　应用科学与技术数据库（Applied Science & Technology Plus，ASTP）收录著名的 Wilson AST 文摘索引的全部 540 多种期刊。每条记录附有完整的书目信息和 100 字左右的文摘，用户可在 540 多种期刊中的 260 种左右看到期刊的全文或全文图像。全文图像部分完整收录了对科学研究至关重要的数据、表格、图表、相片及图例等。内容覆盖航空航天、声学、地质学、人工智能、计算机技术、电子电力、通信、电信、核能、物理、大气科学、海洋技术、工业工程、环境工程、机械工程、化学工程、土木工程、采掘工程、核工程、食品及食品工业、运输等领域。

4. 科学期刊全文数据库　科学期刊全文数据库（ProQuest Science Journals）收录了 270 多种期刊的全文或全文图像。全文图像部分完整收录了对科学研究至关重要的数据、表格、图表、相片及图例等。该数据库涵盖了理工类多种学科范围。

5. 生物学全文数据　生物学全文数据库（ProQuest Biology Journals）收录了 210 多种生物学方面的期刊，全部有全文。覆盖的主要学科有环境、生物化学、神经学、生物技术、微生物学、植物学、农业、生态学及药物学、大众健康。

6. 农业全文数据库　农业全文数据库（Agricola PlusText）收录了 800 多种期刊，其中全文期刊 140 种，是以美国国家农业图书馆的 Agricola 文摘索引为基础的数据库，涉及美国农业和生命科学等领域，如水产业和渔业、动物科学、农业经济、农作物管理、食品与营养学、地球及环境科学等。Agricola 提供了 1970 年至今的重要农业信息，也涵盖了与农业相关的 370 万个期刊文章、专题文章、专论、专利、软件、视听材料和技术报告的引文。

7. 计算机全文数据库　计算机全文数据库（ProQuest Computing）收录了 260 多种综合性和专业性

的计算机期刊,其中 190 多种有全文,如 Computerworld、InfoWorld、Computer Reseller News、PC World、Byte、Communications of the ACM Journal of the Association for Computing Machinery 期刊。

网址：https://www.proquest.com/。

（五）Karger

Karger 医学电子期刊是由瑞士 Karger 出版社出版,每年出版约 80 余种高质量的学术期刊和 150 种连续出版物和非连续出版物,包括增刊和专题卷册,涵盖了生物医学临床和研究的所有领域(过敏学、肿瘤学、内分泌学、肾脏学、神经科、遗传学等)最新的发展,大部分以英文出版,内容涵盖了整个生物医学领域,包括传统医学及最新的医学热门课题。

Karger 的期刊内容均经由该特定领域的国际专家评审,以严格的同行评鉴(peer review)制度,保持出版物高质量的制作和内容,在本领域,Karger 的期刊都是被引用次数最高的。大部分的 Karger 期刊文献首先在线上优先出版(published online first),而后印刷纸本,具有即时性,以便读者能在线上更快速阅读最新的文献。所有文章的参考文献资料可直接外部链接到网络上的原始文献(如 PubMed、CrossRef 等数据库),进行延伸阅读。Karger 电子期刊被 Google 全文索引,并且被收录在所有著名的二次文献数据库,如 MEDLINE、CAS、Current Contents、Reference Update、Scopus、Biological Abstracts、Embase/Excerpta、Medica、Science Citations Index,让用户可以轻易地在网络上找到 Karger 出版的医学文献。

网址：https://www.karger.com/cn。

（六）OCLC First Search 数据库

OCLC First Search 是 Online Computer Library Center(OCLC) 1991 年推出的一个大型的联机多学科数据库检索服务系统。通过该系统可查阅 70 多个数据库,其中有 30 多个可检索到全文,主要为文摘数据库,包括部分全文数据库,但大部分记录都提供全文链接和馆藏目录。该数据库涉及范畴广泛,基本上覆盖了各个领域和学科,包括工程和技术、工商管理、人文和社会科学、生命科学、医学、教育、新闻和时事、公共事务和法律、社会科学等领域。OCLC First Search 包括 11 种资料类型,458 种语言的文献,覆盖了从公元前 1000 年到现在的资料,目前记录数已达 6 600 多万条,总计包括 11 600 多种期刊的联机全文和 5 400 多种期刊的联机电子影像,达 1 000 多万篇全文文章。

网址：http://firstsearch.oclc.org/。

思 考 题

第二章授课 PPT

1. 如何利用医药检索工具更准确、更全面地检索到目标文献?
2. 医药检索工具在药物研究、开发与监管中发挥着怎样的作用?

第三章
专利文献的检索

第一节　专利基础知识

"专利"一词最早出现在我国春秋时期，左丘明在《芮良夫论荣夷公专利》一文中"夫荣公好专利而不知大难……今王学专利，其可乎？匹夫专利，犹谓之盗，王而行之，其归鲜矣"（《国语》），此处的"专利"意味着利益独占。专利英文"patent"一词源于拉丁语"*Litterae patentes*"，包含垄断和公开的意思，与现代专利的基本特征相符。

专利法最先产生于欧洲，英国在 1624 年颁布了《垄断法规》（*The Statute of Monopolies*），明确规定发明专利受国家保护，他人不得侵犯，其保护期为 14 年。这是世界上第一部专利法。之后美国在 1790 年、法国在 1791 年、俄国在 1812 年、荷兰在 1817 年、印度 1859 年、德国在 1877 年、日本在 1885 年先后颁布了本国的专利法。我国在 1950 年颁布了《保障发明权与专利权暂行办法》。1980 年 1 月中华人民共和国专利局成立，在 1984 年 3 月 12 日正式通过《中华人民共和国专利法》（以下简称《专利法》），并从 1985 年 4 月 1 日正式实施，标志着我国专利制度的开始。

一、专利概述

（一）专利的定义

专利是指法律保障创造发明者在一定时期内对其创造发明独自享有的权利，是将符合新颖性、创造性和实用性的具体技术方案通过一定的法律程序，以法律认可的形式给予保护的发明创造。广义的专利包括专利权、专利主体和专利文献。狭义的专利是专利权的简称。

1. **专利权**　是由国家知识产权专管机关依据专利法授予申请人的一种实施其发明创造的专有权，主要是指发明创造的所有权，专利的占用、使用、收益和处分的权利。

2. **专利主体**　指受到专利权保护的发明创造。根据我国专利法的相关规定，受到专利法保护的发明创造包括发明专利、实用新型专利和外观设计专利 3 种。

3. **专利文献**　是指记录有关发明创造信息的文件，是实行专利制度的国家或组织在审批专利过程中产生的官方文件及其出版物的总称，包括专利申请说明书（专利项目、说明书、权利要求书、摘要）、专利说明书、权利要求书、各种检索工具（专利公报、专利索引、专利文摘、专利分类表等）。专利说明书是专利文献的核心内容，上面记载着发明的实质性内容及付诸实施的具体方案，并提出专利权范围。专利检索的最终目标是获取专利说明书。

（二）专利的类型

1. **发明专利**　《专利法》对发明的定义为"对产品、方法或者其改进所提出的新的技术方案"。发明专利既可以是产品，也可以是方法。

2. **实用新型专利**　《专利法》中指出实用新型是指"对产品的形状、构造或者其结合所提出的适于实用的新的技术方案"。同发明专利一样，实用新型专利保护的也是一个技术方案。实用新型的技术方案更注重实用性,其技术水平较发明而言要低。

3. 外观设计专利 是指"针对产品的形状、图案或其组合及颜色、形状、图案的组合所作出的富有美感且适合工业应用的新设计"。一般来说,所有涉及产品外观的原创设计,都可以申请外观设计专利。

（三）专利的特征

1. 独占性 亦称垄断性或专有性。指在一定时间和地域内,任何单位或个人未经专利权人授权,不得实施其专利,即不得以生产经营为目的的制造、使用、许诺销售、销售、进口其专利产品,或使用其专利方法及制造、使用、许诺销售、销售、进口其专利产品,否则就属于侵权行为。

2. 时间性 指专利权具有一定的时间限制,也就是法律规定的保护期限。专利只在法律规定的时间内是有效的。专利权的有效保护期限结束后,专利权人享有的权利自动消失,一般不再续展。发明随着保护期限的结束变成社会共有的财富,其他人可以自由使用该发明。专利保护期限的长短由相关国家的专利法或国际公约规定。我国目前对发明专利的保护期限是 20 年,实用新型专利的保护期限是 10 年,外观设计专利的保护期目前为 15 年。

3. 地域性 是指对专利权的空间限制。专利权是一种有区域限定的权利,它只在法律管辖区域内有效。同一个发明可以在多个国家申请专利,获得批准后其发明可以得到所申请国家的法律保护。

（四）专利文献的特点

专利文献具有内容新颖、报道翔实、技术含量高、数量庞大、重复报道和著录规范等特点。专利文献增长速度非常快,95%以上的最新技术首先在专利文献中报道。目前,世界许多知识产权组织将专利数据库在网络上免费开放,专利文献检索更加便捷,用户能够迅速获取相关的核心技术。

二、国际专利分类法

（一）《国际专利分类表》概述

《国际专利分类表》(*International Patent Classification*, IPC) 首版的文本依据 1954 年《关于发明专利国际分类法的欧洲公约》有关规定创建。《斯特拉斯堡协定》签署之后,1968 年 9 月 1 日出版的《发明专利国际(欧洲)分类表》,从 1971 年 3 月 24 日起被认定为首版分类表。1975 年 10 月 7 日生效的《关于国际专利分类的斯特拉斯堡协定(1971)》为包括公开的专利申请、发明人证书、实用新型和实用新型证书在内的发明创造提供了一种共同的专利分类。依据该协定第 1 条,专门的 IPC 联盟建立。IPC 成为国际通用的专利分类法,其建立使各国际组织获得了统一的分类,以便于按照相同的原则编排各自出版的专利文献,从而实现对专利信息的高效传播利用。

为适应网络和新技术发展的需要,IPC 周期性地进行修订,目前使用的为 2023 年版,可从世界知识产权组织(World Intellectual Property Organization, WIPO)和国家知识产权局网站获得网络版。

（二）《国际专利分类表》的体系结构

IPC 是一种等级分类体系。分类表内容包括了与发明专利有关的全部知识技术领域,结合功能分类原则及应用分类原则,按等级递降顺序划分为部、大类、小类和组。

1. 部 是分类表等级结构的最高级别。IPC 分为 8 个部,每个部的类号由 A 至 H 中的一个大写字母标明。部的类名被认为是该部内容非常宽泛的指示。8 个部的类名如下。

A 人类生活必需	E 固定建筑物
B 作业;运输	F 机械工程;照明;加热;武器;爆破
C 化学;冶金	G 物理
D 纺织;造纸	H 电学

部内,信息性标题可构成分部,分部类名没有类号。如：A 部(人类生活必需)包括以下分部。

农业

食品;烟草

个人或家用物品

健康;救生;娱乐

2. 大类

1）每一个部被细分成许多大类,大类是分类表的第二等级。

2）每一个大类的类号由部的类号及其后的两位数字组成,如：A61。

3）每一个大类的类名表明该大类包括的内容,如：A61 医学或兽医学;卫生学。

3. 小类

1）每一个大类包括一个或多个小类,小类是分类表的第三等级。

2）每一个小类类号由大类类号加上一个大写字母组成,如：A61B。

3）小类的类名尽可能确切地表明该小类的内容,如：A61B 诊断;外科;鉴定(分析生物材料入 G01N,如 G01N33/48)。

4. 组

1）每一个小类被细分为组,组既可以是大组(即分类表的第四等级),也可以是小组(即依赖于分类表大组等级的更低等级)。

2）每一个组的类号由小类类号加上用斜线分开的两个数组成。

3）每一个大组的类号由小类类号、1~3 位数字、斜线及 00 组成,如：A61B 34/00。

大组类名在其小类范围以内确切限定了某一技术主题领域,并被认为有利于检索,如：A61B 34/00 计算机辅助外科学;专门适用于外科的操纵器或机器人[2016.01]。

小组是大组的细分类。每一个小组的类号由其小类类号、大组类号的 1~3 位数字、斜线及除 00 以外的至少两位数字组成,如：A61B 34/30。

小组类名在其大组范围之内确切限定了某一技术主题领域,并被认为有利于检索,如：A61B 34/30 外科机器人[2016.01]。

一个完整的分类号由代表部、大类、小类和大组或小组的类号构成,如图 3-1 所示。

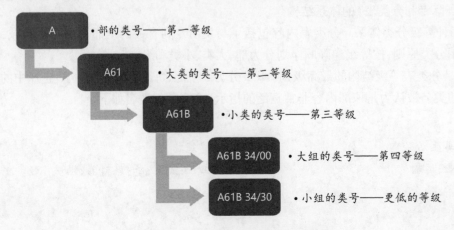

图 3-1　一个完整的分类号构成示意图

三、专利文献的撰写

发明和实用新型专利申请文件,包括权利要求书、说明书、说明书摘要和说明书附图等。专利申请一般委托专利事务所代理,专利代理人将分别在申请前、申请阶段和获得专利权后提供服务。技术交底书是研发人员提供给专利代理人的技术资料。一份好的技术交底书非常重要,是获得高质量专利的基础条件之一。

（一）专利技术交底书

专利技术交底书是由发明人撰写并提供给专利代理人,以准确、完整、清晰地表达技术方案及相关内容的文件,不但要提供所要保护的技术方案,并且还需要提供与该技术最接近的背景技术,以便于专利代理人按照专利法及细则的相关规定对技术交底书上的技术资料撰写出包含权利要求书、说明书、说明书摘要等一整套专利申请文件,并将专利申请文件交由国家知识产权局专利局,最后获得授权的专利权。一篇清晰详细的技术交底书,有利于专利代理人更快更好地理解技术方案,减少专利代理人和技术人员的沟通时间,提升专利申请工作的效率和申请文件的品质。

（二）专利技术交底书的格式

一篇清晰的技术交底书主要包含以下几点。

1. 专利申请事宜　专利申请事宜包含专利名称、专利领域和申请人相关信息。专利名称应尽量清楚、简要、全面地反映技术方案的主题和类型,并尽可能使用所属技术领域通用技术用语。写明要求保护的技术方案所属或直接应用的技术领域,如果申请提案的技术方案跨越多个领域,按照相关性从高到低的顺序选择多个领域。

2. 现有技术的技术方案(即背景技术)　背景技术包含两个层面。

（1）围绕着申请专利提案的公知技术,即与本申请提案比较接近的技术方案。

（2）清楚描述现有技术方案与本申请提案的不同点,以及其能够满足逻辑地推导出现有技术方案的缺点,且这些缺点是申请专利提案能够处理的问题。如果存在多个与本申请提案接近的现有技术,要逐一清楚写明。

3. 主要技术点　对本申请提案与现有技术不同的每个区别点进行提炼,按照区别点对本申请提案发明目的影响的重要程度从高到低顺序列出;并指出区别点与现有技术相比较实现的技术效果。

4. 技术内容和具体实施例　技术内容和具体实施例是相结合附图对本申请提案所提供的技术方案做详细描述及举例说明书,必须能够说明技术方案是如何实现的,不可以仅有原理,也不可以只介绍功能或方法工艺过程。对于机械层面的申请提案需要包含每个部件及连接关系的说明等;对电子通信层面的申请提案需要包含每个电子器件、每个模块的连接关系等;对化学成分层面的申请提案需要每个成分及含量等。

第二节　专利文献及其检索工具

一、中国专利文献的检索

（一）国家知识产权局"专利检索及分析系统"

1. 概况　国家知识产权局专利及检索分析系统(https://pss-system. cponline. cnipa. gov. cn/conventionalSearch)是集专利检索与专利分析于一身的综合性专利服务系统。本系统依托于丰富的数据资源,提供了简单、方便、快捷、丰富的专利检索与分析功能,丰富的接口服务和工具性功能也为检索和分析业务提供了强有力的支撑。支持多种语言检索。专利检索及分析系统共收集了 105 个国家、地区和组织的专利数据,同时还收录了引文、同族、法律状态等数据信息。用户需实名注册后方可登录访问。

2. 检索方法 专利检索及分析系统提供常规检索、高级检索、导航检索、药物检索、命令行检索、专题库检索等方法,如图 3-2 所示。

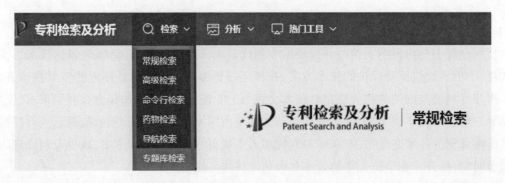

图 3-2 专利检索及分析系统检索方法

(1) 常规检索:系统默认的检索页面,主要提供了一种方便、快捷的检索模式,帮助快速定位检索对象(如一篇专利文献或一个专利申请人等)。常规检索提供了基础的、智能的检索入口,检索字段包括自动识别、检索要素、申请号、公开(公告)号、申请(专利权)人、发明人及发明名称。常规检索目的十分明确,初次接触专利检索的用户,可以以常规检索作为检索入口进行检索。检索时可选择数据范围和检索字段进行检索,默认为自动识别字段。

常规检索时需注意,不同字段的检索规则不同,如在"自动识别"中检索,如果多个关键词之间用空格分隔,系统按照多个关键词之间"AND"的关系进行检索;在其他字段(除自动识别外)中检索,如果多个关键词之间用空格分隔,系统按照多个关键词之间"OR"的关系进行检索。

若对各个检索字段的检索规则不了解,可以选择相应的检索字段,在检索框下方显示该字段的检索规则信息,如点击"检索要素",检索框下方显示该字段的检索规则。

(2) 高级检索:主要根据收录数据范围提供了丰富的检索入口及智能辅助的检索功能。可以根据自身的检索需求,在相应的检索表格项中输入相关的检索要素,并确定这些检索项目之间的逻辑运算,进而拼成检索式进行检索。如果希望获取更加全面的专利信息,或者对技术关键词掌握得不够全面,可以利用系统提供的"智能扩展"功能辅助扩展检索要素信息。高级检索界面主要包含 3 个区域:范围筛选、检索项和检索式编辑区。

检索项区域根据专利可检索字段设置了表格检索功能,提供了不同的检索表格项,系统默认各检索字段之间为逻辑"与"的关系。在检索项区域中,通过将鼠标移动到检索表格项各区域查看检索字段的应用说明信息,点击右侧的"配置"按钮可根据检索需求增加检索字段,其中,申请号、公开(公告号)、IPC 分类号、CPC 分类号、优先权号 5 项,存在操作助手按钮,点击【?】按钮,可以进行具体查询。

用户按照一定的逻辑将表格项中的检索条件拼接完成后,可直接点击下方的"检索"按钮进行检索,也可以在检索式编辑区点击"生成检索式",随时调整检索式的内容,然后再点击"检索"。

用户可以在检索式编辑区直接手动输入检索式信息进行检索,此时检索字段名称必须与系统提供的检索表格项名称一致,且所有运算符均为半角符号。

在检索式编辑区的右下方为检索历史,在该区域中,用户可以查看当前注册用户下所有检索模块的检索式历史相关信息,进行引用或检索的操作,也可在检索历史记录上方的输入框中输入检索式序号和运算符将检索历史之间进行检索式运算操作,点击【运算】按钮执行检索。

(3)导航检索:是基于 IPC 分类、CPC 分类、国民经济分类体系提供便捷导航检索功能,方便用户快速定位专利文献。提供 IPC 导航检索、CPC 导航检索、国民经济分类导航检索 3 种方式。

IPC 导航检索是一种快速查询分类号含义的工具,提供 IPC 分类号信息查询,可查询 IPC 分类表和按 IPC 分类表浏览、检索专利文献。可以通过该工具了解指定 IPC 分类号的含义或指定 IPC 技术所属分类体系。若需要查询指定分类号的含义,可以通过选择查询方式为"输入分类号查询含义",如输入分类号"A61",点击"查询"按钮的方式查询分类号信息。若按照关键词含义查询分类号,则需要选择查询选项为"输入关键词查分类号",如可以在输入框中输入关键词"化妆品",点击"查询"按钮。

按照分类号检索专利,如果需要浏览关于某一分类的相关专利,将鼠标放在相应节点上,出现【中国专利】、【世界专利】按钮,点击进行检索。

(4)药物检索:是基于药物专题库的检索功能,为从事医药化学领域研究的用户提供检索服务。用户可以使用此功能检索出西药化合物和中药方剂等多种药物专利。系统提供高级检索、方剂检索和结构式检索 3 种检索模式,方便用户快速定位文献。

3. 检索结果管理　概要浏览是常规检索、高级检索等默认的检索结果展现方式。可免费浏览检索结果,包括申请号、申请日、公开(公告)号、发明名称、申请(专利权)人、发明人等,通过概要浏览快速了解专利文献的基本信息,为了便于深入了解指定专利文献信息,系统还提供了丰富多样的辅助工具。可对检索结果按照申请日或公开日进行排序,以图文式、列表式、多图式进行显示。

可对检索结果进行筛选和统计,字段筛选包括发明类型、申请日、公开日等,统计维度包括申请人、发明人、IPC 分类号等。单篇文献下方有多个操作功能按钮,可对该文献进行详览、收藏、加入批量下载库、加入分析库、跟踪及打印等操作。选择某篇文献,可以对其摘要、权利要求、著录项目、IPC 分类、CPC 分类、法律状态、同族、引证、被引证等信息进行切换查看。

详细浏览一种全面浏览专利文献信息的浏览模式,可以全面掌握专利文献的技术实现原理。在概要浏览结果中,点击某篇文献下方的"详览"按钮,即可进入详细浏览界面。在详细浏览中可以查看到文献的著录项目、全文文本及全文图像等信息。

为了便于快速定位文献的核心价值,系统还提供了多种详览辅助工具。在"详览"页面左侧为待览文献列表,右侧上方为功能操作区包括:高亮、格式设置、翻译等功能,在浏览过程中,可以通过功能操作区提供的功能辅助浏览和管理文献信息。分别点击著录项目、全文文本、全文图像、摘要附图、说明书附图、法律状态、引证文献、同族文献,可以查看每个部分对象的详细信息。

(二)CNIPR 专利信息服务平台

1. 概况　由知识产权出版社创建的中国知识产权网(China Intellectual Property Net, CNIPR; http://search.cnipr.com)设立了"专利信息服务平台",主要提供对中国专利和国外[美国、日本、英国、德国、法国、加拿大、瑞士、欧洲专利局(European Patent Office, EPO)、WIPO 等 90 多个国家和组织]专利的检索。

2. 检索方法　专利信息服务平台提供中外专利混合检索、IPC 分类导航检索、运营信息检索、中国专利法律状态检索、中国失效专利检索。检索方法包括简单检索、高级检索、逻辑检索、二次检索、过滤检索、同义词检索等。用户需注册使用。

如图 3-3 所示,专利信息服务平台高级检索界面提供 3 种检索功能:表格检索、逻辑检索和号单检索。检索字段包括:申请(专利)号、申请日、公开(公告)号、公开(公告)日、名称、摘要、权利要求书、说明书、申请(专利权)人、发明(设计)人、国际专利主分类号、国际专利分类号、地址、国省代码、同族专利、优先权、代理机构、代理人、名称/摘要、法律状态、名称/摘要/权利要求书等。

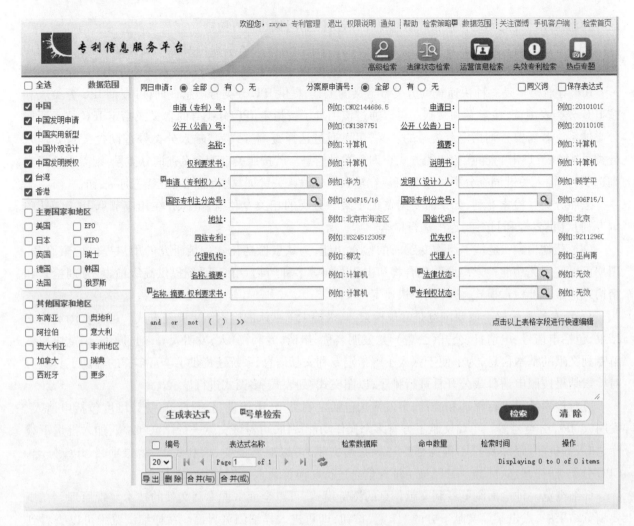

图 3-3 专利信息服务平台高级检索界面

(三) CNKI 专利库

1. 概况 CNKI专利库(https://kns.cnki.net/kns8?dbcode=SCOD)包括中国专利和海外专利。中国专利收录了1985年以来在中国大陆申请的发明专利、外观设计专利、实用新型专利,共4 950余万项,每年新增专利约250万项;海外专利包含美国、日本、英国、德国、法国、瑞士、俄罗斯、韩国、加拿大、澳大利亚、世界知识产权组织、欧洲专利局、中国香港地区及中国台湾地区十国两组织两地区的专利,共计收录从1970年至今专利1亿余项,每年新增专利约200万项。

2. 检索方法 CNKI专利库提供了一框式检索、高级检索、专业检索和文献分类检索方法。

高级检索界面如图3-4所示,该界面可切换至专业检索和文献分类检索。其中文献分类检索包括了国际专利分类检索和学科导航检索。

3. 检索结果的处理 可对检索结果按照相关度、公开日和申请日进行排序;按照主题、专利类别、年度、学科分组浏览查看检索结果;对检索结果进行导出和分析。

(四) 万方中外专利数据库

1. 概况 中外专利数据库(Wanfang Patent Database, WFPD; https://c.wanfangdata.com.cn/patent)涵盖1.56亿余条国内外专利数据。其中,中国专利收录始于1985年,共收录4 060万余条专利全文,可本地下载专利说明书,数据与国家知识产权局保持同步,包含发明专利、外观设计和实用新型3种类型,准确地反映中国最新的专利申请和授权状况,每年新增300万余条。国外专利1.1亿余条,均

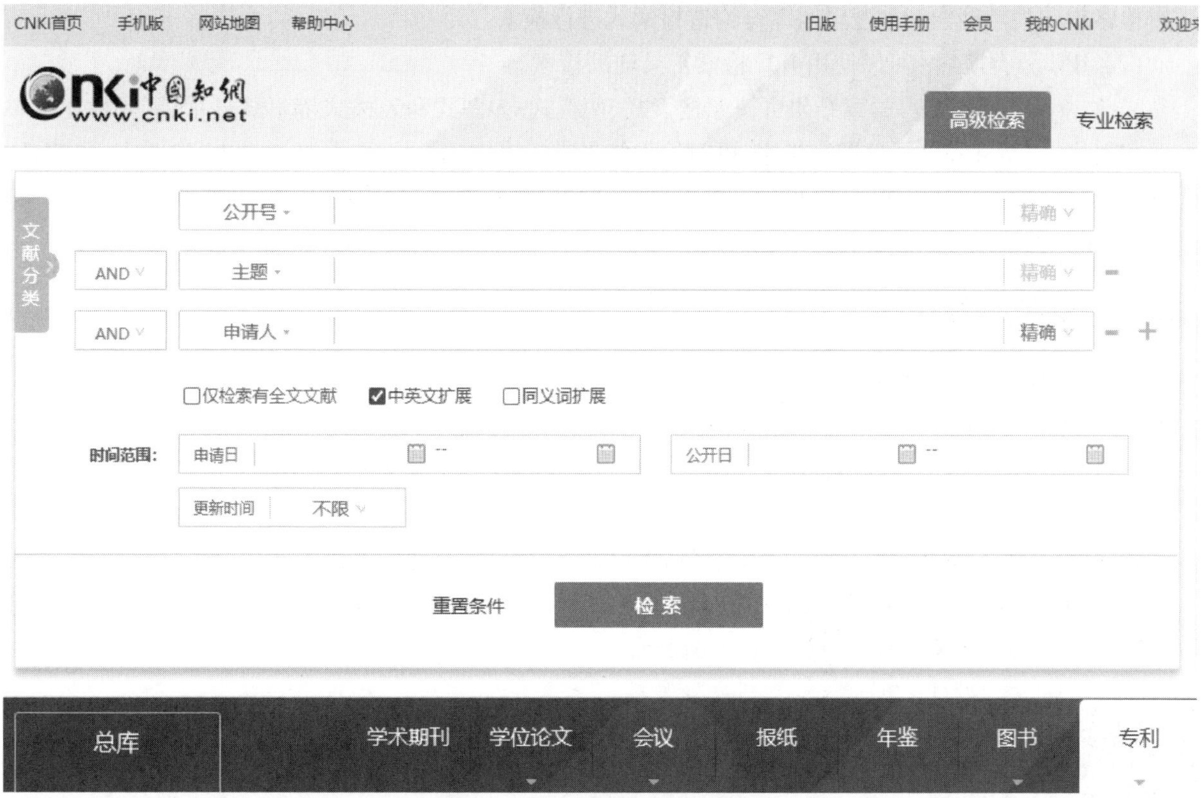

图 3-4　CNKI 专利库高级检索界面

提供欧洲专利局网站的专利说明书全文链接,收录范围涉及中国、美国、日本、英国、德国、法国、瑞士、俄罗斯、韩国、加拿大、澳大利亚、世界知识产权组织、欧洲专利局十一国两组织数据,每年新增 1 000 万余条。

2.检索方法　系统提供简单检索、高级检索、专业检索、作者发文检索及 IPC 国际专利分类等方法。

专利检索的字段包括申请号、申请日期、公开号、专利名称、摘要、主分类号、分类号、申请人、发明人、代理机构、代理人、主权项、国别省市代码等检索项。简单检索、高级检索、专业检索、作者发文检索方法参见万方学位论文、会议论文的相关检索方法。IPC 国际专利分类可根据需求选择相应类目进行检索。

3.检索结果的处理　可对检索结果按照相关度、申请时间、公开时间和下载量进行排序;按照专利分类、专利类型、国家/地区/组织、公开/公告年份、法律状态、专利权人和发明人分组浏览查看检索结果;对检索结果进行二次检索和导出。

(五) SooPaT 专利数据库

1.数据库概况　SooPat(http://www.soopat.com/)是一个免费的专利数据搜索引擎。可以检索中国专利与世界 110 个国家和地区的专利文献。SooPat 可免费检索,并提供全文浏览和下载,如需进行深度利用和个性化服务可注册升级成为 SooPat 的高级会员。

2.检索方法　系统提供简单检索、表格检索、高级检索、IPC 分类搜索等检索方法。

(1)简单检索:可检索不同类型的中国专利和世界专利,世界专利检索时应尽量使用英文,但也支持中文检索。

(2)表格检索:由两部分组成,分别是上方的表格检索和下方的逻辑检索,使用表格检索时,可在相应检索框内输入检索词进行检索,不同检索框之间默认进行逻辑"与"的运算。逻辑检索时在下方的逻辑检索框内使用检索词和逻辑运算符构造检索式进行检索。

（3）IPC 分类搜索：可以使用 IPC 检索工具辅助检索。

3. 检索结果的显示　检索结果可按照搜索式、两栏式、多图式和表格式等形式显示；可对检索结果按照相关度、申请日和公开日进行排序；可对检索结果进行多维度的统计，包括申请人、发明人、申请日、公开日、分类号、外观分类等；可对检索结果按照法律状态进行筛选，导出时以 Excel 格式批量导出。此外，还可手机扫描二维码查看具体专利信息。

二、国外专利文献的检索

（一）Espacenet 专利数据库

1. 概况　欧洲专利组织（European Patent Organisation）通过 Espacenet 网站（https://worldwide. espacenet. com）免费提供专利检索服务，提供 1836 年至今 90 多个国家和地区的 1.3 亿余条专利文献记录。

2. 检索方法　系统主要提供简单检索、高级检索、分类检索 3 种检索方式。

（1）简单检索：如图 3-5 所示，在检索框中输入任意检索词，点击检索。在检索结果显示页面，打开"Filters"，可以对检索结果进行筛选和分组查看。

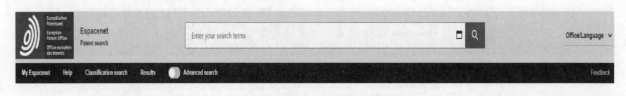

图 3-5　Espacenet 简单检索界面

（2）高级检索（advanced search）：高级检索界面，可选择检索语言，提供包括英语在内的 3 种检索语言。提供的检索字段有：题名（title）、题名/摘要（title or absract）、申请号（application number）、优先权号（priority number）、申请人（applicants）、发明人（inventors）、IPC 号等。

（3）分类检索（classification search）：可利用合作专利分类系统 CPC 号进行检索。可直接输入相应的分类号检索，也可先输入关键词查找相应的分类号后再检索相关专利，或者通过分类浏览找到相应的分类号后进行检索。

3. 检索结果管理　打开"Filters"，可以对检索结果进行筛选和分组查看。检索结果包括著录项目（专利基本信息）、文本式说明书、权利要求、专利附图、专利说明书全文、法律状态信息等，点击一条记录可在右侧显示详细信息。

（二）美国专利商标局专利公共检索系统

1. 概况　美国专利商标局（United States Patent and Trademark Office，USPTO）开发的专利公共检索系统（patent public search）可以进行专利检索，该系统可提供 1790 年至今的全文图像说明书及 1976 年至今的全文文本说明书。系统登录网址为 https://ppubs. uspto. gov/pubwebapp/static/pages/landing. html。

2. 检索方法　系统提供了 2 种检索方式：基本检索（basic search）和高级检索（advanced search）。

（1）基本检索：基本检索界面的上方可以使用申请号或专利号进行快速查找，下方可以选择字段输入检索词进行专利检索，可选字段包括申请人、发明人等。

（2）高级检索：高级检索界面有 2 种检索方式分别为快速检索（quick search）和增强检索（enhanced search）。快速检索方式有 3 个可自定义的面板，其中最常用的小工具功能已激活（搜索、搜索历史、帮助、搜索结果和文档查看器)。关键字以单一颜色突出显示。

3. 检索结果管理 检索结果在检索区下方"Search results"模块中显示,标题行显示所列文档的排序选项、突出显示、文档计数和元数据,"Settings"按钮下的下拉菜单中允许关闭和打开所列文档的元数据信息。选中某条记录可在右侧的文档查看器(document viewer)中以文本或图像的形式查看专利详细信息。

(三)世界知识产权数字图书馆国际专利数据库

1. 数据库概况 世界知识产权组织(World Intellectual Property Organization,WIPO)于1998年组织建立了国际专利数据库(WIPO PATENT SCOPE,http://patentscope.wipo.int/search),其目的是为政府机构和个人用户提供电子化知识产权信息服务,目前有193个成员国。PATENTSCOPE收录11 100万专利文献,检索界面提供多种语言格式。

2. 检索方法 国际专利数据库提供简单检索、高级检索、字段组合检索、跨语种扩展检索、化合物检索。其中化合物检索需要注册才能使用。

(1)简单检索:提供首页(front page)、任意字段(any field)、全文(full text)、识别码/编码(ID/number)、国际专利分类(IPC)、名称(names)及公布日(publication date)等检索字段,检索时选择相应字段输入检索词检索。

(2)高级检索:在检索框中输入检索词并使用字段限定和逻辑运算构造检索式进行检索,同时可在检索框下方进行语种和检索范围的限定。

(3)字段组合检索:检索界面提供的检索字段包括首页(front page)、WIPO公布号(WIPO publication number)、申请号(application number)、公布日(publication date)、标题(title)、摘要(abstract)、申请人名称(applicant name)、国际分类(international class)、发明人名称(inventor name)、局代码(officer code)、中文说明书(description)、中文权利要求书(claims)等。检索时在相应字段的检索框中输入检索词,选择逻辑运算符构建检索表达式进行检索。

3. 检索结果 数据库的检索结果默认按相关性排序,可对检索结果进行排序及详情查看等。

(四)德温特专利文献检索工具

1. 德温特专利索引数据库概况 德温特创新索引(Derwent Innovations Index,DII)为科睿唯安(Clarivate Analytics)公司提供的专利检索和分析工具,包括来自全球100多个国家/地区的专利信息。其数据组成包括:德温特世界专利索引(Derwent World Patents Index,DWPI)、德温特专利引文索引(Derwent Patents Citation Index,DPCI)及欧洲、WIPO、美国、英国、加拿大、法国、德国、日本、韩国等的专利全文数据。

德温特创新索引收录了来自世界各地超过50家专利授予机构提供的增值专利信息,涵盖3 900多万项发明(basic records/patent families)和8 000多万条同族专利,可回溯至1963年,覆盖了全球96%专利数据,为研究人员提供世界范围内的化学、电子与电气及工程技术领域内综合全面的发明信息。

德温特数据库提供多种检索字段,如专利权人代码、德温特分类、德温特手工代码、化合物名称、被引专利检索等。常用字段标识如表3-1。

表3-1 德温特数据库字段标识

标 识	全 称	含 义
TS	Topic	主题,包括专利名称和摘要
AB	Abstract	摘要

标 识	全 称	含 义
EA	Equivalent abstract	等同摘要
TF	Technology focus/extension abstract	技术焦点摘要
TI	Title	专利名称
AU	Inventor	发明人
PN	Patent number	专利号
IP	IPC	国际专利分类号
DC	Class code	德温特分类号
MC	Manual code	手工代码
GA	PAN	德温特入藏登记号,与专利实际申请年份不完全一致
AN	Assignee name	专利权人名称
AC	Assignee code	专利权人代码
AE	Assignee name + code	专利权人名称或代码
CP	Citing patents	被引专利
CR	Citing reference	被引文献
CX	CP + patent family	被引专利号及专利族
CA	Cited assignee	被引专利权人名称或代码
CN	Cited assignee name	被引专利权人名称
CC	Cited assignee code	被引专利权人代码
CI	Cited inventor	被引发明人
CD	Cited PAN	被引德温特入藏登记号
PD	Patent details	专利详细信息
AD	Application details	申请详细信息和日期
FD	Further application details	更多申请详细信息
PI	Priority application information and date	优先权申请信息和日期
DS	Designated states	指定州/国家/地区
FS	Field of search	检索字段
DN	Derwent chemistry resource number	DCR 标识号
MN	Markush number	Markush 号
RI	Ring index number(s)	环系索引号

续 表

标 识	全 称	含 义
RG	Derwent registry number(s)	德温特注册号
ER	End of record	记录结束
EF	End of file	文件结束

2. 检索方式 检索方式包括基本检索、高级检索、被引专利检索等。

（1）基本检索：在基本检索界面选择要检索的学科领域，限定检索的时间，然后选择检索字段，如选择检索发明人与专利号字段，输入发明人姓名和专利号进行检索。也可在检索框使用布尔逻辑运算符构建检索式检索。

（2）高级检索：高级检索需要对检索规则熟悉，可以使用字段标识、布尔逻辑运算符创建检索式进行检索，检索界面。

（3）被引专利检索（cited patent search）：提供被引专利号、被引专利号-扩展，以包括专利家族、被引专利权人、被引专利权人名称、被引专利权人代码、被引发明人、被引德温特入藏登记号的检索，可多个字段组合检索提高检索效率。

3. 检索结果 德温特专利数据库提供专利原文下载、数据导出、多级文件夹、自动预警和监控等功能，实现便捷的信息存储、共享、追踪；提供可视化和多样化的分析工具，包括专利地图、文本聚类、引证分析、对专利记录进行分组分析的预定义图表和自定义图表等。

第三节 检 索 案 例

2022 年我国专利位居全球第 11 位

创新是引领发展的第一动力，保护知识产权就是保护创新。2023 年 4 月，国家知识产权局正式发布了 2022 年中国知识产权发展状况。数据显示，2022 年中国全年授权发明专利达 79.8 万件，在《2022 年全球创新指数报告》中的排名从 2012 年的第 34 位迅速提升至 2022 年的第 11 位。除绝对数量快速增长外，知识产权运用效益也愈发凸显，专利密集型产业增加值达到 14.3 万亿元（2021 年值），占 GDP 比重达到 12.44%。

思 考 题

第三章授课PPT

1. 某公司准备开发新型芬太尼类药物，请问获取专利信息的检索途径有哪些？

2. 简述专利文献常用的检索工具。

第四章
药学资源的互联网检索

第一节 搜 索 引 擎

一、搜索引擎简介

授课视
频：搜索
引擎

（一）搜索引擎的概念

搜索引擎（search engine），广义上指一种基于互联网上的信息查询系统，包括信息存取、信息组织和信息检索；狭义上指一种为搜索互联网上的网页而设计的检索软件（系统）。搜索引擎实际上为专用的网络服务器，利用网络自动快速索引技术、动态缓存技术、分布计算技术、内容评价技术等多种技术手段，能够不断地适应快速增长的用户需求，对互联网各种资源有效地进行组织、标引，并为检索者提供检索。

（二）搜索引擎的类型

1. 全文搜索引擎　是面向网页的全文检索服务，通过自动从网站提取信息建立网页数据库。当用户以关键词查找信息时，搜索引擎在数据库中检索相匹配的记录，并采用特殊的算法（关键词的匹配程度，出现的位置、频次、链接质量等）计算出各网页的相关度及排名等级，再按一定的顺序将网页链接返回给用户。全文搜索引擎的优点是信息量大、更新及时，用户须从结果中进行筛选。这类搜索引擎的代表有百度（Baidu）、AltaVista、Northern Light 等。

2. 目录式搜索引擎　以人工方式或半自动方式搜集信息，人工形成摘要信息，并将信息置于事先确定的分类框架中，提供目录浏览服务和直接检索服务。目录式搜索引擎信息准确、导航质量高。这类搜索引擎的代表有国外的 Open Directory、Go Guide，国内的搜狐、新浪、网易搜索。

3. 垂直搜索引擎　是针对某一个特定领域、特定人群或特定需求的专业搜索引擎，通过对网页库中的某类专门的信息进行一次整合处理后返回给用户。其特点就是"专、精、深"，且具有行业色彩，如爱看图标网、职友集等。

目前，全文搜索引擎与目录索引有相互融合渗透的趋势。一些全文搜索引擎也提供目录搜索，目录索引通过全文搜索引擎合作扩大搜索范围等。

二、搜索引擎使用

（一）综合性搜索引擎

1. 百度（Baidu）　创建于 2000 年，是世界上最大的中文搜索引擎。其数据库中超过 1 亿的网页可供搜索，对重要中文网页实现每天更新。有新闻、视频、网站、网页、图片、音乐等分类信息。百度还开发中文搜索自动纠错功能，并提供网页快照、网页预览、错别字纠正提示等服务。百度搜索（http://www. baidu.com）主页，如图 4－1 所示。

（1）百度的搜索功能：提供简单搜索和高级搜索，主页上提供选择新闻、地图、视频、贴吧、学术等常用搜索模块，可点击"更多"链接，浏览其他模块，包括图片、文库、音乐、网盘、翻译等全部功能模块。

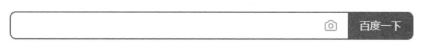

图 4-1　百度搜索主页

设置：搜索设置、高级搜索、隐私设置等。

高级搜索：包括搜索结果限定（包含全部关键词即逻辑"与"，包含任一关键词即逻辑"或"，包含完整关键词即精确匹配，不包括关键词即逻辑"非"）、搜索网页的时间限定（最近 1 天、1 周、1 月、1 年），文档格式限定（pdf、doc、rtf、ppt、xls），查询关键词位置限定（网页标题、网页 URL 中），搜索网站的限定。

（2）百度的检索规则：输入的检索词可以是任何中文、英文、数字，或中英文数字的混合体，点击"百度一下"按钮，百度将所有符合查询条件的信息，按照相关度进行排列显示结果。

1）逻辑运算规则：关键词间的空格默认为逻辑"与"，逻辑"或"用"A|B"表示，逻辑"非"用"A-B"表示。

2）精确匹配：用双引号（""）括起词组或短语，进行精确短语匹配检索。

3）特殊限定：检索词的位置限定提供网页标题（intitle）、网址（inurl）、网页内文本（intext）、网页内链接（inanchor）4 种位置的限定。文件类型限定：检索词后输入"filetype：文件名缩写"，如：filetype：pdf。百度可以搜索 pdf、doc、rtf、ppt、xls 多种非 html 文件。用户也可用高级搜索功能实现特殊限定搜索。

2. 必应（Bing）　是由微软公司推出的一款搜索引擎。2009 年在中国正式上线，为中国用户提供网页、图片、视频、词典、翻译、资讯、地图等全球信息搜索服务。必应可搜索来自 Twitter 上的 5 亿条微博、Facebook 上超过 20 亿条信息和 80 万部电影等。必应（http://cn.bing.com）搜索主页，如图 4-2 所示。

图 4-2　必应搜索主页

其特色：

（1）首页美图：将世界各地的高质量图片设置为首页背景，并配上与图片紧密相关的热点搜索提示。必应缤纷桌面每天帮助用户更换桌面壁纸，还可查看热门资讯，让用户在体验美图的过程中学习相关知识。

（2）分类搜索结果：必应对搜索结果页面，提供一种较为先进的管理方式，依照内容逻辑联系把结果进行分类。

（3）新型视频搜索：必应视频搜索界面更为简洁，方便用户观看、浏览，还可进行限定搜索，搜索结果可以按照时长、日期、清晰度、来源和价格5种方式排序,以满足用户的不同需求。

（二）学术搜索引擎

目前国内常用的学术搜索引擎为百度学术搜索。

百度学术搜索(https://xueshu.baidu.com/)创建于2014年6月,是由百度提供的海量中英文文献检索的学术资源搜索平台,可以检索国内外大部分出版的学术期刊、会议论文等资源。信息来源包括:中国知网、万方数据、维普网、SpringerLink、ScienceDirect、Wiley Online Library、Web of Science、Engineering Village等。百度学术提供的服务包括:高级搜索,论文查重,文献互助,学术分析,开题分析等。百度学术提供基本检索和高级检索。基本检索的检索规则与百度相同,支持逻辑"与、或、非"及精确匹配等;高级检索还可进行字段检索,包括作者、出版物（会议）、发表时间、语言。百度学术搜索页面,如图4-3所示。可通过列表左侧进一步精炼结果,包括时间、领域、期刊收录、获取方式、文献类型、机构等。点击选中的某一篇文献的篇名,可显示该文献包括文摘、DOI在内的详细信息,并可通过查看"引用"显示GB/T7714、MLA、APA 3种引文格式,同时提供文献的全部来源、免费下载链接。

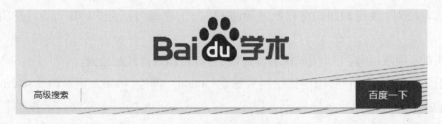

图4-3 百度学术搜索页面

（三）药学搜索引擎

这类引擎收录的多为医药学组织杂志、政府机构等的网页信息,检索结果相关性好、可靠性高。常用的药学搜索引擎主要有:

PharmWeb(https://www.pharmweb.net/)是世界著名的大型药学综合性网站,创建于1994年,基本涵盖了互联网上各种药学信息资源,有人也称为药学专业搜索引擎。PharmWeb将所有信息按不同类别进行分类,在"Site Contents"列出各类的链接。其主要内容包括"会议""世界各地的药学院校名单""PharmWeb论坛""PharmWeb虚拟图书馆""患者信息""继续教育""PharmWeb索引"等。PharmWeb主页,如图4-4所示。

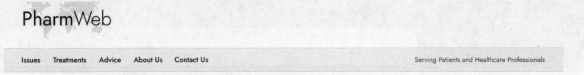

图4-4 PharmWeb主页

此外,随着时代的进步,还不断出现一些其他科研常用的搜索引擎如爱思唯尔搜索(http://citeseer. ist. psu. edu/)、SciSeek(http://www. sciseek. com/)等,可供用户在科研工作使用。

第二节　数 据 库 资 源

一、数据库简介

1. 药学相关的中文数据库　主要有中国期刊全文数据库(简称中国知网)、维普资讯中文期刊服务平台全文数据库、万方数据知识服务全文数据库、中国中医药数据库等。

2. 药学相关的外文数据库　主要有 SciFinder Scholar、BIOSIS Preview、Embase、PubMed、EBSCO host、ScienceDirect、SpringerLink、OVID 等。

二、数据库使用

(一)中国知网

1. 概况　国家知识基础设施工程(National Knowledge Infrastructure, CNKI, http://www. cnki. net)是由清华大学、清华同方于 1999 年 6 月发起,以实现全社会知识资源传播共享与增值利用为目标的知识信息资源和知识传播与数字化学习平台(以下简称平台)。该平台的核心资源主要包括中国学术期刊(网络版)、中国博士学位论文全文数据库、中国优秀硕士学位论文全文数据库、中国重要会议论文全文数据库、中国标准数据库、中国专利全文数据库、中国引文数据库等。

中国学术期刊(网络版)是目前全球最大的连续动态更新的中文学术期刊全文数据库,文献覆盖率较高,收录的文献按学科专业领域分为十大专辑:基础科学、工程科技Ⅰ辑、工程科技Ⅱ辑、农业科技、医药卫生科技、哲学与人文科学、社会科学Ⅰ辑、社会科学Ⅱ辑、信息科技、经济与管理科学。每个专辑下分为若干专题,共计 168 个专题,其中医药卫生专辑包括 28 个专题。截至 2023 年,累计收录国内学术期刊 8 600 余种,收录核心期刊 1 900 余种,医药卫生期刊 1 396 种,3 900 余种期刊收录回溯至创刊,最早回溯至 1915 年,全文文献总量约 5 300 万篇。中国知网(CNKI)主页,如图 4－5 所示。

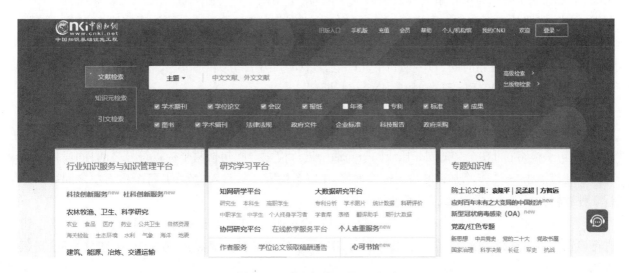

图 4－5　中国知网(CNKI)主页

2. 检索功能　平台提供了文献、知识元、引文三大检索单元,支持总库中英文跨库智能检索。平台利用知识管理的理念,实现了知识汇聚与知识发现,结合搜索引擎、全文检索、数据库等相关技术实现知识发现的目的。

(1) 检索单元

1) 文献检索：默认以学术期刊、硕博论文、会议、报纸等数据库作为基本检索范围,用户可以依据需求,增加或减少检索条件。

2) 知识元检索：平台对文章段落中的中心思想词语进行标引,用户可通过知识元检索获得文献中部分章节段落的内容,进行精准学习,资源范围包括知识问答、百科全书、词典、手册、工具书等。此外,学术图片库等资源也可以成为研究学习的辅助工具。

3) 引文检索：通过引文检索可以揭示各种类型文献之间的相互引证关系,提供客观、准确、完整的引文索引数据。它不仅可以为科学研究提供新的交流模式,也可以作为一种有效的科研管理及统计分析工具。

(2) 检索方式

1) 单框检索：3 个检索单元均提供了类似搜索引擎的检索方式,在检索框中直接输入检索词,点击检索按钮进行检索。"文献检索"单元可选择字段有主题、关键词、篇名、全文、作者、单位、摘要、被引文献、中国分类号及文献来源等;"引文检索"入口可选择字段有被引主题、被引题名、被引关键词、被引摘要、被引作者、被引单位、被引文献来源等。

2) 高级检索：为用户提供了更灵活、更精准、更方便的检索方式,通过逻辑组配制定合理的检索策略。本节以"文献检索"单元的高级检索为例为大家介绍其使用方式。

检索步骤：

选取左侧的检索范围(文献分类目录)：选择一个或多个专辑或专题。选择页面上方的文献类型：文献(包括全部文献类型)、期刊、硕博论文、会议等。选择检索项(主题、篇名、作者、关键词等),输入相应的检索词。通过"+""-"来增加或减少检索条件,同时利用检索词的逻辑(并含、或含、不含)确定检索式。可选择限定作者、第一作者、作者单位。可选择限定出版时间、文献来源、支持基金等条件。点击"检索"按钮。

3) 专业检索：根据检索课题需求,按"字段名+检索词+逻辑关系"的格式输入检索框内,查找相应文献,平台提供了智能提示检索字段及检索词功能,便于用户掌握专业检索功能。逻辑算符为"NOT、AND、OR",按照从左至右的顺序进行运算,可以通过"( )"改变运算次序。可检索字段有：SU＝主题,TI＝题名,KY＝关键词,AB＝摘要,FT＝全文,AU＝作者,FI＝第一作者,AF＝作者单位,JN＝期刊名称,RF＝参考文献,RT＝更新时间,YE＝期刊年,FU＝基金,CLC＝中图分类号,SN＝ISSN,CN＝CN 号,CF＝被引频次,SI＝SCI 收录刊,EI＝EI 收录刊,HX＝核心期刊。

4) 作者发文检索：通过作者姓名、单位等信息,查找作者发表的全部文献。检索项包括：作者姓名、第一作者姓名、作者单位。

5) 句子检索：可在全文的同一段或同一句话中进行检索。同句指两个标点符号之间,同段指 5 句之内。通过点击"+""-"增加或减少逻辑检索行,在每个检索项后输入检索词,每个检索项之间可以进行 3 种逻辑关系组合：并且、或者、不包含。

6) 一框式检索：选择检索框上方的文献类型及检索字段,在检索框中输入检索词,点击检索按钮进行检索。可供选择字段有：全文、主题、篇名、作者、单位、关键词、摘要、参考文献、中图分类号、文献来源。

(二) 维普资讯中文期刊服务平台

1. 概况　　维普资讯中文期刊服务平台(https://www.cqvip.com)是中文科技期刊一站式检索并提供深度服务的平台,是一个由单纯提供原始文献服务过度延伸到提供深层次知识服务的整合服务系统。

维普资讯中文期刊服务平台是以中文科技期刊数据库为服务基础,以数据检索为应用基础,以数据挖掘与分析为特色,面向教、学、产、研等多场景应用的期刊大数据服务平台。截至 2023 年收录期刊 15 000 余种,核心期刊 1 900 余种,整合了《中国图书馆分类法》及教育部学科分类原则,包含 35 个一级学科及 457 个二级学科分类,年数据更新量 300 万篇,累计文献量 6 700 万篇。

2. 检索功能

(1) 一框式检索:平台默认使用一框式检索,用户在首页检索框中输入检索词,点击"检索"即可获得检索结果;还可以通过选择检索字段,输入检索词获得检索结果。平台支持题名或关键词、题名、关键词、文摘、作者、第一作者、作者简介、机构、基金、分类号、参考文献、栏目信息、刊名等 10 余个检索字段。维普资讯中文期刊服务平台一框式检索界面,如图 4-6 所示。

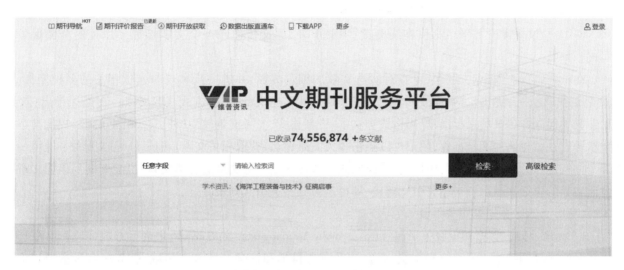

图 4-6　维普资讯中文期刊服务平台一框式检索界面

(2) 高级检索:平台为熟练用户和专业用户提供了更丰富的检索方式。用户可以运用布尔逻辑运算,进行多条件组配检索,一步获取最优检索结果。检索步骤:选择检索字段,输入检索词;根据需要,选择是否进行"中英文扩展"或"同义词扩展",同时选定检索的时间范围、期刊范围和学科范围;点击"检索"按钮,获取检索结果。

(3) 检索式检索:提供给专业级用户的检索功能。用户可以自行在检索框中书写布尔逻辑表达式进行检索,平台提供时间范围、期刊范围、学科范围等检索限定条件来控制检索命中的数据范围。

3. 检索结果服务功能　维普资讯中文期刊服务平台提供了基于检索结果的二次检索、分面聚类筛选、多种排序方式,方便用户快速找到目标文献。

(1) 二次检索:在已有检索结果的基础上,通过"在结果中检索"选定特定检索内容,或者通过"在结果中去除"摒弃特定检索内容,缩小检索范围,进一步精确检索结果。

(2) 聚类分析:平台提供基于检索结果的年份、所属学科、期刊收录、相关主题、期刊、发文作者和相关机构的分面聚类功能,各聚类项执行"AND"的检索逻辑,用户可以通过点击相关聚类项,进行结果的聚类筛选。

(3) 排序:平台提供相关度排序、被引量排序和时效性排序 3 种排序方式,用户可以从不同维度对检索结果进行梳理。

(4) 文献选择:平台提供已选文献集合的文献管理功能,用户可以对已勾选内容进行题录导出和计量分析。

（5）文献题录导出：平台支持文献题录信息的导出功能，支持的导出格式为文本、查新格式、参考文献、XML、NoteExpress、Refworks、EndNote、Note First、自定义导出、Excel 导出。用户可以勾选目标文献，点击"导出"后选择适当的导出格式实现此功能。

（6）引用分析：对单篇或多篇文献题录的参考文献和引证文献进行汇总分析，同样以查询结果的形式返回具体数据，帮助用户有效梳理所研究主题的来龙去脉。

（7）统计分析：提供对"检索结果"和"已选文献集合"的统计分析功能，分析文献集合的年份、发文作者、发文机构、发文期刊、发文领域等多维度的分布情况。

（8）查看视图切换：平台支持文摘、详细和列表 3 种文献查看方式，用户可以按需进行视图切换。

（9）文献题录查看：可以在题录列表中详细浏览文献题录信息，根据显示方式的不同，文献题录显示详略不一，主要有题名、作者、机构、来源和期次等。

（10）全文保障服务平台提供在线阅读、下载 PDF、原文传递、OA 全文链接等多途径的全文保障模式。

在检索结果页面，点击题名，可查看所选文献的细览界面，并进一步实现与文献相关的多种操作。① 全文获取：平台提供包括"在线阅读""下载 PDF""OA 全文链接"等方式获取文献。② 题录导出：文献细览界面同样提供题录导出，导出格式为文本、查新格式、参考文献等 10 种。③ 相关文献：提供与本文献研究领域相关的文献推荐，用户可以点击相关文献题名，获取相关文献信息。④ 引文脉络：厘清一篇文章从创作到利用的整个引用情况，既能回溯到该篇文章参考文献的参考文献，也能查询到该篇文章引证文献的引证文献。点击相关引文链接，即可定位到相关引文列表。

（三）万方数据知识服务平台

1. 概况　万方数据知识服务平台（https://www.wanfangdata.com.cn）是北京万方数据股份有限公司开发的大型网络版数据库检索系统，内容涉及自然科学和社会科学各个领域，服务内容包括期刊论文、学位论文、会议论文、标准、专利、成果、图书、方志、法规、OA 论文等 10 余类高品质主题文献。

万方数据知识服务平台主要资源如下。

（1）学位论文：收录 1980 年以来中文学位论文全文 370 余篇，年递增 32 万篇；学位授予单位近 900 家，外文学位论文收录始于 1983 年，累计收藏 60 万余册，年增量 6 万册。

（2）期刊论文：收录 1998 年以来中外文期刊 40 000 余种，其中中文期刊 11 000 余种，内容以核心期刊为主，内容涵盖基础科学、社会科学、经济财政、哲学政法、教科文艺、工业技术、农业科学、医药卫生八大类。

（3）会议论文：主要收录 1982 年以来的中外会议资源，专业范围涵盖自然科学、人文、社科、理学、经济、工业技术、文体教育、医学等各领域。

（4）专利：涵盖超过 1 亿条专利数据，范围覆盖十一国两组织专利，其中中国专利 1 500 余万条，收录时间始于 1985 年；外国专利 8 000 余万条，最早可追溯到 18 世纪 80 年代。

（5）成果：数据来源于自 1978 年以来，历年国家、各省（市）部委鉴定后上报科学技术部的科技成果及星火成果共计 90 余万项，每两月更新。成果范围有新技术、新产品、新工艺、新材料、新设计，涉及化工、机械、电子、能源、矿冶等十几个领域。

（6）标准：收录了中国标准、国际标准及各国标准等在内的 200 余万条记录。

（7）法规：目前数据量为 103 万余篇，涉及社会生活各个领域，包括 13 个基本数据库：国家法律库、行政法规库、司法解释库、部门规章库、地方性法规库、合同范本库、仲裁裁决库、国际条约库、裁判文书库、文书样式库、公报案例库、港澳台法律库、外国法律库。万方数据知识服务平台主页，如图 4－7所示。

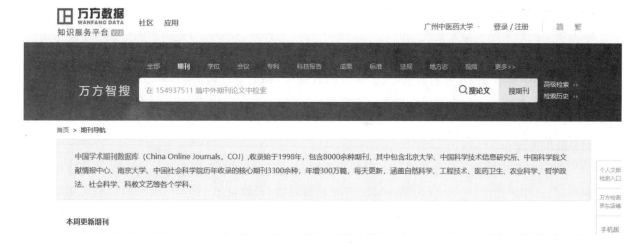

图4-7 万方数据知识服务平台主页

2. 检索功能

（1）一框式检索：平台首页的检索框为一框式检索的输入框，可实现多渠道多门类的资源检索和发现。对输入的检索词进行实体识别，更快捷地获取知识、学者、机构等科研实体的信息。

用户可在统一检索框选择检索字段（题名、关键词、摘要、作者和作者单位）进行限定检索；也可以直接输入检索式进行检索。例如，检索题名包含"阿司匹林"的文献，可做如下操作：（题名：阿司匹林）、（标题：阿司匹林）、（题目：阿司匹林）、（题：阿司匹林）、（篇名：阿司匹林）、（t：阿司匹林）、（title：阿司匹林）。

（2）文献类型检索：用户可以根据文献类型（期刊论文、学位论文、会议论文、专利、科技报告、地方志等）进行检索，选择检索框上面的文献类型，智搜将提供与文献类型对应的检索字段。

（3）高级检索：高级检索灵活组配，提供检索史查询，可以回溯检索结果。检索字段随所选文献类型不同而改变。

检索步骤：

1）选择文献类型（全部、期刊论文、学位论文、会议论文、专利、中外标准、科技成果、法律法规、科技报告、新方志等）。

2）选择检索字段（主题、篇名、作者、关键词等），输入检索词。

3）通过"+""-"来增加或减少检索条件，同时利用检索词的逻辑关系（与、或、非）确定检索式。

4）选择是否限定时间，是否智能检索（中英文扩展、主题词扩展）。

5）点击"检索"按钮。

（4）专业检索：专业检索是所有检索方式中比较复杂的一种，需要用户自己输入检索式并确保所输入的检索式语法正确，才能获取所需结果的检索方式。

检索式格式为"字段名称1：（检索词1）布尔逻辑运算符 字段名称2：（检索词2）"。

万方数据知识服务平台的专业检索有两个特色功能：一是"可检索字段"功能，为用户提供了每种文献类型的检索字段以便选择；二是"推荐检索词"功能，用户可以输入一些语句，点击"推荐检索词"，获得规范的检索词以解决对检索词不确定的问题。

（5）作者发文检索：通过作者、第一作者、作者单位等检索字段查找作者发表全部文献的检索方式。用户选择文献类型后，根据所选字段名称输入检索词，可选择文献时间范围，点击"检索"后获得检索结果。

（四）中国中医药数据库·检索系统

中国中医药数据库·检索系统（https://cintmed. cintcm. com/cintmed/）是由中国中医科学院中医药信息研究所1984年创建，数据库总数48个，数据总量120余万条，包括中医药期刊文献数据库、疾病诊疗数据库、各类中药数据库、方剂数据库、民族医药数据库、药品企业数据库、各类国家标准数据库等。可以通过中医药数据库·检索系统提供中文版联网使用，部分数据提供英文版，所有数据库可以获取光盘版。

主要数据库简介：

（1）中国中医药期刊文献数据库：是文献型数据库，涵盖中国国内出版的生物医学及其他相关期刊千余种，包含中医药学、针灸、气功、按摩、保健等方面的内容，收录了1949年以来的中医药文献题录近100余万篇，其中50%～70%附有文摘。采用美国国家医学图书馆的《医学主题词注释表》及中国中医研究院的《中国中医药学主题词表》进行规范的主题词标引，用以进行精确检索和扩展检索。

该库下设18个专题文献数据库：中药文献数据库、中药化学文献数据库、中药药理学文献数据库、中药不良反应和毒理学文献数据库、针灸文献数据库、肿瘤文献数据库、中医性疾病文献数据库、中医老年病文献数据库、中医名医经验数据库、中医临床诊疗文献数据库、中医临床试验文献数据库、中医药学历史文献数据库、中医药研究课题数据库、中医药学文摘数据库、艾滋病中药数据库、中医诊治骨折外伤文献数据库、中医疫病文献数据库、中医诊治褥疮文献数据库。数据库每季度更新一次，每年约增加文献6万篇。

（2）中国中药数据库：是事实型数据库，是全面介绍中药信息的参考工具型数据库。综合参考《中华人民共和国中国药典》（以下简称《中国药典》）及《中药大辞典》《中华药海》《中国药材学》《常用中药成分与药理手册》《中华本草》等权威工具书及专著收录中药约8 173种，并对每味中药进行了性味、归经、功效、主治、用法用量、产地、化学成分、药理作用、毒理学、药材基原、资源分布、栽培或养殖、采集加工、炮制方法、药材鉴别等多方面描述。

可通过中药的品名、汉语拼音名、英译名、拉丁名、功效、主治、产地、药理作用、化学成分、药材基原、毒理学、用法用量、服用禁忌等途径进行检索。

（3）中国中药药对数据库：是事实型数据库，收录中医临床常用药对917对。对每一药对分别介绍药对名称、性味、归经、功效、主治、作用分类、配伍机制、用法用量、临床应用、药对出处、各家论述、注意事项。可从药对名称、性味、归经、功效、主治、作用分类、药对出处等字段进行查询。

（4）中国中药化学成分数据库：是事实型数据库，全面介绍中药化学成分的工具型数据库。收录相关的中药化学成分27 593种，对每一种化学成分的品名、化学名、理化性质、化学结构、临床应用等方面进行了研究。可从品名、化学名称、英文名称、异名、理化性质、化学成分分类、用途分类、分子量、来源等字段进行查询。

（5）中国方剂数据库：是文献型数据库，全面介绍方剂信息，并提供有关方剂药味组成统计信息。收录了来自710余种古籍及现代文献中的古今中药方剂84 464首。并对每一方剂的不同名称、处方来源、药物组成、功效、主治、用药禁忌、药理作用、制备方法等方面信息分别介绍。

通过方名、别名、处方来源、药物组成、功效、主治、用药禁忌、药理作用等途径来查询所需的方剂。

（6）方剂现代应用数据库：是事实型数据库，主要介绍古今方剂及其现代应用和现代研究。数据库共收录源自《中国药典》《中华人民共和国卫生部药品标准·中药成方制剂》及期刊文献中的中药方剂9 651种。分别介绍了每一方剂的方剂名称、别名、处方来源、剂型、药物组成、加减、功效、主治、制备方法、用法用量、用药禁忌、不良反应、临床应用、药理作用、毒性试验、化学成分、理化性质、生产厂家、各家论述等内容。

通过方名、别名、剂型、药物组成、功效、主治、化学成分、生产厂家、临床应用等途径进行查询。

（7）中国国家基本药物数据库：是文献型数据库，全面介绍我国国家基本药物的参考工具型数据库。可通过药名、中西药分类、作用分类、英文名、汉语拼音、别名、药物组成、功效、主治等途径进行查询。

（8）有毒中药合理应用数据库：是文献型数据库，全面介绍相关有毒中药如何合理使用的参考工具型数据库，共有 102 条记录。可通过药物名称、基原、化学成分、炮制方法等途径进行查询。

（9）药物不良反应数据库：是文献型数据库，全面介绍中药、西药在治疗应用过程中出现的不良反应信息的参考工具型数据库，共有 1 362 条记录。可通过名称、英文名、别名、中西药分子式等进行查询。

（五）SciFinder Scholar 数据库

1. 概述　SciFinder Scholar（SFS）是美国化学学会（American Chemical Society，ACS）旗下的化学文摘服务社（Chentical Abstract Service，CAS）出版的《化学文摘》（*Chemical Abstract*）的在线版数据库，是目前全世界最大、最全面的化学文献数据库。《化学文摘》是化学和生命科学研究领域中不可或缺的参考和研究工具，也是化学资料量最大、最具权威的出版物。SciFinder Scholar 整合了 MEDLINE 医学数据库 200 多个国家的 10 000 多种期刊、63 家专利机构的全文专利资料、6 000 多万个化学物质记录和 CAS 注册号，以及《化学文摘》1907 年至今的所有内容。

SciFinder Scholar 涵盖的学科内容包括应用化学、化学工程、普通化学、物理学、生物学、生命科学、医学、聚合体学、材料学、地质学、食品科学和农学等诸多领域。

2. 使用　该数据库有 Explore、Locate 和 Browse 3 种检索方式。

（1）Explore 检索

1）研究主题检索：单击"Research Topic"（研究主题），在"Explore by Research Topic"（按研究主题检索）框中输入需要检索主题的单词或短语，单击"OK"（确定）。SciFinder Scholar 提供几个候选主题，选择合适主题，单击"Get References"（获取参考文献）可以检索全部参考文献。单击"显微镜图标"，可以查看完整的书目详情及相关参考文献的摘要。单击"Get Related"（获取相关信息）查看该参考文献的更多信息。

2）作者名检索：单击"Author Name"检索作者名。输入作者姓氏、名字，然后单击"OK"。SciFinder Scholar 会提供所需作者姓名的所有形式，包括缩写。单击"Get Reference"可以检索与这些名字有关的全部参考信息。单击"显微镜图标"可查看参考信息详情。

3）公司名称和研究机构检索：单击"Company Name/Oragnization"，进行公司或机构的检索。使用"Refine"工具，然后单击"Research Topic"，输入主题，单击"OK"可查找该机构是否对相关主题进行了研究。通过"Analyze"工具，进一步确定该组织中是否已有人拥有相关主题的专利。选择"Document Type"，单击"OK"，SciFinder Scholar 将提供与相关组织关联的所有文档类型。要查看专利参考信息详情，可选"Patent"，然后单击"Get Reference"，可以使用 SciFinder Scholar 选项，查看不同类型的参考文献。

4）反应式检索：使用结构绘图板绘制要查询的反应式。添加反应箭头，指定反应参与项的作用，然后单击"Get Reaction"（获取反应）。单击任何反应参与项，可获得该物质的更多详情。要确认该物质是否已经投入市场、购买地点、销售价格，请单击"Commericial Sources"（商业资源），可看到供应商列表。再单击"显微镜图标"，屏幕将提供有关供应商的详细信息，包括地址、电话、传真号码、电子邮件地址等信息。

5）化学结构检索：使用结构绘图窗口绘制、导入或粘贴要查找的化学结构，然后单击"Get

Substances"（获取化学物质），选择确切的匹配项或相关结构，点击"OK"。可以通过 CAS 注册号上方显示的任何按钮，查看相关物质的更多信息。SciFinder Scholar 将检索所有产品物质的候选反应。单击任何反应参与项，查看更多信息。如果选择"Reactions"（反应），含有附加选项的另一屏幕将显示。

选择"Substance Detail"（物质详情）将会接到反应参与项的 CAS 注册的记录。向下滚动，查看有计算和实验属性的列表。单击超级链接引用或记录号码，查看报告所显示实验属性的杂志参考内容。

6）分子式检索：使用结构绘图板绘制需查询的分子式，单击"Get Substances"（获取化学物质）或"Get Reaction"（获取反应），其检索方法与化学反应检索和化学结构检索相同。

（2）Locate 检索

1）期刊检索：单击"Bibliographic Information"，在文本输入框中输入作者名、刊名、出版年或文献标题，单击"OK"可进入需要浏览的期刊，点击"显微镜图标"查看书目详情和文献。

2）专利检索：单击"Document Identifier"进行专利号检索。在"Explore by Document I-dentifier"框中输入专利号，单击"OK"，可以检索到与专利号有关的参考信息。单击"显微镜图标"查看详情。

3）化学名称和 CAS 注册号检索：单击"Substance Identifier"（物质标识符），按化学名称或标识号进行检索。输入一个或者多个通用名称、物质别名或 CAS 注册号，然后单击"OK"，SciFinder Scholar 将检索与物质标识符相对应的 CAS 注册记录。单击"Get Reference"，查看相关参考文献。

使用 Locate 检索，若要进一步精确查找，单击"Remove Duplicate""Analyze/Refine"或"Get Related"等功能键，以获得较为精确的结果。

（3）Browse 检索：单击"Browse"，在期刊列表中选择需要的期刊，然后单击"View"，可以找到要浏览的期刊详情，再单击"Select Issue"，选择卷册、期刊号。点击"显微镜图标"，查看书目详情和文章摘要。

（六）BIOSIS Preview 数据库

基于 Web of Science 平台的美国生物学数据库 BIOSIS Preview 提供 1969 年以来的 650 多万篇文献，年更新 54 万条记录。数据每月更新。

1. BIOSIS Preview 数据库的主要字段　在以全记录（full record）格式显示的 BP 记录中，除了题名（title）、作者（author）、地址（address）、摘要（abstract）、来源（source）、语言（language）、文件类型（document type）、刊号/书号（ISSN/ISBN）等常用字段外，一般还包括以下字段。

（1）学科分类（major concepts）：文献所涉及的学科领域，如遗传学（genetics）、寄生虫学（parasitology）等。通过普通检索页面上的科学分类列表（major concept list）链接，可以见到按字顺分层排列的学科分类名称、含义及注释、相关参见等。

（2）学科分类代码/标题（concept code/heading）：学科分类代码是一个 5 位数的编码。每个代码对应某一个学科分类的某个方面，也称为学科分类标题（concept headings）如学科分类代码 14002 对应的学科分类标题为消化系统-解剖学（digestive syste-anatomy）。在检索页面点击相应的链接可查找按字顺排列的学科分类标题及对应的代码。

（3）生物分类数据（taxonomic data）：文献所涉及的生物分类，一般包括以下 4 种。

1）上位生物分类（super taxa）：是生物分类学中较高级别的生物分类名称，通常按照生物分类学中界、门、纲、目顺序排列。例如，乙型肝炎病毒（hepatitis B, HBV）的上位生物分类从下至上依次为：DNA 和 RNA 反转录病毒（DNA and RNA reverse transcribing viruses）、病毒（viruses）、微生物（microorganisms）。

2）主要生物类目（taxa notes）：生物体（包括微生物）所属的较宽泛的生物类目名称如 RNA 病毒（RNA virus）、人类（humans）。

3）生物分类器（organisms classifiers）：一般指生物体在生物分类学中所属的比较专指的"科"的名

称,以及 BIOSIS 编制的与之对应的生物分类代码(biosystematic code)。如果生物分类代码后有"＊"或"new",则表示是新发现的生物体。例如,HBV 的生物分类器及生物分类代码为 hepadnaviridae〔03301〕。

4)生物体名称(organisms name):生物体的正式名称或常用名。

(4)化学物质(chemical data):文献涉及的化学或生化物质的名称(chemical name)、CAS 登记号(CAS registry No.)及详细信息(detail)等。

(5)生物体器官及结构(parts and structures data):文献涉及的生物体器官名称(term)、器官系统(organ systems)及详细信息(detail)等。例如:liver、digestive system。

(6)疾病(disease data):文献涉及的疾病术语(term)、医学主题词(MeSH term)、疾病附属关系(disease affiliation,一般为疾病的上位词)及详细信息(detail)等。例如,seizure:seizures(MeSH):nervous system disease。

(7)基因名称(gene name data):文献涉及的基因名称(term)及详细信息(detail)等。

(8)序列数据(sequence data):文献涉及的序列信息,包括序列索取号(accession No.)、序列数据库(data bank,如 GenBank、EBML、DDBJ)及详细信息(detail)等。例如,AF047692:DDBJ,EMBL,GenBank:amino acid sequence,nucleotide sequence。

(9)方法和仪器(methods & equipment data):文献涉及的技术方法及仪器设备。例如,cloning:genetic techniques,laboratory techniques。

2. BIOSIS Preview 数据库的检索规则

(1)检索词不分大小写。

(2)可直接输入单词或短语,但不能包含标点符号。

(3)"-"默认为空格,如输入"IL 2"可检出"IL - 2""IL 2",输入"IL - 2"也可检出"IL - 2""IL 2",但均不能检出"IL2"。

(4)支持截词符"＊"和"?",其中"＊"表示"零"或"多个"字符,"?"表示"一个"字符。

(5)支持邻近算符 SAME 在邻近算符 SAME 默认状态下,输入两个检索词,系统作为词组进行检索。用 SAME 运算符,要求两个检索词必须出现在同一个句子里,但在句子中的顺序是任意的。使用邻近算符 SAME 能在扩大检索范围的同时,提高查准率。除了题名(title)和摘要(abstract)这两个字段外,邻近算符 SAME 所要求的"两个检索词出现在同一个句子(sentence)"在下列字段检索时则要求"两个检索词是一个分号(;)里的内容"。包括 organisms、major concepts、super taxa、taxa notes、parts、structures & systems of organisms、diseases、chemicals & biochemicals、registry numbers、sequence data、methods & equipment、alternate indexing、miscellaneous descriptors 等。

上述示例中,其中一个生物体是 human,对这个词的修饰词是 tanzanian、child、patient。如果要检索有关 tanzanian 儿童疟疾治疗方面的文献,可以用 SAME 写出检索式为:Topic:plasmodium falciparum and(child ＊ same tanzania ＊)。

(6)支持布尔逻辑运算符 AND、OR、NOT。运算符的优先顺序为:( )>SAME>NOT>AND>OR,当使用多个运算符时可用括号决定优先顺序,在一个检索提问中最多可使用 50 个运算符。

3. BIOSIS Preview 数据库的检索途径 ISI Web of Knowledge 检索平台提供了快速检索(quick search)、基本检索(general search)、高级检索(advanced search)3 种检索方式。其中,快速检索适用于简单课题的检索,直接输入检索词及其逻辑运算符"AND、OR、NOT"等即可进行组配检索,一次性最多可检索 50 个词或词组。高级检索适合于复杂课题的检索,其使用方法与 Web of Science 的高级检索相同。

(1)快速检索:快速检索可以检索文章题名、关键词、作者名及摘要。可以使用"AND、OR、NOT"等逻辑运算符连接词或者词组。一次可检索多达 50 个词或词组。

（2）基本检索（general search）步骤：在一个或多个检索字段中输入检索式；滚动到页面下部选择限制和／或排序选项；点击"Search"按钮开始检索。

输入检索式注意事项：

1）可使用通配符"＊"或截词符"？"查找前端一致的词或拼法不同的词，但需注意在主题（topic）字段中"＊"之前至少应有 3 个字母。如："Uro＊"允许，但"Ur＊"不允许。"？"代替一个字母。例如：输入"organi？ation＊"，命中结果包括 organization、organisation、organizational、organisational 等。

2）在同一检索字段，利用逻辑算符"AND、OR、NOT、SENT、SAME"将输入的词或词组结合起来以扩展或缩小检索范围；SENT 和 SAME 用来限定两个或多个检索词在同一个字段中检索。逻辑算符执行的先后顺序为：SAME＝SENT>NOT>AND>OR。

3）利用"（）"限定优先执行顺序。

4）如果在多个检索字段输入检索词，系统将默认按照 AND 关系执行。普通检索提供主题检索（topic）、著者检索（author）、来源出版物检索（source publication）、出版年份检索（publication year）、作者地址检索（address）、生物分类检索（taxonomic data）、主要概念检索（major concepts）、学科分类代码／标题检索（concept code/heading）、化学物质和生化物质检索（chemical and biochemical）、会议信息（meet-information）、标识码检索（identifying codes）共 11 个检索入口。

（3）高级检索（advanced search）：BIOSIS Preview 数据库的高级检索将逻辑组配功能和普通检索的功能集中在一起。高级检索通过对 23 个字段标识（field tags）进行逻辑组配实现复杂的检索。此外，在 BIOSIS Preview 数据库的高级检索页面上还提供作者索引（author index）、来源索引（source index）、生物体类别（organism classifiers）、主要概念（major concepts）和学科代码（concept code）等供用户检索时浏览选择检索词。

4. 检索的辅助索引（search aids）　在 author、source publication、taxonomic data、major concepts 和 concept code/heading 等检索字段中都提供了检索辅助工具，这些辅助工具在普通检索和高级检索页面均可使用。

5. BIOSIS Preview 数据库检索结果的处理　对于检索结果的处理，操作方式：排序（sort）、显示格式（display format）、二次检索、文献链接、全文链接、打印和存盘及分析（analyze）。

（1）存盘和打印可以对检索结果进行打印、发送电子邮件、保存到文件、导出到 reference software 和保存到 endnote web 这 5 种方式的处理。

（2）检索结果的分析（analyze results）　分析检索结果功能可按照以下字段对检索结果进行分析：author、assignee、concept code、major concept、super taxa、source title、publication year、document type 和 language。

（七）Embase 数据库

1. 概述　Embase（Excerpt Medica Database）（http://www.embase.com）是由荷兰爱思唯尔科学出版公司建立的 EM 的书目型数据库，以网络数据库的形式为用户提供。Embase 数据库中收录药物方面的文献量大，占 40% 左右，并设置了与药物有关的副主题词（连接词）17 个，与疾病有关的副主题词（连接词）14 个，2000 年又新增给药途径有关的副主题词（连接词）47 个，设了许多与药物有关的字段，如药物主题词字段（DR）、药物分类名称字段（EL）、药物商品名字段（TN）等。

2. 使用　进入 Embase 的主页可以看到 4 个检索选项：检索（search）、主题词检索（Emtree tool）、期刊检索（journals）、作者检索（authors）。

（1）检索（search）：Embase 数据库共提供 9 种检索途径：快速检索（quick search）、高级检索

（advanced search）、字段检索（field search）、药物检索（drug search）、疾病检索（disease search）、文章检索（article search）、Embase 主题词表（Emtree tool）、期刊检索（journals）、作者检索（authors）。

1）快速检索（quick search）：在检索框内输入检索词或词组进行检索,检索词组时需加单（双）引号。词序无关,且不分大小写。

2）高级检索（advanced search）：在高级检索界面,Embase 提供了 5 项扩展检索功能。

① Map to preferred terminology（with spell check）（与 Emtree 主题词匹配）：系统将检索词自动转换成 Emtree 主题词进行检索。② Also search as free text：以自由词在全部字段中进行检索。③ Include sub-terms/derivatives（explosion search）：利用 Emtree 主题词树状结构,对检索词与对应于 Emtree 主题词的同位词及下位词进行扩展检索。④ Search terms must be of major focus in articles found：基于主要 Emtree 药物或医学索引主题词字段,仅检索以检索词为重点内容的文章,提高相关性。⑤ Search also for synonyms,explosion on preferred terminology：既对检索词进行 Emtree 主题词匹配检索,又同时作为文本词在全部字段中进行检索。

高级检索中对检索结果提供了更多的限定条件,点击"More limits"可进行循证医学、文献类型、学科、语种、性别、年龄、是否带有分子序列号、动物研究类型等限定。同时可以检索自特定日期以来新增的记录。

3）字段检索（field search）：在检索框内输入检索词,再选取一个或多个字段进行检索。Embase 提供了 23 个可供检索字段,如期刊缩写名称（ta）、期刊名称（jt）、摘要（ab）、作者名称（au）、文章题目（ti）和 ISSN（is）等。

4）药物检索（drug search）：在检索框内输入药物名称,Embase 提供了 2 项扩展检索功能。还可以检索以某药物为研究重点的文献。Embase 还提供了药物专题检索和用药方式的检索。

5）疾病检索（disease search）：在检索框内输入疾病的名称,可以检索以某疾病为研究重点的文献,Embase 还提供了 14 种疾病的副主题词（disease subheadings）。

6）文章检索（article search）：在作者（姓在前,名的缩写在后）、期刊名称、期刊缩写名称、ISSN、期刊卷期及文章首页数等检索字段中输入检索词,然后点击"Search",即可检索需要的文献。

7）Embase 主题词表（Emtree tool）：Emtree 是对生物医学文献进行主题分析、标引和检索时使用的权威性词表。点击页面"Emtree tool"栏目后,用户可以直接输入 Emtree 主题词进行术语查找,按字母顺序浏览查找,或通过分面来浏览。层层点击所需浏览的主题词,显示该主题词的树状分支结构及同义词,最终结束于最小的不再分的主题词。

8）期刊检索（journals）：提供 3 种浏览方式：按期刊名的字顺浏览（browse journal）、按学科主题浏览（journals by topic）、按出版商信息（publisher info）浏览期刊。

9）作者检索（authors）：根据作者的名称来查找该作者的文献,在检索框内输入作者名称,姓在前,名的缩写在后,如 Smith J,点击"Find",会列出以这些字母开头的一览表,然后可选取欲检索的作者名称。

（2）检索算符

1）布尔逻辑运算符：NOT、AND、OR。

2）通配符：多字符通配符" * ",代表零个或若干个字符。单字符通配符"?",代表一个字符。可在一个单词中或在其末尾使用。此功能最适合于检索英式及美式等不同拼法的检索词。

3）相邻检索算符" * n",表示两个检索词之间可间隔数词。

（3）检索结果处理

1）检索历史：在检索结果页面显示检索历史,包括检索式、结果数和数据分析工具。检索式可以进行编辑、打印、发送至 E-mail 邮箱或直接输出,也可以保存或删除检索式,设置电子通告(必须是注册用户),检索式之间还可以运用"AND、OR、NOT"进行组合检索。

2)检索结果的浏览:Embase 的检索结果记录可按检索结果的相关性或出版年限来排序。可选定4 种不同的显示格式:显示题录信息、题录+文摘、简短记录、详细记录。

3)检索结果的输出:标记需要的记录,点击"View",可显示标记记录的信息。标记的记录可以进行打印、输出、发送 E-mail、原文订购、粘贴至剪贴板等处理。对标有全文链接的记录,可以点击"Embase Full Text from CrossRef"来获取全文。

4)Embase 个性化服务:首先注册一个账号,然后进行个性化服务。用已注册的用户名及密码登录后,可以在检索结果页面的检索历史中保存检索策略、删除检索策略、创建检索结果更新的电子通告。

(八)PubMed

1. 概述　PubMed(http://www.ncbi.nlm.nih.gov/pubmed)是由美国国家医学图书馆(National Library of Medicine,NLM)下属国家生物技检索系统。其前身是由美国国家医学图书馆于 1879 年创刊的美国《医学索引》(Index Medicus,IM),美国国家生物技术信息中心于 1971 年推出 MEDLINE Plus 联机数据库、1983 年推出 MEDLINE 光盘数据库、1997 年 6 月开始通过互联网向全球用户免费开放使用。

PubMed 作为一个主要提供生物医学方面的论文及摘要的数据库,收录了 MEDLINE 数据库和部分在线生物医学期刊和图书,内容涉及基础医学、临床医学、口腔医学、护理学、兽医学、药理和药剂学、卫生管理及医学信息学等领域。所包含文献可追溯到 20 世纪 50 年代,并且数据每日更新。

2. 检索方法　PubMed 有 4 个功能分区:检索区、使用帮助、常用工具和更多服务。PubMed 的检索途径包括基本检索(search)、高级检索(advanced search)、主题词检索(MeSH database)、限定检索(limits search)、特定文献匹配查找(citation matcher)、临床查询(clinical queries)和专题查询(topic-specific queries)等,上述各种检索途径可通过主页上的链接进入。

(1)基本检索:提供了 PubMed 的基本检索功能,即在检索输入框中,用户可以直接输入任何具有实际意义的检索词,如主题词、自由词、著者、刊名等。

(2)高级检索:在 PubMed 的主界面,点击"Advanced Search"按钮,可以进入高级检索界面,高级检索界面主要由 PubMed 高级检索构造区(PubMed advanced search builder)、检索构造区(builder)和检索历史区(history)组成。高级检索为用户提供更为准确、高效的检索功能。

(3)主题词检索:是指通过《医学主题词表》提供的词汇进行检索。《医学主题词表》是美国国家医学图书馆用于标引文献的主题词表,能帮助读者优化检索策略,达到更佳检索效果,是 PubMed 数据库的一个特色检索功能。通过 MeSH database 检索可以帮助用户查询该词表的主题词,用户通过检索可以从自由词或款目词引至 MeSH,可看到主题词的学科定位和历史注释等。还可以组配副主题词、选择上位词或下位词进行常规检索、加权检索和非扩展检索,对文献进行更准确的定位。PubMed 平台提供了两种进入主题词检索界面的方式:一是在 PubMed 数据库平台主界面的检索区,从系统提供的下拉菜单中选择"MeSH Database",进入主题词检索功能;二是在 PubMed 平台主界面右下方的"More Resources"中点击"MeSH Database"进入主题词检索功能。

(4)限定检索:PubMed 限定检索是对原有的检索结果的进一步限定,使其缩小检索范围,从而达到精确检索的结果的目。限制条件选择位于检索结果页面的左侧,通过系统提供的过滤条件来实现检索结果的筛选功能。要注意的是,使用系统的限定检索功能后,检索新课题时需将之前的限定条件进行清除,否则用户已经选择的限定条件会继续保留。用户只要点击检索结果页面左下方的"Clear all"按钮,就可以清除之前选中的所有限定条件。点击"Show additional filters"会显示出其他的相关限定条件。

(5)其他检索方式:在 PubMed 主界面的"PubMed Tools"中还提供了单引文匹配器(single citation matcher）、批量引文匹配器（batch citation matcher）、临床查询（clinical queries）和专题查询（topic-specific queries）等辅助检索工具。

（九）Web of Science 数据库

Web of Science（WOS，曾名 Web of Knowledge）是 Clarivate Analytics（科睿唯安，原汤森路透知识产权与科技事业部）开发的信息服务平台，支持自然科学、社会科学、艺术与人文学科的文献检索，数据来源于期刊、图书、专利、会议录、网络资源（包括免费开放资源）等。该平台整合的书目数据库有 Web of Science 核心合集、现刊目次库（Current Contents Connect）、德温特专利索引（Derwent Innovations Index）、生物学文献（BIOSIS Previews）、科技电子在线图书馆（MEDLINE、SciELO Citation Index）、中国科学引文数据库等，其中 Web of Science 核心合集、德温特专利索引、中国科学引文数据库有引文检索功能。分析工具有期刊引证报告（Journal Citation Reports，JCR）和基本科学指标（Essential Science Indicators，ESI）。

用户可以同时对该平台上已订购的所有数据库进行跨库检索或选择其中的某个数据库进行单库检索，平台具有引文检索、定题快讯服务、引文跟踪服务、创建引文报告、检索结果分析、检索结果提炼、期刊影响因子查询、期刊定制和个人文献管理等功能。

Web of Science 中影响力最大的数据库是 Web of Science 核心合集，由 4 个期刊引文数据库、2 个图书引文数据库、2 个会议引文数据库和 2 个化学数据库组成。总计拥有超过 33 000 种来自各个研究领域的学术期刊、8 万多种图书及会议录上的文献信息。

检索方法和技巧：Web of Science 核心合集提供基本检索、被引参考文献检索、高级检索、作者检索和化学结构检索等多种检索方法。其中除被引参考文献检索这种特定文献被引情况检索方法外，其余检索方法都属于常规的检索方法。首先，输入网址：http://www.webofknowledge.com 访问 Web of Science 平台，在 Web of Science 页面点击"选择数据库"右侧的下拉菜单，则可以看到所有可供检索的数据库，点击"Web of Science 核心合集"链接即可进入检索主页。

（十）EBSCO 全文数据库

1. 概述　EBSCO 公司是专门经营纸质期刊、电子期刊发行和电子文献数据库出版发行业务的集团公司。

EBSCO 全文数据库（http://search.ebscohost.com/）是 EBSCO 公司提供的学术信息、商业信息网络版数据库。目前包括 ASP、BSP、ERIC、EBSCO-Online、Professional Development Collection 等 11 个专题数据库，数据库将二次文献与一次文献捆绑在一起，为最终用户提供文献获取一体化服务。

学术期刊数据库（Academic Source Premier，ASP）：收录涉及数学、物理、化学、生物科学、工程、社会科学、教育、艺术、语言学、妇女研究及医药学等 50 余个学科，提供了近 4 700 种出版物全文，其中包括 3 600 多种同行评审期刊，SCI&SSCI 收录的核心期刊为 993 种（全文有 350 种）。它为 100 多种期刊提供了可追溯至 1975 年或更早年代的 PDF 过期案卷，并提供了 1 000 多个题名的可检索参考文献。此数据库通过 EBSCO 主页每日进行更新。

MEDLINE：是美国国家医学图书馆制作的医学文献数据库。收录 4 800 余种现刊的索引和摘要，包含 Index Medicus、International Nursing Index、Index to Dental Literature、PREMEDLINE、AIDSLINE、BIOETHICSLINE 和 HeahhSTAR。提供 1 150 种期刊的全文。主题词检索。EBSCO 主页的 Premier 版数据库用户可通过 MEDLINE 连接到。

2. 使用　点击数据库链接，可直接进入该数据库检索界面。如要跨库检索，可在页面上点击"选择数据库"标签，进入选库界面，复选后重新进入检索。

（十一）ScienceDirect 全文数据库

1. 概述　爱思唯尔科学出版公司是世界著名的出版公司，已有 100 多年的历史。除了出版图书外,还是当今世界最大的学术期刊出版商,内容涉及生命科学、物理、医学、工程技术及社会科学,其中大部分期刊是被 SCI、SSCI、EI 收录的核心期刊。

ScienceDirect(http://www.sciencedirect.com)是爱思唯尔出版公司的学术期刊网络数据库,是全球最著名的科技医学全文数据库之一,其直观友好的使用界面,使研究人员可以迅速链接到爱思唯尔出版公司丰富的电子资源,包括期刊全文、单行本电子书、参考工具书、手册及图书系列等。涉及四大学科领域:物理学与工程、生命科学、健康科学、社会科学与人文科学,用户可在线访问 24 个学科 2 200 多种期刊、数千种图书,查看 900 多万篇全文文献。其中 SCI、SSCI 收录期刊 1 221 种,EI 收录期刊 515 种,社科类期刊数量为 255 种(SCI、SSCI 收录期刊 152 种)、科技类期刊数量 1 302 种(SCI 收录期刊 1 069 种),是科研人员的重要信息源。

2. 使用　用户可以通过分类浏览、快速检索、高级检索等多种途径进行检索。

用户可以在系统的首页按照学科分类浏览期刊,浏览期刊界面也是系统的分类浏览:默认检索界面。系统提供按字顺和按学科分类排列的期刊目录,从中选中刊名后,单击刊名,进入该刊所有卷期的列表,进而逐期浏览。单击目次页页面右侧的期刊封面图标,可连接到爱思唯尔出版公司网站上该期刊的主页。浏览的任何界面上方设有一个快速检索区,系统允许快速检索。在某一学科的期刊目录页面上方,系统允许按单学科快速检索。在某一期刊目次页面上方,系统允许按单一刊物快速检索。

(十二) SpringerLink 数据库

SpringerLink 是德国施普林格(Springer-Verlag)开发的在线科学、技术和医学领域学术资源平台。

1. 资源概况　SpringerLink 收录了自然科学、社会科学、医学及建筑等多个学科领域,近 3 600 种科技期刊和 28 万余种科技图书,以及丛书、指南、参考作品等类型的文献。

2. 检索途径与方法　SpringerLink 提供的检索方式简单、易用,主要包括浏览和检索两种方式。该系统还提供限定检索,方便查检者缩小检索范围。

(1) 浏览:查检者可通过 SpringerLink 提供的 24 个学科主题进行浏览,或者按照"文献""图书章节""参考工具书""操作指南"等文献资源类型浏览。点击相应的类目即可出现所需学科或所需文献类型的出版物。

(2) 检索

1) 简单检索:是 SpringerLink 默认的检索途径。查检者可输入相应的检索词或检索表达式执行检索。

2) 高级检索:支持多检索框检索,各检索框之间的逻辑关系为逻辑"与",其中"with all of the words"表示输入的两个检索词是逻辑"与"的关系,"with the exact phrase"表示强制短语检索,"with at least one of the words"表示输入的两个检索词是逻辑"或"的关系。

3. 检索结果的处理　查检者如果使用浏览功能,在检索结果页面,系统提供资源类型、子学科、语种等筛选条件供用户使用。查检者如果使用检索功能,检索结果页面则列出检索信息和检出文献数。系统提供内容类型、学科、子学科、语种进行分类,命中文献可按相关度、出版时间进行排序。题录下方提供"Download PDF"和"View Article"的链接。

(十三) Ovid 数据库

Ovid 隶属于威科(Wolters Kluwer)集团,提供医学、生命科学、自然科学及社会科学等学科领域的电子图书、全文期刊和书目信息等 300 余个数据库的在线服务。

1. 资源概况　Ovid 资源包括 Ovid 全文期刊库(Journals@ Ovid Full Text)、Ovid 的电子图书库(Books@ Ovid)、Ovid MEDLINE、Ovid 的循证医学数据库(Ovid EBM Reviews)、Embase、BIOSIS Previews 等生物医学相关数据库。其中 Ovid 全文期刊库收录了 60 余个出版商出版的 1 000 余种科技和医学期刊全文,包括世界知名医学出版公司利平科特·威廉斯·威尔金斯[Lippincott, Williams & Wilkins

（LWW）］出版的 246 种医学期刊。

2. **检索途径与方法** 以 Ovid 全文期刊库为例，系统为用户提供了基本检索（basic search）、引文检索（find citation）、字段限定检索（search fields）、高级检索（advanced search）、多字段检索（multi field search）及期刊浏览（journals）6 种检索和浏览途径，系统还有限定检索（limits）功能。

基本检索默认将检索词在篇名、文摘、全文、图表说明中检索，系统提供检索相关词功能；引文检索通过文献篇名、刊名、出版年、卷、期、首页页码、DOI 等来查询特定文献；字段限定检索为用户提供摘要、作者、文献类型、机构、刊名等 27 个字段，输入检索词并选择字段后进行检索；高级检索提供关键词、作者、篇名及期刊名称的检索；多字段检索提供多个检索行的逻辑组配检索，每个检索行可输入检索词并限制检索字段；期刊浏览提供按刊名首字母顺序浏览和学科分类浏览两种方式。

3. **检索结果的处理** 检索结果页面显示检索词（包括相关词）和检索结果数。检索结果上侧有检索历史，默认显示最近的 4 条检索历史，点击"Expand"可查看所有检索历史，对检索历史可以选择"AND""OR"两个逻辑运算进行二次检索。在检索结果的题录下方有"Article as PDF"链接可查看和下载全文，题录右侧有"Find Similar"可查找相似文献，"Find Citing Articles"可查找引用文献。

第三节　数字图书馆资源

一、数字图书馆简介

数字图书馆是用数字技术处理和存储各种图文并茂文献的图书馆，实质上是一种多媒体制作的分布式信息系统。它把各种不同载体、不同地理位置的信息资源用数字技术存贮，以便于跨越区域、面向对象的网络查询和传播。它涉及信息资源加工、存储、检索、传输和利用的全过程。数字图书馆是虚拟的、没有围墙的图书馆，是基于网络环境下共建共享的可扩展的知识网络系统，是超大规模的、分布式的、便于使用的、没有时空限制的、可以实现跨库无缝链接与智能检索的知识中心。

数字图书馆具有与传统图书馆不同的功能和特征，在馆藏建设、读者服务等方面都有了新的发展。数字图书馆以网络和高性能计算机为环境，向读者和用户提供比传统图书馆更为广泛、更为先进、更为方便的服务，从根本上改变了人们获取信息、使用信息的方法，较之传统图书馆具有很大的优势。

从文献存贮上看，传统图书馆的馆藏载体主要是纸质文献，与之相比数字图书馆对藏书建设的影响，首先表现在图书馆"馆藏"的含义已被扩展，不仅包括不同的信息格式（如磁盘、光盘、磁带等），还包括不同的信息类型（如书目信息、全文信息、图像、音频、视频等），因而使得数字图书馆将不再受制于物理空间，它们所能收藏的书刊等资料的数量也将没有空间制约。

从检索方式上看，用传统的检索方法，读者往往要在众多的卡片前花费不少时间，颇使借阅者感到不便，查全率和查准率都难以提高。

从信息的传递速度上看，传统图书馆位置固定，读者往往将大量的时间花费在去图书馆的路上。数字图书馆则可以利用互联网迅速传递信息，读者只要登录网站，轻点鼠标，即使和图书馆所在地相隔千山万水，也可以在几秒钟内看到自己想要查阅的信息，这种便捷是以往的图书馆所不能比拟的。

二、数字图书馆使用

（一）中国国家数字图书馆

中国国家数字图书馆（https://www.nlc.cn）隶属于中国国家图书馆，中国国家图书馆馆藏宏富，古今中外，集精撷萃。馆藏文献超过 3 500 万册，并以每年百万册的速度增长，馆藏总量位居世界国家图书馆第七位,中文文献收藏量位居世界第一,外文文献收藏量位居国内首位。中国国家图书馆建成了中国最大的数字文献资源库和服务基地,数字资源总量超过 1 000 TB,并以每年 100 TB 速度增长。

中国国家数字图书馆工程于 1997 年正式开始启动,经过多年建设,中国国家数字图书馆已经成为一个开放性的,为公众提供个性化、多样化全媒体数字图书馆服务的数字图书馆服务体系。汇聚了国家图书馆自建资源、商购资源及与地方图书馆联合建设和合作建设的资源,内容涵盖图书、古籍、论文、期刊、音视频、少儿资源等。网站不仅提供数字化资源的在线阅读(播放)服务,还提供特色资源检索、文津搜索、OPAC 检索三大检索的一站式访问,此外,还为读者提供了各类专题资源、活动资源、读者指南等服务入口。资源内容有序、规模海量,多种媒体服务、平台高度共享,是一个知识中心和信息服务基地。

读者可以通过办理读者卡、网络实名认证和网络非实名认证等方式访问中国国家数字图书馆,不同读者所能访问的资源有所不同。读者卡读者可以访问自建特色资源库 49 个和商业购买数据库 133 个,网络实名认证读者可以访问自建特色资源库 49 个和商业购买数据库 67 个,网络非实名读者可以访问自建特色资源库 49 个和商业购买数据库 7 个。

（二）国家科技图书文献中心

国家科技图书文献中心(NSTL,https://www.nstl.gov.cn)是经国务院批准,于 2000 年 6 月 12 日成立的一个基于网络环境的科技文献信息服务机构,成员单位包括中国科学院文献情报中心、中国科学技术信息研究所、机械工业信息研究院、冶金工业信息标准研究院、中国化工信息中心、中国农业科学院农业信息研究所、中国医学科学院医学信息研究所、中国标准化研究院国家标准馆和中国计量科学研究院文献馆。采集、收藏和开发理、工、农、医各学科领域的科技文献资源,面向全国开展科技文献信息服务。

国家科技图书文献中心拥有丰富的科技类外文文献资源,截至目前,已经收录了期刊文献、会议文献、学位论文、科技文献、专利、标准和计量规程等多种文献资源,有超过 1 亿条文摘或题录。网络版全文文献资源包括国家科技图书文献中心订购的国外网络版期刊、国家科技图书文献中心与中国科学院及高等教育文献保障系统等单位联合购买的国外网络版期刊和中文电子图书、网上开放获取期刊、国家科技图书文献中心拟订购网络版期刊的试用、国家科技图书文献中心研究报告等。国家科技图书文献中心组织了大量互联网免费获取的全文文献,供全国用户使用。

（三）高等教育文献保障系统

高等教育文献保障系统(China Academic Library & Information System, CALIS)是教育部“九五”“十五”和三期“211 工程”中投资建设的面向所有高校图书馆的公共服务基础设施,通过构建基于互联网的“共建共享”云服务平台——中国高等教育数字图书馆,制定图书馆协同工作的相关技术标准和协作工作流程,培训图书馆专业馆员,为各成员馆提供各类应用系统等,支撑着高校成员馆间的文献、数据、设备、软件、知识、人员等多层次共享,已成为高校图书馆基础业务不可或缺的公共服务基础平台,并担负着促进高校图书馆整体发展的重任。

高等教育文献保障系统服务内容包含馆际借阅(返还式),提供各成员馆收藏的中文书刊和部分外文书刊的纸质及电子版的馆际互借服务;文献传递(非返还式),提供各成员馆收藏的期刊论文、学位论文、会议论文、科技报告、专利文献、可利用的电子全文数据库等;特种文献包括古籍、缩微品、视听资料等文献,但是否提供服务,由各服务馆根据各馆情况自行制定。

（四）超星数字图书馆平台

超星数字图书馆平台成立于 1993 年,是国家 863 计划中国数字图书馆示范工程,由中国国家图书馆联合国内数十家地方图书馆和高校图书馆及出版社共同组建,2000 年 1 月,在互联网上正式开通,由北京世纪超星信息技术发展有限责任公司投资兴建,是目前世界上最大的中文在线数字图书馆之一。

超星数字图书馆平台提供数十万册电子图书资源的在线阅读,图书种类涵盖了《中国图书馆分类法》中的22大类,包括经济、法律、语言与文学、艺术、历史、地理、自然科学、工业技术、医药卫生、天文和地理学、环境与安全等方面的图书,全文总量4亿余页,数据总量3万GB,有大量免费电子图书,并且每天在不断增加与更新。

（五）读秀学术搜索与百链学术搜索

1. 读秀学术搜索（https://www.duxiu.com）　是由海量图书、期刊、报纸、会议论文、学位论文等文献资源组成的庞大的知识系统,是一个可以对文献资源及其全文内容进行深度检索,并且提供原文传送服务的平台。读秀现收录600多万种中文图书题录信息,300多万种中文图书原文,可搜索的信息量超过16亿页,为读者提供深入到图书内容的全文检索。

2. 百链学术搜索（https://www.blyun.com）　是对读秀学术搜索资源的补充,通过百链学术搜索,可以一次性检索到全国图书馆所购买的410个商业数据库的全部资源。目前百链学术搜索与读秀学术搜索实现一站式检索。

检索方法：

（1）快速检索：选择文献类型,根据检索框下方提供的字段在检索框内输入检索词（如选择"知识",可直接输入检索词）。最后点击"中文搜索"搜索中文文献,或点击"外文搜索"搜索外文文献。

（2）高级检索：点击首页检索框右侧的"高级搜索"链接进入高级搜索页面。用户根据需要选择文献类型,完成一个或多个检索项的填写,还可以对检索结果显示的条数进行选择。最后点击"高级搜索"按钮。

（3）专业检索：用户可在高级检索界面转换到"专业搜索"页面。读秀学术搜索专业检索根据所选文献类型提供相应的检索字段。

第四节　常用药学网站

我国互联网的应用世界领先

随着互联网的飞速发展,给人们的生产和生活带来了巨大的改变,同时人们对于信息的获取和传播方式也发生了转变,希望花费较少的时间便可以获得所需信息,这种变化对人们获取信息和处理信息的能力提出了新的需求。进入21世纪以来,我国在量子通信、5G网络通信、移动支付、电子商务等技术和服务领域,取得了巨大的成就,已处于世界领先地位。

思　考　题

第四章授课PPT

1. 什么是搜索引擎及搜索引擎有哪几种类型？

2. 试比较中文全文数据库中国知网、万方知识服务平台及维普中文期刊服务平台的检索方式异同、特点和优势。

第五章
文献检索与科研创新

第一节　文献管理与利用

文献管理可帮助文献资料的收集、整理、维护、跟踪及利用等,可为研究和工作提供支持和指导,提高工作效率和研究质量。本节首先介绍文献管理的几种场景与文献管理软件,特别是 Zotero 的使用;接着,列举文献利用的场景,以及如何有效利用文献。

一、文献的管理

文献管理(literature management)是指对已有文献进行整理分类、存储、检索和维护,以方便用户进行文献利用的系统性工作。通过文献管理可以使得科研工作变得井井有条,不仅对前期文献的查阅和整合有帮助,还能给后期论文撰写引用打下基础,对于研究的思路设计与梳理也大有裨益。

（一）文献管理概述

1. 整理分类　对于已有文献进行整理,包括按照期刊、论文、报告、参考书等进行分类,以方便存储和检索,这就是文献管理中的"整理分类"这一步骤。但是,对于研究前期准备工作中已经阅读和下载好的文献资料,单纯地使用文件夹集中放置起来并不方便,难以进行笔记标注及分门别类,所以要善于借助专业的文献管理软件。

2. 存储　选择合适的数据库进行文献存储,要确保存储的文献格式规范、完整,以及数据安全性,这是文献管理中的"存储"这一步骤。统一的存储格式不仅使后续文献调阅时方便快捷,还使论文撰写时引用起来更加顺畅。

3. 检索　建立检索体系,包括检索词汇、检索工具、检索方法等,以提高文献检索的准确性和效率,这是文献管理中的"检索"这一步骤。建立起个人定制化的检索体系在后续的研究中意义不容小觑,不仅省去了在开放数据库中大海捞针的工作量,而且使得个人文献库、自定义题录更加专业化,具有研究针对性。

4. 维护　定期对已有文献进行审查和更新,保证文献资源的及时性和完整性,同时进行备份以防数据的丢失,这就是文献管理中的"维护"这一步骤。文献分类储存,定制化收录并不是文献管理的终点,由于现代信息学、计算机迅猛发展,文献资料的更新迭代非常快,所以还得给个人收录的文献做定期的维护。同时在研究工作中,紧紧跟随研究热点及最新发现是极其关键的科研必修课。

（二）文献管理软件

文献管理软件的基本功能有整理分类、存储、检索和维护等。例如,资源整合与文献数据收集,题录、全文、笔记等文献管理,期刊论文、开题报告与项目书等 Word 模板,Word 中文献引用管理,在线投稿。常用的文献管理软件有 EndNote、NoteExpress、E-Study 及开源软件 Zotero。

1. EndNote　整合 Web of Science、PubMed、Ovid、The Library of Congress 等多种数据库资源进行在线搜索,支持书目、图像、PDF 文件等多种文献类型的存储,对存储的记录进行查找、编辑、排序、统计、查重、添加笔记、管理全文多种格式类型的文献、链接转换、数据库输出及合并数据库等操作,提供多种刊物的论文模板,在 Word 文档中自动生成引用标记和规范参考文献格式,需要购买使用。

2. NoteExpress　具备手工录入、本地文件导入和在线检索等文献数据收集方式,具有分类、排序、查重、编辑、统计、标识文献重要程度及导入、导出等题录信息管理功能,提供 Word 插件辅助论文撰写中的参考文献管理,其功能涵盖了知识采集、管理、应用、挖掘等知识管理的所有环节,需要购买使用。

3. E-Study　知网研学 E-Study 是集文献检索、下载、管理、笔记、写作、投稿于一体的文献管理软件。支持多类型文件的分类、阅读、管理,可快速检索其内嵌的 CNKI、PubMed、IEEExplore、CrossRef、ScienceDirect、Springer、百度文库、Semantic Scholar 多个中英文数据库与添加文献,支持导入 Endnote、NoteExpress、RIS、BibTex 等多种格式的题录,支持添加本地文献/文件夹,支持订阅期刊、RSS、学科、主题,支持题录信息智能提取,支持划词检索、标注、同一窗口对比研读两篇文献等深度学习与笔记管理,支持 Word 写作与排版、在线投稿与云同步等。

4. Zotero　是一个开源免费与易使用的工具,可进行文献的收集、组织、注释、引用和分享。Zotero 支持条目(题录)的自动提取、存储与格式化及对其组织、标记和搜索管理,支持以"生成时间轴"方式可视化条目、关键词过滤、高亮显示、设置时间跨度等功能,支持以"生成条目报告"方式报告条目的元数据、标签、笔记、附件名(文献标题结构)、关联文献名等,支持以"群组文库"方式协同分享与编辑文献,支持 3 种方式的高级检索:标题、创作者、年份,所有字段和标签,所有内容。支持多设备文献同步,尤其支持第三方插件以丰富与增强软件功能。

（三）Zotero

Zotero 安装、配置及使用,将介绍安装适用于 Windows 系统的 Zotero 6.0.26 版本,其与 Edge 浏览器的连接器 Zotero Connector,文件存储配置和文件同步配置,文件夹和文件管理器 ZotFile 插件,以及使用示例。

（1）Zotero 安装:在官网 https://www.zotero.org/download,下载 Zotero 6 版本与注册用户。安装 Zotero 时,一般各选项为默认设置,但建议选择安装类型"Custom"和安装目录"D:\ProgramFilesX86\Zotero\"。

（2）Zotero Connector 安装:在 Zotero 软件中选择"工具→安装浏览器扩展",在打开网页中选择"Install Edge Connector",安装后浏览器的地址栏右侧会出现图标"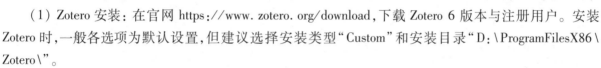"(图标颜色是灰色),即为保存到 Zotero,点击该图标,可将当前网页或当前网页显示文献(具有数据库权限)保存到 Zotero,支持选择"分类"管理。

（3）Zotero 本地文件存储配置:选择"编辑→首选项→高级→文件和文件夹→数据存储位置→自定义"。例如"D:\ProgramFilesData\Zotero",在该文件夹下生成 locate(包含配置检索工具的 engines.json)、storage(存放条目数据及文献)、styles(参考文献格式规范)、translators(采集各数据库文献的元数据的代码)等文件夹。但是,storage 下的文件夹名称都是十六进制,不便于日常使用,后续可以通过安装 ZotFile 插件以解决上述问题。

（4）Zotero 数据与文件同步:在 Zotero 官网注册用户后,选择"编辑→首选项→同步",可设置用户基本数据同步,但 Zotero 只免费提供 300 MB 文件同步空间。因此,可配置第三方云盘,如坚果云(https://www.jianguoyun.com/),注册用户并登录后,选择"账户信息→安全选项→第三方应用管理→添加应用",填写名称,如"Zotero",并点击"生成密码"按钮,服务器地址"https://dav.jianguoyun.com/dav/"。然后在 Zotero 中选择"编辑→首选项→同步→设置→文件同步→WebDAV",填写服务器地址、坚果云的用户名及刚才生成的第三方应用密码。

（5）ZotFile 插件:安装、配置和使用。

1）ZotFile 安装:第一,在 https://www.zotero.org/support/plugins 页面的 Attachment File

Management 栏目下,点击"ZotFile"链接,在 http://zotfile.com 页面点击"Download"下载 zotfile-5.1.2-fx. xpi 文件。第二,在 Zotero 软件中选择"工具→附加组件(Add-ons Manager)→Extensions→图标' ✿·'→'Install And-on From File'",选择本地文件"zotfile-5.1.2-fx. xpi",在弹出的对话框中单击"Install Now"完成插件安装。

　　2)ZotFile 配置:第一,在 Zotero 软件中选择"工具→ZotFile Preferences"弹出窗口;在"General Setting"选项卡,设置附件新文件的源文件夹(文件下载目录,即为临时的文件目录),如"D:\ProgramFilesData\Zotero\storage"。第二,重点是设置文件本地位置"Custom Location"(在 Zotero 里选中某条目后,右键"Manage Attachments→Rename and Move"后,文件保存目录),如"F:\ZoteroStoragePDF"。第三,勾选"Use Subfolder Defined by",并填入"/%c"。第四,在"Advanced Settings"选项卡,将"Automatically Rename New Attachments"设置为"Always Rename"。第五,在"Renaming Rules"选项卡,不勾选"Use Zotero to Rename",将"Format for all Item Types except Patents"的值设置为"{%t_}{%a_}{%y}",即按照"题目_作者_年份"命名文献。其中,文件夹命名的通配符含义:

　　%a,作者,在"其他设置"下更改了最大作者数量。

　　%y,年(从"日期"字段中提取)。

　　%t,标题。标题其余部分的最大长度可以更改。

　　%j,期刊名称。

　　%p,出版者的名称。

　　%w,期刊或出版者的名称(与"%j","%p"相同)。

　　%s,期刊缩写。

　　%v,期刊第几卷。

　　%e,期刊发行号。

　　%f,期刊页码。

　　%c,收集路径(仅适用于子文件夹,不适用于文件名)。当项目在多个集合中时,用户可以在不同的集合之间进行选择。

　　%n,专利号(仅限专利项)。

　　%i,受让人(仅专利项目),assignee。

　　%i,作者首字母缩写。

　　%F,某位作者的姓氏,包括名字的首字母(如 Einstein A)。

　　%,作者的第一封信(适用于子文件夹)。

　　%d、%D、%L、%l,编辑者的通配符,与作者相同。

　　%T,条目类型(本地化)。

　　3)ZotFile 使用:第一,准备工作要在 Zotero 里新建分类"分类 Of 态靶辨治",并在 F:\ZoteroStoragePDF 目录下新建"分类 Of 态靶辨治"文件夹。第二,在 CNKI 检索"态靶辨治"开启中西医结合创新之路,并打开其下载页面,点击地址栏右侧的" ▤ "图标(图标颜色由灰色变亮了),在弹出对话框中选择保存到"分类 Of 态靶辨治"。第三,这样就新增了期刊文章类型的条目,同时已经重命名 PDF 文件名称,如图 5-1 所示;并且在本地"F:\ZoteroStoragePDF\分类 Of 态靶辨治"文件夹出现了对应的 PDF 文件,如图 5-2 所示,不再是十六进制的文件夹名称,而是预定义的文件夹名称、符合人工查找文件习惯。第四,当页面有多篇可下载文献时,图标是"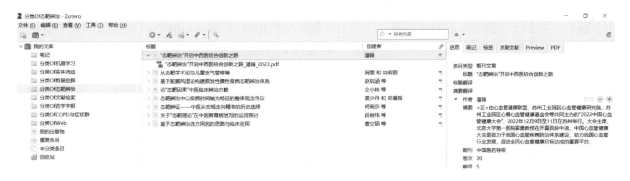",点击后弹出"Zotero Item Selector"对话框,可批量下载文献到 Zotero,对应的 ZotFile 可实现附件的批量管理。

图 5-1　Zotero 条目与 ZotFile 重命名文件的示例

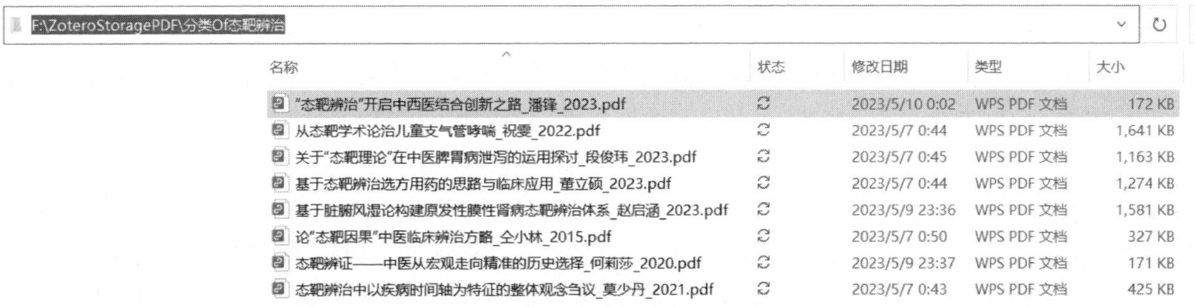

图 5-2　Zotero 本地存储与 ZotFile 移动文件的示例

（6）Zotero 使用 RSS 追踪期刊最新文献:新建订阅、订阅内容、订阅设置、订阅保存。

1）新建订阅:点击 Zotero 界面左上角的文库图标,再点击"新建订阅",有从网址(URL)和从 OPML 两种方式。"从 OPML"主要用于将以往 RSS 阅读器内容导入 Zotero 中;"从 URL"是最直接、最方便的添加 RSS 订阅的方式,只需要提供订阅源的链接即可。

2）订阅内容:Zotero 中 RSS 订阅的内容可以是某期刊或某检索表达式(一个主题内容)。订阅某本期刊。例如,在检索框中检索"中国药学",在期刊介绍页面,可以看到"RSS 订阅"图标,点击该图标即可获取该期刊的 RSS 订阅链接。某数据库中一个检索表达式 RSS 订阅。例如,PubMed 数据库创建一个检索表达式"(COPD[Title]) OR (symptom cluster[Title/Abstract]),并且 Filters applied:Clinical Trial"RSS 订阅,点击"Create RSS"按钮,可生成对应的对应 RSS 网址。

3）订阅设置:Zotero 中点击"新建订阅→从 URL",然后在新打开的"订阅设置"面板中的"URL"栏输入 RSS 的链接即可。在"订阅设置"的"高级选项"中,可以修改更新订阅的频率、删除已读/未读提要条目的时间。

4）订阅保存:在"订阅设置"界面中,点击"保存"按钮后,Zotero 会自动抓取最新的内容,对于未读的条目,在 Zotero 中会以黑色粗体显示。在显示的订阅推送条目界面中,可以将感兴趣的内容一键添加至文献库中。例如,在"我的文库"下选择"分类 Of COPD 与症状群"进行保存。

（7）Zotero 的 Word 插件辅助参考文献管理:参考文献管理插件的安装与配置、Word 中参考文献的引用、参考文献样式的修改。

1）参考文献管理插件的安装与配置:第一,Zotero 6.0 版本已经自带了 Zotero Word for Windows Integration 插件(低版本 Zotero 需要手动安装该插件),或许需要在"工具→附加组件(Add-ons

Manager）→Extensions"启用,即点击"Enable"按钮。第二,复制 Zotero 安装子目录"Zotero\extensions\zoteroWinWordIntegration@ zotero. org\install"下的"Zotero. dotm",到"C：\Users\'用户名'\AppData\Roaming\Microsoft\Word\STARTUP"目录,并将其添加到 Word 的"模板与加载项"。第三,在 Zotero 中选择"编辑→首选项→引用→文档编辑软件",点击"重新安装加载项 Microsoft Word"按钮,同时勾选"使用经典版'添加引注'对话框",点击"OK"按钮。第四,WPS 在完成上述对应操作的基础上,并安装 VC_redist. x86. exe（VC_redist. x64. exe）、wps. vba. exe、Vba71. msi、Vba71_1033. msi、Vba71_2052. msi。

Zotero 的
引用文献

2）Word 中参考文献的引用:第一,打开 Word,切换到 Zotero 选项卡。在需要插入文献的地方,点击"Add/Edit Citation"按钮,在弹出的添加与编辑引注对话框中,选择某条目进行插入,可对引注进行加粗、斜体、下划线等设置。第二,点击"Add/Edit Bibliography"在弹出的对话框中选择某个已经插入文献,可进行加粗、斜体、下划线等设置。第三,点击"Document Preferences"在弹出的对话框中,选择对应的"参考文献样式",可批量修改已插入文献的"参考文献样式"。第四,点击"Refresh"更新参考文献(标引、参考文献样式)。

3）参考文献样式的修改:第一,查找参考文献样式,在 Zotero 中选择"编辑→首选项→引用→样式→获取更多样式",在 Zotero Style Repository 查找需要的参考文献样式。第二,预览参考文献样式,在"引用"界面,点击"样式预览"按钮,在弹出对话框中点击"刷新",可显示当前选择的条目(文献)在各个已有的参考文献样式下的引用格式,如选择"china-national-standard-gb-t-7714-2015-numeric"。但是,参考文献样式中,英文作者的姓氏全部是大写字母,则需要自定义修改。第三,修改参考文献样式,如果要修改为只是首字母大写,可在"引用"界面,点击"样式编辑器"按钮,在弹出对话框中选择该样式,再点击"另存为"到数据存储目录下的(D：\ProgramFilesData\Zotero,高级→文件和文件夹→数据存储位置)styles文件夹,如文件名为"china-national-standard-gb-t-capitalize-first. csl"。可在记事本中打开,并找到"主要责任者"和"专著主要责任者"中的<name-part name="family" text-case="uppercase"/>,将"text-case"的值修改为"capitalize-first"。第四,加载和配置参考文献样式,可在"引用→样式"界面,点击"+"按钮,浏览到刚才的文件,点击"打开"完成加载;然后在"引用→样式"界面与"导出→条目格式"界面,均选择刚才加载的文件,点击"OK"按钮,后续将能正常使用该参考文献样式。

（8）Zotero 的笔记管理功能:笔记创建方式、笔记应用与更新。

1）笔记创建方式:笔记的创建主要有创建独立笔记条目及直接在条目文献中创建笔记。

A. 独立笔记的创建可以在"我的文献"下创建名为"笔记"的分类,在此分类下点击"创建笔记",下拉该选项则显示"新建独立笔记"和灰色的"添加子笔记"。如果已安装"ZotCard"插件,那么下拉选项还将出现各种格式的笔记 card,适用于单独记录人物、摘要、概念等特殊分类的笔记。在选中创建好的独立笔记条目后,灰色的"添加子笔记"将会点亮,可以在此处直接添加笔记的附属子笔记。独立笔记首行内容则默认为该笔记条目的标题,在笔记的最下方有一栏是"相关"和"标签",点击即可编辑,"相关"可以关联其他的条目;"标签"则可以总结关键词。

B. 条目中创建笔记则是在打开某一条目的 PDF 浏览器,从左到右可以看到 3 个功能分区:注释导航区、注释功能区、文献信息栏。在中间的注释功能区上点击"添加笔记"则会在 PDF 文件上出现一个笔记图标"🗒",拖动该图标到需要记笔记的位置,左侧的注释导航区将按照其在文献的位置依次陈列。同时选中文献中的文字将出现高亮提示,自行选择颜色进行高亮处理,注释卡片也将出现在注释导航区中,与条目笔记一起排列,点击注释卡片可以对高亮的原文进行注释编辑。

2）笔记应用与更新

A. 在查阅某一条目的 PDF 时,点击在右侧文献信息栏的右上角独立笔记的图标"📄",即可在此界面选择所需的独立笔记出现在右侧的文献信息栏,将文献中所需的文字高亮处理后可以直接拖入独立笔记中记录的位置,将在笔记中生成原文及引注。

B. 当点击独立笔记中的文献原文引注将出现引注功能栏,点选"显示条目"即可跳转到该文献的出处条目;可以点击"编辑引注"以更改引注格式;还可以点击"隐藏引注"来决定引注的去留。

C. 如需更新笔记,则可直接点选其他的条目,按照之前的方式添加新的高亮文本和笔记,链接到原有的笔记中区。该功能不仅使得同一篇笔记中能同时引用多篇文献,还使得独立笔记和各文献关联起来,真正做到笔记的实时更新,极大地有利于文献综述等总结性笔记的撰写。

(9) 其他插件简介:Zotero 用户社区开发了各种插件,以提供增强功能、新功能和与其他程序的接口。要在 Zotero 中安装插件,请下载它的. xpi 文件。然后,在 Zotero 中,单击"Tools→Add-ons",并将 xpi 文件拖到附加项窗口。Zotero 官网(https://www. zotero. org/support/plugins)给出了很多插件,下面是一个不完整的列表。

1) 条目原数据导入方面的插件:引用次数管理(Zotero Citation Counts Manager)、设置最后修改日期(ate Grabber)、DOI 管理(Zotero DOI Manager)、文件夹导入(Zotero Folder Import)、谷歌学术引用(Google Scholar Citations for Zotero)、原数据更新(INSPIRE Metadata Updater)、微软学术搜索引用次数(Zotero MAS Metadata)、检索 ORCID 及其他(归档网页与期刊、链接为 DOI、导出不同的文献样式,Zotero Memento)、通过 DOI 获取条目的 PMCID/PMID(Zotero PMCID Fetcher)、评阅意见(Zotero PubPeer)。

2) 条目的附件文件管理方面的插件:自动重命名与移动文件(ZotFile)、扫描缺失附件与重复附件(Zotero Storage Scanner)、使用 OPDS 下载附件到电子浏览器(OPDS Server)、文本识别(Zotero OCR)。

3) 接口方面的插件:全文索引更新(Auto Index)、知识管理流程(Better Notes)、PDF 翻译(PDF Translate)、PDF 文件预览(PDF Preview)、文献样式预览(ZoteroPreview)、快速浏览文件(Zotero QuickLook)、快捷键(Zutilo)。

4) 其他方面的插件:Zotero 报告、库分析与可视化、Website 集成、Word 处理和写作集成、开发工具、桌面与其他程序集成等方面的插件,以及没有维护的插件。

5) 官网插件列表未包含的插件。例如,中文文献识别插件茉莉花(Jasminum),茉莉花的功能有拆分或合并 Zotero 中条目作者姓和名;根据知网上下载的文献名来抓取引用信息;添加中文 PDF/CAJ 时,自动拉取知网数据;为知网的学位论文 PDF 添加书签;更新中文 Translators;拉取文献引用次数,是否核心期刊等。茉莉花、Zotero Tag 和 PDFtk Server 协同效果更好。

二、文献的利用

按照文献特征或逻辑结构完成文献管理后,最终目的是有效应用文献,发挥文献的价值。文献利用(literature utilization)是指利用文献所包含的信息进行学术研究、教学、科技创新等方面的活动。一般的文献利用包含文献的检索、选择、阅读、引用。

（一）文献利用的意识

在文献利用时,首先要认识到精确的和完整的文献是做出合理决策的基础。文献指导实践的过程就是对文献的利用。例如,文献利用在学术活动中发挥重要作用,直接的表现是文献可以作为研究参考及论著引文,更为重要的是,必须获取可靠与必要的文献,掌握全面、真实、及时的学术现状与发展趋势,做出科学合理的课题设计、制定可行的技术路线、提出客观的创新与特色;在教学过程中,文献可用于教材教案的编写,使得教学工作有据可依;在科技创新活动中,文献为实验工作提供理论基础及前人的实践经验。

（二）文献的检索与选择

便捷、准确和全面的文献检索服务也是一种文献利用情景。选择切合自己研究方向和研究课题核心的文献,这些文献可以是综述、评论、专著、论文等不同类型的文献,但最好是高质量、权威的文献。如果是投期刊的论文,那么多多关注期刊论文;如果是学位论文,则多借鉴优秀的学位论文,熟悉其写作结构。但不论是哪一种都要尽量以研究论文为主,北大核心期刊等权威性高、影响因子高的论文和专著应当优先考虑与借鉴。

(三)文献的阅读和引用

在查获文献后,能够通过听、看、读等行为与文献发生相互作用,能对收集的文献进行归纳、分类、存储记忆、鉴别、遴选、分析综合、抽象概括和表达等,以决定哪些文献有助于问题解决。需要对选择的文献进行全面、系统地阅读,并逐步理解其研究内容、数据来源、方法和结论等内容。在阅读过程中要对重点、难点、疑点等问题有针对性地进行思考和探索。

阅读文献时,对所需文献进行仔细阅读,提取出需要的信息和数据,为研究提供有益的素材和参考。这时候就需要借助文献管理软件,在阅读文献的过程中记录笔记、标亮,重点关注文献的摘要及结论和展望,以便后续回顾时调阅,由此可见,文献的阅读是文献利用的重要方面。

在文献获取、处理和选择基础上,善于运用接收的文献解决问题。将文献中的信息和结论引用到自己的论文、研究中,加强实证分析和理论解释,提高研究的科学性和可信度。众所周知,论文撰写完成后需要进行查重操作,以确保没有学术造假的行为,但一般查重率应在 5%~15%,而不是一般意义上认为的 0,究其原因就是,一篇优秀论文的撰写绝不是单打独斗,科学研究是站在巨人的肩膀上的。一篇研究论文需要借鉴前人的经验与智慧,将优秀的研究成果作为后续研究的理论基础加以思考和利用,这才是引用文献的意义所在。

(四)文献的查重与收录

文献管理信息化之后,拓展了文献利用的场景,如文献查重、文献收录引用证明等。

文献查重(文献检测)一般指学位论文、研究成果的重复率检测。例如,中国知网文本复制检测报告单,"去除本人文献复制比"数据越小越好。

文献收录(论文收录)引用证明指论文或成果被某个数据库(SCIE、EI、CNKI 等)收录了,出具盖了红章的证明材料。报告封面是"论文检索报告书",通常用于评职称、报奖、毕业答辩前作准备或找工作用等。

(五)文献的其他利用

文献利用的其他情景(目的):职称评定、科研项目验收、学生落户、高考加分、提升比赛成绩、获得高新企业称号、融资等。

因此,文献管理和文献利用对于学术研究和教学等方面具有重要意义,从微观来讲,它们可以使新手研究者快速入门待研究领域,还能作为科研教学的优秀蓝本,将其中的科研精神传给下一代;从宏观来说,它们还共同促进了人类智慧的传承和发展,为人类探索科研事业做出了巨大贡献。

第二节　文献研读与分析

文献研读与分析是学术研究中非常重要的一环,是对先前学者研究结论的梳理、理解和评价,可以帮助学者更全面、深入地了解自己的研究领域,找到自己研究课题的定位和创新点,从而推进学术研究和科研创新的进展。

一、文献的研读

文献阅读的意义有获取专业知识、科研知识、学科思维、学术视野,也就是明确当前学者在研究什么、我们还能做什么、我们怎么做。

（一）文献阅读的基本方法

文献阅读的基本方法包括：泛读、精读、速读、跳读、通读、略读和查读等，这几种方法适用于不同的文献、不同的阅读目的，从而实现最高的阅读效率。

（1）泛读：通过比较粗略的方法进行大体阅读，尤其是先于文字的表格、图片、影像阅读，用于收集资料、寻求事物意义、节省阅读时间。

（2）精读：认真研究和仔细分析文献的每个词语、成语、句式的表达和手法等。

（3）速读：指快速地阅读文献，了解文献的思路、把握文章的主要内容、方法与结果，不浪费大量的时间。

（4）跳读：表现在跳跃式的阅读。例如：正在读研究背景，发现方法是熟知的，可以直接跳到实验结果进行阅读。

（5）通读：从头到尾通览一遍文献，意在读懂文献、读通文献。

（6）略读：略观文献大意，抓住关键性语句，弄清文献主要观点，了解文献反映的主要事实或典型事例。

（7）查读：又称寻读，同略读类似，寻读是一种从大量的资料中迅速查找某一项具体事实或特定信息，如人物、时间、地点、数字等，而将其他无关部分则省略不读的快速阅读方法。运用这种方法，读者就能在最短的时间内掠过尽可能多文字等材料，找到所需要的信息，以提高阅读效率。

（二）文献研读的常用方法

文献研读首先需要遴选出领域针对性强、内容可信度高、参考价值高的文献，在此基础上要讲究方法，将多种阅读方法相结合、目视与手记相结合、读与思相结合，特别要深入阅读此类文献的研究思路、方法及结构，以获得有效的信息训练、拓展自身的科研思维，指导课题设计与论文撰写。

1. 文献研读的意义　文献研读不仅是对当前待研究项目的一种知识预备，同时也是对整个科研生涯的一种培养。阅读文献时能真正做到用眼、用脑、用手、用心，实际上是一项相对综合的科研技能，其意义在于从浅层来看将获得待研究领域的专业知识，以及基础的科研知识；从深远意义上来说则能培养科学思维，拓宽学术视野，对于我们的科研之路是意义非凡的。

2. 文献研读的类型（层次）　文献研读主要讲究的是对文献细节的把握和对其研究内容的深度分析。在研读与研究课题相关的文献时，对文献研究内容的逐字分析需要思考研究目的，也就是论文欲解决什么问题、该研究内容目前研究背景、研究现状、不足与展望分别是什么、研究意义有哪些、解决问题时采用了什么方法、本研究有什么不足等。

3. 文献研读的步骤　研读不仅仅是阅读，它是一个有体系有步骤的文献研究方法。文献研读可以分为 3 个基本的阅读步骤：阅读、记录、总结。这 3 个步骤同时也代表了研究文献时一个循序渐进的探索过程，在阅读初期，只是对文字图像的浏览，从他人的文字报告中汲取知识；当知识积累到一定程度，对所呈现的文字有一定的判断力之后，可以着手记录关键的信息数据和方式方法；最后将所获的知识内化，加入个人的思考和总结，可以通过撰写文献综述或总结报告来验收文献研读的成果。

（1）阅读：所谓精读这一层次下的阅读既不等于传统意义上的"通读""全读"，也不是指大量删减的"少读""不读"，而是一种将整体性与目的性相结合的科学精细的阅读方式。

整体性阅读指的是，无须逐字逐句地通读全文，避免"过量""疲劳"的阅读方式，而是从文章的结构入手，仔细阅读能概述全文的关键部分。比如一篇文献的摘要，摘要大多有字数限制（300 字左右），用词简洁但意义丰富。部分文献的摘要甚至标注了层次，逻辑分明地阐述了全文的几个重要环节：目的、方法、结果、结论等。除了文章摘要，目录同样是整体阅读的一大利器，从文献目录可以很清晰地厘清文章层次,以及每个层次下所包含的具体内容的概述。整体性阅读还讲究关联性,如何从精读的第一个步骤就能做到对文章的整体把握,还有两个关键的部分"研究目的"及"总结和展望"。从文章的撰写顺序来看,这两者一个在文章开头,一个在文章末尾,但实际上从论文撰写逻辑的角度上来看却是联系紧密的,研究总结不仅能从实验结论来验证科学假说的可行与否,还能在一定程度上呼应研究目的,而展望指的是在实验结束后,从研究过程和成果中总结了该研究方向现存的不足及未来的研究方向,研究目的的确立也恰恰是之前在研读文献后所确定的,上下文呼应有益于把握主旨。精读"研究目的"与"总结和展望"在很大程度上把握了文章的整体内容。不仅如此,精读同样是带着思考的阅读方式,并不是一过性的文字阅读,在阅读过程中带着问题思考,诸如欲解决的研究问题,该研究内容目前研究背景及现状、不足与展望分别是什么,研究意义有哪些,解决问题时采用了什么方法,本研究方法有什么不足等。

目的性阅读指的是,在阅读文献时要"精其选",避免盲目阅读及"无中心式阅读"。与泛读不同的是,精读倾向于有选择性地进行阅读,这种选择也绝非毫无标准或标准单一的,这种选择是具有极强目的性的,是要素性的。比如在研究过程中,遇到实验方法的瓶颈,那么在研读文献的过程中,要将注意力有意识地投入在文献的实验方法和实验内容上,有目的、有重点地去精读文章。

(2)记录:在研读文献的过程中,随着文献阅读量的提升,对目标研究领域的了解逐渐完整且深入,在这样的阅读基础上,对于该研究领域的组成要素也有了基本的判断辨别能力。在明确的研读目的下,根据需要可以进行笔记的记录,记录下所需的研究背景、功能机制、关键数据及其来源、不足与缺点等。

(3)总结:对阅读过的文献进行梳理和总结,可以采用文献笔记法,将文献内容及作者结论、观点及其支持技术、方法、实验和数据等细节和关键信息予以前后联系起来,也可以对阅读笔记、研究经验及文献中发现的不足之处进行总结,撰写相关研究领域的文献综述或总结报告。

(三)文献研读的高级技巧

学术文献研读的基础有英文基础、文献检索能力、科研思维能力、文献阅读方法。文献研读的高级技巧有读懂题目、读懂摘要、读懂图表、读懂逻辑关系、读懂创新点与不足,以读出问题、读出道理、读出声音(讲解给他人)。

(1)读懂题目:包含了解文献研究主题、研究对象、研究方法、研究目的,选题新颖性、选题意义、研究内容涉及范围大小,估计所需工作时间、实验条件,预期研究结果与结论。一般情况下,一篇优秀的文献的标题是简洁直观且条理清晰的,它不仅昭示了文献的研究对象及研究方法而且还精准概括了全文内涵,所以读懂标题至关重要。

(2)读懂摘要:一般应说明研究工作的目的意义、研究方法、研究结果、主要结论及意义、创造性成果和新见解,而重点是结果和结论。尤其要明确选题的科学意义或应用前景,需结合科学研究发展趋势来论述科学意义,或结合国民经济和社会发展中迫切需要解决的关键科技问题来论述其应用前景;是否有更好的研究方法,研究结果是科研的最终状态,其是否客观表达;研究结论是结果的正确推论,其是否有偏颇。例如,采用的统计手段是什么,统计结果报告是否规范,统计结论是否正确。结论是在理论分析和实验验证的基础上,通过严密的逻辑推理而得出的富有创造性、指导性、经验性的结果描述。它又以自身的条理性、明确性、客观性反映了论文或研究成果的价值。

总之,就是必须读懂摘要的5个要素:①问题陈述,对要解决的问题进行概括,适当突出问题的重要性和目前存在的不足。②动机,指出具体研究什么内容,该研究内容是问题陈述中声明的问题的一个子集。必要时给出研究目标。③方法,简要介绍为得到研究结果所采取的研究方法。④结果,概述论文得到的最重要的研究结果,如重要数据、规律和发现等。⑤结论,研究结果有什么含义、影响和意义。

（3）读懂图表：首先，读懂图表提供的基本信息，如说明关键内容位置、分析图表数据；其次，读懂解释背后原因和得到主要结论等说服读者的信息；最后，读懂展示实际指导和拓展分析证据等启发读者的信息。

（4）读懂逻辑关系：获取有效信息的关键是文献需要有合理的逻辑推理和结构框架，文字写作中的逻辑关系是其具体表现。学术论文写作中常见的逻辑关系，包括比较关系、递进关系、归纳总结、举例关系、强调关系、时间顺序、因果关系、重申关系和转折关系。

（5）读懂创新点与不足：文献研读不仅要学习前人的科研成果，还要发现文献创新点是什么，如原理、机制、方法、技术、工艺、材料等创新点。明确本研究结果说明了什么问题，得出了什么规律性的东西，解决了什么理论或实际问题。对前人有关问题的看法做了哪些检验，哪些与本研究结果一致，哪些不一致，作者做了哪些修正、补充、发展或否定。更要找出文献的不足之处或遗留问题，如是否存在例外情况或本论文尚难以解释或解决的问题，也包含进一步研究本课题的建议。并且能充分利用文献信息和知道应该怎样应用方法与改进，以及怎样开展类似课题。

（6）读出问题：在阅读文献时，尝试创建关于将要阅读文献的有效问题，自己发现问题后提出问题。例如，尝试将各节的标题转化为问题，文献与已有知识体系和真实世界的联系？然后，思考解决问题的方法，充分发挥积极性和主动性，做文献阅读的主人。

（7）读出道理：每次从文献中读出一个道理，便是莫大的收获。也就是要领悟文献精髓。例如，从文献结构组织中汲取课题设计方案，从引言中概览学术现状与动态，从铺陈转折中领会逻辑关系，从研究内容对象领悟作者的洞察力，从研究方法与实验中感受作者解决问题的智慧。另外，读出道理要求达到文献内化，按照提出问题、科研设计、课题申报、论证问题、提出新问题等逻辑顺序，对文献进行研读，以多篇重点文献作为研究基础，总结出以自身研究内容为主题的研究逻辑。

（8）读出声音（讲解给他人）：先背诵文献的亮点，包含创新点、关键句或段落，然后尝试向他人讲解内容或开展学术文献研讨，使文献研读收益最大化。讲解的过程就是从吸收到反哺的过程。读书时，做批注、摘记，或写上三言两语的感悟，在整本书都阅读完成后，就需要一个自我反刍的过程。

（四）文献研读的内容

文献研读的内容，包括一般情况、作者简介、文本叙录、文辞注解、意义诠释、问题引申、推荐文献7个部分，以一篇中药学相关的论文《酸枣仁汤治疗失眠及作用机制研究进展》作为范例来详细介绍。

1. 一般情况　主要介绍文献的发表或辑集出版等情况。其中应当包含作者、发表时间、作者机构、发表期刊及其具体的期数与页码。

例如，《酸枣仁汤治疗失眠及作用机制研究进展》系来自江西中医药大学的章新友、王姝、唐琍萍、龚星星、潘树茂、丁亮、吴地尧等人在2022年02月23日于《中华中医药学刊》期刊40卷10期上发表。

2. 作者简介　主要介绍作者身份及重要成果等情况。其中包含就读的高校、基本信息、发表的论文等。

3. 文本叙录　针对并围绕文献的主要内容进行概括。也就是指文献的摘要部分，通过对摘要部分的解读。

例如，本文从资料检索与整理、文献分析、疗效评价和作用机制研究4个方面进行论述。

（1）资料检索与整理：在不同的数据文献库中，分别以中文、英文检索关键词为基础进行检索，人工筛选有效的文献和信息。

（2）文献分析：将筛选好的文献进行统计归纳，并对实验方法进行总结，对实验结果进行比对和分析。

（3）疗效评价：是从有效率、不良反应及其他指标这3个维度来进行论述的。

（4）作用机制研究：这部分是从具体的研究方法也就是实验步骤及具体的机制介绍来进行阐述的。

4. 文辞注解　选择若干有学术含量与价值的文辞作展开性解释。一般在引言部分，会对文献中出现的关键性专业词汇进行注释。

例如，该文中提及的酸枣仁汤就对此有着专业的注解，酸枣仁汤出自经典本草《金匮要略》，组方以酸枣仁为君药，茯苓、知母为臣药，川芎为佐药，甘草为使药，共奏养血安神、清热除烦、镇静催眠之效，是中医治疗"不寐"的基本方。

5. 意义诠释　在相关材料基础上进行辨析并表达一定的学术观点。

本文献中使用的实验方法适用于其他中药及方剂的疗效和机制的研究，该方法从相关文献的分析利用到最后网络药理学的分析方面都值得其他研究借鉴，不仅分析过程设计较为完整，而且最后分析结果的呈现也很清晰。

6. 问题引申　以学科眼光对文献涉及的论据提出可以引申与扩充的问题。

虽然该文献是对一种固定的经方临床治疗效果的机制研究，但最后结论时，作者仍指出少数文献在实验设计和实验报告撰写方面还存在一些不足，有个别实验存在数据错误等现象，影响了实验数据的可信度。另外，酸枣仁汤治疗失眠相关的网络药理学研究稀少，与动物实验搭配进行验证更是稀少。此研究进行了举例介绍，为后续进行分子生物学实验及体外实验，对预测结果作进一步的验证打下了理论基础。而在未来研究中，研究人员可借鉴本研究的研究方式结合网络药理学等新研究方法的优势，进一步完善实验设计，深入探究酸枣仁汤治疗不同情况失眠症的疗效及其评价，以发掘酸枣仁汤治疗疾病更深层次的价值和作用机制。

7. 推荐文献　与所选文献内容相关的补充文献。

二、文献的分析

完整的学习闭环是知识的输入、加工处理、输出，也就是知识从外部进入个人内部，经过消化吸收，再用自己的语言和表达方式传递给别人的过程。文献研读是大脑对输入的知识进行不同方式的思考及初步运用，从而加深和拓展对知识的理解，达到了学深和悟透，完成了学习的输入阶段。文献的分析利用包含加工处理阶段和输出阶段，主要分析文献创新点、论证依据、研究方法、研究结果、研究结论，或将多个文献进行对比分析，发现其中的差异和联系，总结出规律，为科学研究和创新提供思路和方向。有效的输出方式有实践复盘、写作表达和讲解分享。在学习的每一个阶段下足功夫，使学习真正被内化，才能完成学习的闭环、做到知行合一、让文献研读收益最大化。

文献分析利用的具体场景与表现有：以探明研究对象性质状况为目的的整理、分类、归纳和科学抽象为主要特征的文献的加工处理，以判断科学技术文献的学术价值为目的的文献的质量评价，以探索尚未被研究或被研究透彻与新研究问题为目的的科研选题，以综合性介绍和阐述某主题（课题、问题、专题、技术、应用）最新进展与学术见解为目的的文献综述，以学习和研究新方法、新技术和新工艺等为目的的文献复现，以科技领域判断项目新颖性为目的的科技查新，以研究核心技术和关键技术点为目的的专利技术分析利用，以企业战略和商业竞争为目的的专利情报分析利用。

（一）文献的加工处理与质量评价

1. 文献的加工处理　是对问题搜集大量相关资料后，分析整理、思维加工、逻辑推理、核对校验和假设创新等一系列的精神活动。例如，通过分析、阅读、整理，提炼当前课题、问题或研究专题的最新进展、学术见解或建议，做出综合性介绍和阐述。

文献的加工处理的要点有：对知识进行归纳总结；提取核心抽象概念；将概念延展运用到其他领

域,把相同类别的知识进行比较,或者把正在学习的知识与已有的知识做出比较,找出相似点和不同点。

文献比较分析时,应当将文献的作者,机构进行横向的对比,在一定程度上可以了解目前该课题研究方向的核心团队,以此对该领域有更深入认知;按时间的顺序,纵向比较该研究领域的源流及发展历程。

文献加工处理时,可采用辨证法,即利用一切可以利用的文献资料,来辨别古代文献资料的讹误,纠正前人文献研究的结果或论点,以体现文献研究工作的创新性,这也是文献研究先进性的表现。

2. **文献的质量评价**　针对所选择的文献内容,认真评价相关内容的可信度和价值,判断作者的观点、结论是否有力,能否从某些方面支持或证实自己的研究内容。

(1) 文献先进性、真实性和重要性的评价:文献评价的目的在于通过对有关文献的鉴别和研究,特别从先进性、真实性和重要性方面评价其内在质量。① 文献的先进性是新观点、新理论、新发现、新发明、新技术、新工艺、新材料、新产品等,也就是新颖的独创的科学内容。② 文献的真实性是言之有理、内容真实可靠,无虚假、伪造、剽窃和浮夸之处,如:事实清楚,数据翔实,推理合乎逻辑,结论符合事实。③ 文献的重要性是指其内容对有关学术领域产生的影响的大小及科技成果在具体情况下的适用性。

(2) 文献研究结果的评价:一项研究中最能体现研究价值的非结论莫属,研究结果的展现与分析不仅是科研成果的展示,同时也是对该研究领域的创新与思考。它不只是对实验或调研结果的总结,而是一种对整个研究过程乃至整个研究领域的讨论评价,可从以下 5 个方面开展评价。

1) 结果与结论:当前研究的实验或调研取得怎样的成果,应着重分析有代表性的实验数据及相关指标,从这样的研究结果中作者又得出了怎样的结论,所得出的结论是否很好地验证了科学假说,完成了一开始确定的研究目标。应主要分析其底层逻辑和关键的研究方向是否取得一致,以及本研究领域现有的文献确定的研究方向是否支持现有研究的结果和结论。

2) 研究进展:文献除了验证与支持前人的研究结论,更重要的是,新的研究能在现存研究基础上有所进步。是否发现新的因果关系、运用了新的实验方法、验证了某种新的可能性。

3) 局限性:在研究过程中难免会出现一些现存科学技术或实验设备难以解决的问题,最后得出的实验结果不一定完全符合最初的研究预期。在这种情况下对文献研究局限性的分析就显得尤为重要,可以着重分析这种不足之处集中出现的环节及出现的原因,以此为后续解决方案的提出打下基础。

4) 解决方案:文献中研究结论的局限性呈现之后,可能会针对这些不足之处提出一定可能的解决方案,这些解决方案不见得就是完全严谨可行的,而是一种相对有据可依的科学假说。分析研究结论局限性可能的解决方案不仅能了解该研究方向的发展趋势,反过来还能加深对研究不足之处的理解。

5) 优化与展望:前面 4 点大多是聚焦于本篇文献的研究分析,研究结果除了现存的结论以外,还应当注重研究的优化及展望部分。分析这一部分,可以了解对现存的实验的优化方案,以及如果对现存实验进行条件等变更,是否能提出新的科学问题,针对新的科学问题能进行哪些进一步的研究。

(二) 文献综述与文献复现

1. **文献综述**　是在对某一特定学科或专题的文献进行收集、整理、分析与研究的基础上,撰写出的关于学科或某专题的文献报告,它对相关文献群进行分析研究,概括出该学科或专题的研究现状、动态及未来发展趋势。

"综" 要求对文献资料进行综合分析、归纳整理,使材料更精练明确、更有逻辑层次;"述" 则要求对综合整理后的文献进行比较专门的、全面的、深入的、系统的、客观的论述。文献综述能够反映当前某一领域中某分支学科或重要专题的历史(前人已经做了哪些工作)、现状(进展到何种程度、有几个学术流派等)、最新动态(国内外相关研究的新趋势、新方法、新原理等),并提供参考文献。

(1)文献综述的目的:文献综述不仅能反映该研究领域历史沿革及当下的发展现状,还能总结该研究方向的最新动态,并能对研究内容进行一定的趋势预测。其基本目的是了解现状、确定新的前沿课题、借鉴思路方法。

1)了解现状。避免重复通过查阅文献,研究者可以知道自己计划要研究的领域的现状,了解前人已经进行了哪些探索,得到了什么结果,有哪些问题还需要进一步研究等。了解相关知识的现状;揭示问题的背景或为研究的假设提供基础。

2)确定新的前沿课题。弄清以前研究的优点和不足(继续进行研究工作的理由);避免无根据的研究;避免对以前已经做过的研究的过度重复;帮助确定新的前沿课题。

3)借鉴思路方法。研究同一个问题可以有许多不同的方法和途径,而且有些时候由于缺乏有效的研究手段,会使很有意义的研究题目变得无法研究。从他人的研究工作中学习和借鉴,制定出多种研究方法、实验计划,以为处理特殊和具体问题提供思路和方法。

(2)文献综述要求:比较和对照不同的作者对某一问题的观点,留意观点之间的分歧,突出经典研究,突出研究中的差距,总结文献,得出结论。研究性的论文注重研究的方法和结果,而文献综述注重介绍与主题有关的详细资料、动态、进展、展望及对各方面的评述。

(3)文献综述的写作方法:时间顺序法、因果分析法、"构效关系"法、现状对策法、分工组合法、流程叙述法。

1)时间顺序法:着重分析该研究问题的历史沿革,从其发生发现到发展优化按照时间顺序进行文献回溯,通过对发展过程中重要的时间节点上关键的文献进行梳理和总结,能对研究问题延时间线的纵向脉络有着相对清晰的理解,是一种适用于针对研究对象的发展演化历程进行论述的写作方法。

2)因果分析法:除了研究对象自身的发展情况,其发展过程中的影响因素和被影响因素也至关重要。简单来讲,就是研究问题中存在的因果逻辑,这种因果逻辑是一种双向的存在,任何原因都必然导致某种结果,也就是有因必有果;任何结果都必然是某种原因导致的,也就是凡事必有因。沿着这种因果逻辑来撰写文献综述,可以分别从两个方面进行研究,从其影响因素着手,将其逐条罗列分别进行论述,如《数据挖掘在中医治疗痛风性关节炎中的应用》一文中,分别列举了不同的数据挖掘方法,其挖掘方式对中医治疗痛风性关节炎的归纳和统计结果产生完全不同的影响;另外,从其被影响因素着手,将被影响的因素逐条列举论述,互相进行对比论述。

3)"构效关系"法:"构效关系"指的是探索药物或其他生理活性物质中的生理结构与活性或毒性之间关系的一种研究方式。而在此指的是针对某种物质的功能及结构等因素的论述,或是针对某一理论的注释、原理、应用等方面的论述,抑或是对某个设备的结构、功能及应用的研究。这种综述的写作方式适用于针对一个研究对象其基本情况进行比较全面的论述,也就是说是一种横向的研究方式,尽可能全面地对其影响因素及其各种元素之间的影响关系。

4)现状对策法:现状与对策指的是研究对象现存的起源发展、现存特点、优势局限等,并根据这些现状提出现存的解决对策及方式方法。而这种类型的文献综述写作方式是一种提出问题相应地解决问题的过程,适用于探索文献背后的应用于科研逻辑。

5)分工组合法:有的论文不只有单一的研究对象,在研究有两个甚至更多的研究对象时,不同的研究对象对应有不同的现象、基础理论、影响因素、实验方法等,首先将其分别进行论述后,再将多个研究对象进行结合,论述其结合后所可能产生的情况及其优势和局限。

6)流程叙述法:针对一些存在工作流程及工艺步骤的实验对象,可以针对其每一个环节的研究情况进行依次论述。这种文献综述的撰写方式更适用于对于某种产品或工艺技术介绍的文献。

2. 文献复现　实践是检验真理的唯一标准！为了更好地读懂和利用实验类的文献，一边阅读一边尝试复现文献。文献复现也是一种证实法，即通过文献资料的进一步发掘，证实前人研究的成果或论点，体现文献研究工作继承发展的过程。有时候证实法展示了新的资料，提供了新的史实，因而这也是文献研究先进性的一种表现。文献复现的场景有科研求真、论文复现、仿制药研发等情景。

文献复现要先理解作者的设计或想法，其主要关键点是哪些，复现过程中要注意实验条件、实验材料及软件的使用是否正确，是否和作者保持一致，还有数据的后期处理，有些文献里的数据都是后期处理后得出来的，所以复现文献就要把文献研究理解透了才能行。可借助数据提取软件 GetData 和 WebPlotDigitizer，获取文献中的一些实验数据。

文献复现是非常重要的技能，能迅速模仿顶尖的研究也是不错的能力。由于文献只讲理论，不讲细节，对具体技术路线通常一笔带过，导致经验不足的读者在即使充分了解理论模型的情况下，依然无法顺利复现文献模型。因此，需要请教他人对文献省略的技术细节给出可行的具体技术路线，避免在论文课题前期无谓地耗费宝贵时间，从而快速进入论文课题的具体研究阶段，保证论文课题的研究进度可以按计划顺利进行。

（三）科研选题与科技查新

1. 科研选题　在文献研读与分析的过程中，需要积极提出相关问题，探寻其中的科学问题。例如，经过文献研读，发现前人所未曾论述的珍贵资料，并根据这些资料，对某一问题的认识提出新的学术见解。这些问题可以作为进一步研究的课题和方向，同时帮助自己创新思考，扩宽研究视角。

借助文献数据库工具分析文献，完成科研选题。通过分析挖掘热点趋势、学科交叉点，准确定位高质量文献、最新文献；同时，把握相关课题的研究网络，寻求选题的技术创新点。

（1）万方选题助手：万方选题能够多维度选题推荐，快速找到高价值的选题方向。例如，分析学科领域的主题演化态势，了解当前有哪些研究前沿主题，发现交叉学科及衍生主题，查找增长较快的新兴主题。定题评测是已经确定选题后，多角度评估分析选题价值。例如，评测有多少论文和某选题相似，分析某选课题的研究趋势，分析某选课题的拓展方向有哪些。

（2）中国知网（CNKI）选题工具：第一，中国知网计量可视化分析，包含指标，总体趋势，文献互引网络、关键词共现网络、作者合作网络等关系网络，资源类型、学科、来源、基金、作者、机构等分布情况。第二，中国知网"知识元"的"指数"检索，检索结果从"学术关注度"（基于期刊、博硕士、会议文献）、"媒体关注度"（基于报纸文献）、"学术传播度"（基于被引量），以及关注文献、学科分布、研究进展、机构分布等维度揭示其发展趋势。知网指数是以中国知网海量文献为基础的免费数据分析功能，能形象反映不同检索词在过去一段时间里的变化趋势。通过知网指数，用户可以检索、发现和追踪学术研究趋势。第三，中国知网科研评价与创新服务平台的主题热点脉络分析，提供学科中外文研究主题建模分析、学科研究热点分析、学科研究脉络分析等分析场景，为用户提供更加多元、深度的科技情报服务。

2. 科技查新　是指具有科技查新资质的机构为委托方在科研立项、科技成果评价、新产品开发、高新企业认定等提供鉴证的一种情报咨询服务。科技查新以反映查新项目主题内容的查新点为依据，以计算机检索为主要手段，以获取密切相关文献为检索目标，运用综合分析和对比方法，对查新项目的新颖性做出文献评价，其最终将出具相应的对比结论及查新报告。

（1）科技查新的场景：主要有科研选题、科研立项（包括 863 计划、星火计划、火炬计划、国家攻关计划、中小企业技术创新基金等）、申请专利，产品研究、开发、技术转移及项目引进，各级成果的鉴定、验收、评价、转化，申报国家级或省（部）级科技奖励，申报高新技术企业、研发经费加计扣除，国家及地方有关规定要求查新的项目。

（2）科技查新报告模板：查新报告主要包含封面信息、查新目的、查新项目的科学技术要点、数据库选择、检索平台、检索策略、检索结果、检索结论、检索日期、附件清单等。其中,封面信息有题名、委托人、委托日期、查新机构、完成日期、检索人员、审核人;查新目的包含项目立项、查新范围、查新用途;检索策略涉及检索项(检索途径)、检索词、检索表达式(检索组合)等。

(3)科技查新务实:由于课题比较新颖或检索式复杂,检索结果可能为零,证明课题是新颖的。不过为了产生文献对比,此时需要降低检索要求,简化检索式,重新检索,争取检索到可以对比参考的文献。教学实践时,可以只包含:① 分析检索问题,明确检索要求;② 选择检索工具,包含数据库、检索平台和检索界面;③ 抽取检索词;④ 构造检索表达式;⑤ 检索结果;⑥ 文献分析及结论。

(四)专利的分析利用

专利的分析利用是对专利文献所包含的科技、法律和商业信息进行系统解读,并转化为技术竞争情报、商业竞争情报和战略竞争情报的过程,从而为企业或其他机构或个人的研发、产品或服务开发等决策提供参考。

1. 专利分析的价值　国家层面、行业层面和企业层面的价值。

(1)国家层面:先要面、体结合,综合时间、空间、分类、人员的各种互相联系、组合,形成全面的立体的情报。再从宏观上围绕区域的整体趋势,掌握发展的状况,比对区域的优劣势;宏观政策调控,区域创新能力评价。

(2)行业层面:先要线、面结合,将专利信息的各个点通过时间、空间等分类进行串接、再排序的过程。再从中观上解答发展的趋势、所处的阶段、未来的预期、行业的动态、竞争的红蓝海。

(3)企业层面:先要点、线结合,分析精度精确到具体的技术特征,单个著录项目,单一维度上进行。再从微观上开展竞争对手监控、协助研发、技术引进、侵权分析、专利无效、专利申请等工作。

2. 专利分析的内容　5个W和4个属性。

(1)5个W:"Who"涉及申请人和发明人,"Where"涉及申请国家、指定国家,"When"涉及申请日、公开日、优先权日等,"What"涉及分类、名称、摘要等,"Which"涉及授权书。

(2)4个属性:权属属性涉及权利人,技术属性涉及发明点、技术方案,法律属性涉及法律状态、权要,商业属性涉及商业价值、权利转移。

3. 专利分析的类型　通过专利信息了解和掌握组织所涉及的产品或技术领域与竞争相关的动态战略情报,服务于组织的竞争战略决策。根据不同目标定位和用途,有不同的专利分析的类型。

(1)纵向定位的产业分析:产业生态链、产业上下游、供应商、客户、合作和竞争战略。

(2)横向定位的行业分析:布局分析、行业整体形势、竞争对手、技术分布、研发方向、潜在增长点。

(3)风险排除的风险分析:专利权人分析、诉讼历史、权利稳定性。

(4)发现机会的布局分析:现有技术方案、专利布局地带、创新点的挖掘、专利组合的建立、专利运用策略。

4. 专利分析的要素　人员、材料、工具和方法四大要素。

(1)人员:按照工作技能分为专利分析师、专利工程师、专利代理人、研发工程师、专利审查员、咨询顾问。专利分析人员要有反思联想、反馈分析、思维逻辑、客观态度、实践经验和敏锐观察等能力。例如,专利分析师的工作技能有大局观、会管理、有高度、通经济、精法律、懂政策、擅逻辑、宽视野、有耐心、会外语。

(2)材料:涉及信息模块、数据范畴和数据处理。信息模块包含专利信息和非专利信息。数据范畴包含技术信息、对手信息和产业信息。数据处理包含查全和查准,如考虑申请人样本集合、重要专利样本集合、年代样本集合、技术特征样本集合,以及检索字段、分类号、关键词、批量去噪、逐篇去噪等。

(3)工具:基础数据库有中国知网专利数据库、万方专利数据库、智慧芽专利数据库等。专利工具的常用功能有基础分析、地图分析、空间关联分析、社会网络分析、地理信息分析等。另外,要求数据全、检索精度、检索习惯、基础分析功能、图标制作、管理功能等。

(4)方法:定性分析、定量分析、拟定量分析、图标分析。同时,考虑"点""线""面"和"立体",以及一维分析方法、二维分析方法及综合分析方法。

5. 专利分析的流程　依次是技术和行业调查、技术分解、专利检索、数据处理、图表制作、数据分析、报告撰写。

(1)技术和行业调查的内容:行业技术调查报告的主要内容有技术发展趋势、技术链构成、技术分类等,行业现状调查报告的主要内容有行业发展历史、产业链构成、国内外市场概况等。

(2)技术分解:包含技术分解表如按照技术的应用范围、术语定义表。

(3)专利检索:涉及选择检索系统和数据库、制定检索策略、确定检索项、构建检索表达式、执行检索、验证查全率和查准率、筛选检索结果、调整检索表达式。

(4)数据处理:数据采集主要是采集字段选取和数据格式转化,数据清理主要是数据去噪、数据去重和数据规范,数据标引主要是常规标引和自定义标引。

(5)图表制作:各种图表及专利地图。

(6)数据分析:技术包含技术发展趋势、生命周期、发展路线、技术功效、核心专利分析;市场主题包含竞争对手分析、研发团队分析;区域涉及专利布局、技术来源地、目标市场地等;如标准、产业准入等其他方面。

(7)报告撰写:项目概述、总体专利分析(技术生命周期分析、技术功效矩阵分析等)、重点产品或技术专利分析(或重要申请人分析、主要国家或地区专利分析)、结论和建议。

6. 专利分析的辅助工具　从多维度分析指标、聚类分析、专利价值度分析等,实现专利信息挖掘,发现专利背后价值。

(1)中国知网专利分析工具(https://pta.cnki.net/):针对检索结果提供技术分析、聚类分析、法律事务分析等功能,并提供多形态可视化的图表适配最优展示效果;技术分析从6个维度多项指标进行指标分析;支持分析图表及报告下载等服务。数据筛选动态重组分析功能是针对检索结果技术分析,用户可进行二次筛选分析,支持IPC分类号、地域、时间等数据的重新筛选、统计和分析,提升数据分析的针对性和准确性。

(2)万方专利分析工具(https://patentool.wanfangdata.com.cn/):专利竞争环境分析,专利申请(专利权)人分布、专利申请数量按年份分布、专利申请数量按地区分布;专利技术生命周期分析,期刊文献分布、专利文献分布;对比分析,机构对比分析、文献对比分析。

(五)基于软件工具的文献分析利用

1. 文献计量分析工具　文献计量法是借助文献各种特征的数量,采用数学与统计学方法来描述、评价和预测科学技术的现状与发展趋势的定量分析方法。文献计量分析可通过图形可视化的方式,给出相关学术领域的发展脉络及前沿热点,对文献综述也十分有用。文献计量分析的对象主要是:文献量(各种出版物,尤以期刊论文和引文居多)、作者数(个人集体或团体)、词汇数(各种文献标识,其中以叙词居多)文献计量学最本质的特征在于其输出务必是"量"。文献计量分析的工具,如 CiteSpace、VOSviewer、HistCite 等。

2. ChatGPT 类信息分析工具　ChatGPT 类辅助阅读工具不仅能分析和总结文本内容,帮助用户快速地梳理文章的主线和重点;同时还能够帮助用户了解文章的结构和逻辑,提高阅读效率和质量;而且能分析图与表内容,帮助用户更好地理解和解释图表内容,用户可以更加直观地了解文章的研究成果,从而更加深入地理解文章内容。相关工具有 ChatPDF(https://www.chatpdf.com/)、SciSpace Copilot

（https://typeset. io/）、Paperdigest（https://www. paperdigest. org/）等。但是，ChatGPT 仍然处于人工智能领域的探索性阶段，其理解和解释能力还不够准确和完善，在阅读论文时可能会出现误解或信息不准确的情况。

总而言之，文献研读与分析是学术研究的必经之路。通过娴熟掌握文献研读和分析的方法，可以帮助学者更严密、全面地了解研究领域，发现创新点，推进学术科研的进展。

第三节　文献检索与创新

文献检索是指通过检索各类文献，获得相关领域的最新技术、理论、研究成果等信息的过程。创新是指对于现有的问题和挑战，通过引进新技术、新理念及新思路，创造出具有独特价值和创新意义的新解决方案。文献检索可为创新提供前沿理论支持、实践经验借鉴，有助于破解难题、提升解决问题的能力和提高工作效率。

一、科研与创新

科研即科学研究，通过不断地探索、实验、验证等方法获得新的知识和发现。科研的过程包括问题的提出、实验的设计、数据的收集和分析等。科研的结果可以帮助人们认识和理解世界，揭示事物之间的本质关系，为社会提供新的科学知识，推动技术的发展。创新是指通过创造性思维和实践，开发出新的产品、服务或解决方案等。创新可以为社会带来新的经济增长点，提高生产力和效率，提高人们的生活质量。科研与创新的关系密切，科研为创新提供新的科学知识和技术支持；而创新则深入了解社会和市场需求，将科研成果转化为实际可行的产品和服务，推动经济社会的发展和进步。

（一）科研成果的创新点

（1）研究问题创新：在已有研究基础上提出新的研究问题。不过可以稍微创新一点，比如都是研究核心概念的学习进阶，大部分核心概念都被研究过了，可以着眼于哪几个尚未被研究的核心概念的学习进阶。

（2）提出新观点与创立新理论：指经过学术研究提出了前人没有提出过的新观点，或在一系列新观点、新见解的基础上，形成了新理论。这是学术创新最典型的形式，是对已有理论的突破。

（3）形成新的理论体系：指在既有研究的基础上，对某一问题由分散的零碎的研究成果，通过归纳、综合与整合及进一步研究，形成一种理论体系，使对问题的认识更为系统，更为全面。这是对已有成果的全面拓展与升华。

（4）确立认识的新高度：在既有研究的基础上，对同一问题同一方面的研究取得了深化的成果，使认识有了新的高度。

（5）开辟新视角：在既有研究的基础上，从一个新的角度对同一问题展开研究，提出了科学的、富有真知灼见的见解，使研究对象能更全面更清晰地为人所认识。比如以数学的眼光看待历史问题，从信息传播的视角看待师生沟通等。

（6）提供了研究的新材料：对同一问题，对既有研究，虽然不能从观点、视角上有所建树，但却找到了新鲜的材料，并借这些新鲜的材料，有利于对这个问题产生新的看法与认识。这是对拓展同一问题研究的锦上添花。

（7）对新方法、工具和工艺的运用：对同一问题的研究可以采用多种研究方法，运用不同的研究方法往往可以得出不同的新的结论。比如某个问题以前的研究都是量化研究，可以引入质性研究；或者将最先进的信息技术手段应用到研究中去。

（8）开创新领域：大致有两种情形。一方面，对未被研究的领域进行拓荒性研究，所获得的科研成果填补了研究的空白；另一方面，也可以在既有研究的基础上，进一步拓宽对同一对象的研究范围，给人开创认识该事物的新的空间。

（二）科研选题与创新

科研选题是科技工作者首先需要解决的问题，科学问题应体现当前知识体系中需要填补的内容，或是引领技术发展变革的共性关键理论、规律或方法。科学问题的水平和质量直接决定了基础研究未来的发展，凝练高质量科学问题是解决当前面临问题、引领未来发展方向的重要途径。广大科研人员应辨别、发现热点背后的实际问题和科学命题，将持续提升科学问题凝练能力贯穿于科研的全过程。

（1）要抢抓科研范式变革的机遇：当前新一轮科技革命和产业变革加速演进，基础研究呈现出新的发展态势，卫生健康领域需在生物-心理-社会医学模式下，关注：① 采用动态、多尺度、多维度的全景研究新范式；② 应用生理学、转录组学、蛋白质组学、微生物组学、分子细胞生物学等多学科交叉研究；③ 多因素、多时点、多状态、多组学数据；④ 从群体、环境、生态、个体、器官组织、细胞、分子不同尺度揭示病毒、疾病与药物；⑤ 发展疾病监测-诊断-治疗-预防-免疫力评估的新策略、新方法；⑥ 实现"健康-亚健康-亚临床病变-临床疾病"多阶段转归的预测模拟；⑦ 实现实时、动态、精准的耐药监测及干预策略；⑧ 实现未病先防、已病防变等重大挑战。

只有转变科研范式，克服惯性思维，摆脱跟踪模仿的科研理念，才能有效破解难题。推进科研范式变革不仅需要学科交叉融合，更要从知识体系的完整性和应对重大挑战角度来辨识和分析。科技界应当积极通过变革科研范式找到应对重大挑战的方法和途径，同时在应对挑战的过程中推动科研范式变革。

（2）国家自然科学基金资助的科学问题属性分类：①"鼓励探索、突出原创"是指科学问题源于科研人员的灵感和新思想，且具有鲜明的首创性特征，旨在通过自由探索产出从无到有的原创性成果。②"聚焦前沿、独辟蹊径"是指科学问题源于世界科技前沿的热点、难点和新兴领域，且具有鲜明的引领性或开创性特征，旨在通过独辟蹊径取得开拓性成果，引领或拓展科学前沿。③"需求牵引、突破瓶颈"是指科学问题源于国家重大需求和经济主战场，且具有鲜明的需求导向、问题导向和目标导向特征，旨在通过解决技术瓶颈背后的核心科学问题，促使基础研究成果走向应用。④"共性导向、交叉融通"是指科学问题源于多学科领域交叉的共性难题，具有鲜明的学科交叉特征，旨在通过交叉研究产出重大科学突破，促进分科知识融通发展为知识体系。

（3）科研选题申报书提纲：①"战略研究类"项目应包括发展背景、发展规律与态势、发展目标、发展现状、优化布局、学科交叉与优先资助领域、核心科学问题、组织保障及政策措施等；②"专题研讨类"项目应包括研讨主题的背景和意义，所面临的挑战与机遇，专题的研究目标、内容，活动的起止时间、参加范围、规模、潜在影响，可行性分析，预期成果等。

（三）药学科研选题与创新

药学的发展离不开科学研究和创新。在选择药学科研选题时，需要考虑当前的药物研究热点、市场需求及社会问题。可以通过探索新的药物设计方法、优化药物剂型、探索新的药物作用机制、发现新的活性分子等方式进行创新研究。此外，在药学领域中也可以结合其他学科的研究成果，如社会学、心理学、神经科学等，来寻求更加全面的解决方案。

1. 从经济社会的重大需求凝练药学科研选题　充分认识经济发展与国民身体健康对药学的重大需求，可参考国家自然科学基金委员会发布关于药学的重大项目、重点项目、专项项目、联合项目。

（1）2023 年度重大项目"RNA 病毒性传染病广谱治疗药物创新基础研究"：新型冠状病毒等 RNA 病毒在宿主、环境和传播途径等因素的影响下极易导致传染病的大面积暴发与长时间流行，严重威胁人类健康、影响经济发展和社会稳定。目前临床上对 RNA 病毒感染十分有效的广谱抗病毒药物较为匮乏。基于 RNA 病毒感染与致病的共性机制，针对病毒生命周期及与宿主相互作用的关键环节，将药物研究的系统论思路与还原论策略有机结合，研发我国自主原创的广谱、安全和高效的抗病毒候选药物，为新发、突发、再发 RNA 病毒性传染病的治疗与控制提供科学支持与战略储备。

科学目标：基于 RNA 病毒感染与致病的共性机制，针对药物新靶点、新理论、新策略与新方法等，开展系统、创新的基础研究，设计并发现广谱适用、活性明确、安全性好、成药率高的原创抗病毒候选药物并阐明作用机制，为我国自主研发 RNA 病毒性传染病原创治疗药物提供基础支撑。

研究内容：以 RNA 病毒为对象，重点关注新型冠状病毒，多维度、系统研究病毒复制的生命周期及与宿主的相互作用，聚焦关键可药性靶点，研究广谱、安全、高效的原创抗病毒候选药物，并阐明药物作用的机制。主要包括如下研究内容。

1）针对病毒生命周期的药物新靶标发现及调控机制研究。基于 RNA 病毒复制过程中的特征分子事件，探索具有广谱抗病毒作用的药物新靶标及其精确结构和调控机制；发现小分子抗病毒先导化合物，结合分子病毒学和药效学等研究方法，开展构效关系和成药性优化等研究，获得新型抗病毒候选药物。

2）针对病毒感染及增殖过程中的宿主因素，发现或确证宿主靶标及调控策略。研究 RNA 病毒进入细胞前后，宿主分子与病毒或其成分的相互作用及生物学意义，寻找关键和共性的宿主因素，探索其用于抑制病毒复制的原理、可靶性、安全性及有效候选分子，为化学干预提供支撑。

3）针对病毒变异的广谱抗病毒候选药物研究。基于高变异 RNA 病毒感染、复制与释放的生命周期全过程的关键环节，发现以广谱方式控制病毒复制并有效应对变异的关键机制及成药性分子，探索发现广谱的抗病毒候选药物，并深入研究其成药性和安全性。

4）防控重症转化的候选创新药物研究。基于临床 RNA 病毒感染后的不同转归如无症状、轻症、重症、危重症等，研究机体由于感染导致脏器损伤的系统性因素，包括（但不限于）炎症免疫学变化、继发感染、细胞因子风暴、弥散性血管内凝血等，结合我国特色的天然药物或现有临床药物等，探索调控机体应答的候选创新药物。

5）提高药物抗 RNA 病毒体内疗效的新策略研究。融合分子病毒学、药物学、免疫学、临床医学等领域的前沿突破，探索单靶点或多靶点化学治疗的广谱高效模式，建立既能于不同感染时期抑制病毒，又能增强机体免疫、减少炎症损伤及继发感染的用药策略。

（2）2023 年度医学科学部重点项目立项领域有关药物的选题：基于大数据和人工智能的靶标发现和药物分子设计研究，针对严重耐药菌的药物新靶标确认及先导分子发现研究，重大疾病炎症过程中潜在药物靶标发现与调控机制研究，基于肿瘤发生新机制的药物靶标发现及先导物研究，补益类中药调节神经-内分泌-免疫网络的机制，炎症性肠病的中西医结合防治策略与机制研究。

（3）2023 年度医学科学部专项项目"抗新型冠状病毒药物关键科学问题研究"：2023 年度专项项目指南，旨在以新型冠状病毒为突破口，聚焦于抗病毒药物研究中的共性、关键科学问题，探索发现抗病毒药物研究的新靶标、新理论，建立新策略、新技术与新方法，系统、深入研究有效抗新型冠状病毒候选药物及其作用机制，为新发、突发病毒性传染病防控药物的研发提供科学依据。科学目标是聚焦共性、关键科学问题，发现并确证抗新型冠状病毒新靶点、新理论、新策略、新技术与新方法；系统、深入研究活性明确、安全性好、成药率高的原创抗新型冠状病毒候选药物，解析作用机制。核心科学问题是针对新型冠状病毒生命周期及宿主因子的药物靶点确证、作用机制及候选药物研究。

（4）2023 年联合项目：国家自然科学基金委员会与各省市自治区的联合基金项目。

1）用于肿瘤免疫治疗的纳米递药系统构建及其作用机制研究。针对肿瘤免疫治疗中与免疫抑制相关的瓶颈问题,设计新型纳米递药系统,通过将遗传和免疫治疗技术结合,提高肿瘤原位治疗和转移抑制的效果,并研究其机制。

2)天然多糖核素标记示踪关键技术及其体内药代动力学研究。针对天然多糖药物研发中体内检测困难和药代动力学信息缺乏的现状,建立天然多糖核素标记等示踪关键技术,系统研究其体内药代动力学,以促进包括湖北省在内的食用菌和中药资源多糖成分的应用基础研究。

3)面向靶标发现与药物设计的人工智能算法研究与验证。针对重大疾病缺少有效药物靶标、药物分子筛选与优化过程成功率低等关键科学问题,研究基于人工智能的靶标发现与药物设计理论与方法,并开展体内外实验验证研究,为理性药物设计提供理论支撑和实验依据。

4)面向靶标发现与药物设计的人工智能算法研究与验证。针对重大疾病缺少有效药物靶标、药物分子筛选与优化过程成功率低等关键科学问题,研究基于人工智能的靶标发现和药物设计理论与方法,并开展体内外实验验证研究,为理性药物设计提供理论支撑和实验依据。

5)基于蛋白质动态构象的原创药物发现。发展新型药物设计和验证方法,发现重要小 G 蛋白动态构象变化存在的药物靶向新位点,开展基于新位点的先导化合物发现,验证新位点的功能,为难以靶向蛋白的药物发现提供新策略。

6)"闽产道地药材与中医药防治重大疾病研究":针对心脑血管、恶性肿瘤、代谢紊乱等疾病,以含闽产道地药材的经典名方为对象,开展药材活性成分研究,揭示其药效物质和作用机制。

7)围绕地方特色药用植物资源、地道药材开发利用等方面的关键科学问题。

"晋产道地药材功效多样性的物质基础及质量评价":以 1~2 种晋产道地药材为研究对象,开展"成分-功效-品质"的相关性研究,明确中药不同功效的活性物质及体内过程,系统阐释中药功效多样性的物质基础和作用机制;基于中药功效的质量标志物,建立符合中药功效特点和临床应用实际的质量评价体系,为中药材产业提质增效提供依据。

"武陵山道地药材质量提升的基础研究":以道地药材重点品种为研究对象,开展生态种植技术体系的基础研究,攻克中药资源质量保障的关键技术,筛选具有良好药理作用的活性物质,揭示其防治重大疾病的作用靶标,开展成药性研究。

"南海海洋来源的新型药物先导化合物研究":针对重大疾病防治需求,对南海海洋植物、动物、微生物来源的新颖天然产物进行药物筛选,揭示其作用靶标和机制,利用化学合成或生物合成技术实现新型活性分子的高效制备和结构改造,发现优选的药物先导化合物,为海洋创新药物研发奠定基础。

"广西壮族自治区特色中药材和壮瑶药材的药效物质基础及作用机制研究":以广西壮族自治区"桂十味"等为研究对象,基于其临床应用与传统功效,综合运用化学、药理学、免疫学、多组学等多学科技术,阐明其药效物质基础与作用机制;获得针对肝病、肿瘤、糖尿病、心脑血管病等重大疾病的药物先导化合物,为广西壮族自治区特色药材及壮瑶药材的临床应用、健康产品和新药研发提供依据。

"云南省植物天然产物化学合成方法学研究":以在云南省发现的虎皮楠生物碱、百部生物碱、五味子降三萜等具有重要生物活性及化学结构新颖复杂的天然产物为合成对象,根据活性成分的生源合成途径,利用酶催化及铱催化等方法构建天然产物的关键手性中心和复杂骨架,发展高效实用的合成新策略和新方法,为复杂天然产物的高效制备及植物资源持续利用提供科学依据。

"云南省特色中药民族药有效成分发现与药效机制研究":围绕滇重楼、乌天麻、三七、臭灵丹、青叶胆等云南省特色中药民族药优势资源,采用多学科交叉融合手段,开展活性成分发现、作用机制研究,发现先导化合物和新药候选药物分子,并揭示其新的作用机制与靶点,解决特色中药民族药临床疗效中的关键问题,寻找有效的可降解生物材料载体实现药物缓释功能并深入探索其作用机制,促进云南省特色中药民族药的深度"二次开发"。

2. 同步法选择药学科研选题　选题应适应医药学学科的发展,要和学科发展的主流同步,特别是要注意和"带头学科""新兴学科""前沿课题"等同步。诸如,医院药学学科"细化"形成的药学服务、药物流行病学、药物利用评价等,医院药学交叉学科所形成的循证药学、药物基因组学、药物生物信息学、生物药剂学、临床药理学、计算药学等,这些学科融合是选题的重要方向。

3. 前沿法选择药学科研选题　每门学科领域内的知识都是由两部分组成:成熟的、已被验证、被认为是可靠的知识,这是该学科的主体;另外,则是沿着学科专业的主要方向由已知向未知不断延伸的知识,通常不成熟、不系统,但却是该学科思想最活跃的部分,这正是前沿性课题的生长点,是已知与未知的边界,是理论与实践、需要与可能矛盾的焦点,是选题者要经常注目的领域。

4. 交叉点法选择药学科研选题　就是在不同学科的结合部、不同学科的交叉点选题。在各学科领域都不断向各自的尖端发展的时代,学科与学科之间的空隙也越来越明显,恰恰在这些空隙之间常常隐藏着许多有重大意义的课题。应用交叉选择法要求尽可能多地了解医药学以外各学科的基本知识和发展动态;了解本学科范围内各领域的动态,从而奠定选题的基础。

5. 移植法选择药学科研选题　这是将一门或几门学科的研究经验、方法、理论、思想等引入另一门学科,从而选出课题的方法。移植选择法可分为原理移植、整体移植、方法移植、变形移植及系列移植等。例如,用化学方法选择生物学课题,从而产生了生物化学;应用社会学的方法研究药学中的社会学问题和社会学中的药学问题,从而产生了社会药学;应用流行病学的方法研究临床上药物的使用及效应,从而产生了药物流行病学;应用现代经济学方法研究药物治疗方案等,评价其经济学价值的差别,从而产生了药物经济学。这些移植和转移选出了大量新颖的课题。

6. 机遇线索捕捉法选择药学科研选题　这是指及时抓住偶然发现、奇异现象、思想上的火花,引导人们选择出有价值的课题。科研中的偶然性一般有两种情况:一种是纯属偶然意外事件的启示,使之茅塞顿开,找到了正在寻找的目标;另一种属于所谓"歪打正着",即在原有的科研中意外发现了不是人们正在寻找的东西,而这个意外发现却引出了比原有课题更有价值的课题,弗莱明发现青霉素就是这样。

7. 经验转移法选择药学科研选题　所谓经验转移是指把解决思考某一问题的经验拿来解决另一问题的过程。人工牛黄的选题就是从河蚌育珠的选题转移而来的。有研究者通过查阅《美国食品药品监督管理局应急管理指南》,采用文献研究法和比较分析法进行研究,为我国应对突发公共事件等紧急状况提供参考。

8. 其他方法选择药学科研选题　还可以根据研究条件和目的选用以下方法:① 利用网络药学资源的方法;② 治疗药物监测的方法;③ 合理用药调研的方法;④ 药物经济学的方法;⑤ 药物流行病学的方法;⑥ 循证医学的方法;⑦ 遗传药理学的方法;⑧ 随机对照临床试验等。

二、检索与创新

在研究探索的过程中,通过对文献的梳理和筛选,可以得到丰富、系统、全面的信息资源,这些信息资源可以作为创新的基础和依据。文献检索在药学、医学、生物学等领域的研究中具有非常重要的作用,可以帮助研究人员发现新问题、创新思路及解决已知问题的新方法等。

（一）跟踪学科前沿

文献检索是了解前沿科技和研究方向的重要途径。通过对大量文献的检索分析,可以及时掌握和了解科研热点、前沿技术、颠覆性进展和新兴领域的趋势,为科研工作提供指导和参考。帮助创新者了解技术前沿和市场趋势,以及相关专利和文献信息,从而更好地把握发展方向。同时,帮助创新者发现前人的研究成果,从而避免重复劳动并有效地利用先前的研究成果。

（二）发掘新问题

首先，在文献检索过程中，研究者可以发现关于已知问题的更深层次的信息或未被发掘过的方面。通过对已有文献的全面检索和分析，可以揭示出一些现有研究的不足、缺陷、隐藏问题，这为发现新问题提供了重要参考。其次，文献检索可以通过引发研究者的思考和启示，帮助他们发现新问题。研究者在文献检索的过程中，可能会发现一些与研究领域相关的新兴技术或趋势，从而引起他们的思考，进而发现一些尚未解决的问题。最后，文献检索可以帮助研究者了解各种研究方法和工具，从而拓宽研究问题的视野和方法。熟悉和掌握多种研究方法和工具，可以使得研究者更容易发现新问题或想到新的解决方案。

综上所述，文献检索是发现新问题的重要途径，通过全面检索和分析文献，引发思考，掌握多种研究方法和工具，可以帮助研究者发现尚未被解决的问题，拓宽研究领域的视野和方法。

（三）创新思考和创造新观点

文献检索可以帮助研究者扩大思路，理性思考自己的创新思路和观点是否可行，并通过借鉴前人的研究成果，得以推陈出新，提出自己的新的想法并加以实践，从而为自己的科研工作注入新创意和创新点。例如，在工艺技术路线创新的过程中，需要对先前相关领域的文献资料进行搜集和研究，以了解现有技术路线研究的状况和缺陷，同时寻找新的技术路线或改进现有的技术路线。

（四）助力跨学科创新

文献检索可以帮助研究人员发现和理解不同学科领域的知识和思想。通过对不同学科领域的文献进行检索和分析，可以帮助研究人员了解它们的核心概念和思想，从而有助于跨学科合作与创新的实现。

发现问题解决理论（theory of the solution of inventive problems，TRIZ）是一种源于专利发明领域的跨学科创新方法。TRIZ 可以通过利用相关专家领域知识，将不同学科领域的特定技术、方法和知识进行整合，来寻找新解决方案。

TRIZ 可以用于发现和解决药物研究过程中出现的难点和瓶颈。通过 TRIZ 的工具，研究人员可以系统性地分析问题，并制定相应的解决方案。例如，TRIZ 工具中的"矛盾矩阵"可以用于解决治疗效果和不良反应之间的矛盾，从而提高治疗效果，减少不良反应。

第四节　案　例　分　析

思　考　题

1. 简述文献研读与分析步骤。
2. 简述文献检索与创新的关系。

第五章授课PPT

第六章
循证医学与系统评价

第一节　循证医学与文献检索

一、循证医学概述

（一）循证医学的基本概念

20世纪中叶以来，因社会的发展、人们生活方式的转变及医疗技术的进步，人类疾病谱从传染性疾病、营养缺乏性疾病等单因素疾病向与心理和社会等因素相关的肿瘤、心脑血管疾病、糖尿病等多因素疾病转变，不仅使临床诊疗面临巨大挑战，也促使了医疗模式从"以疾病为中心"的传统医学模式向"以患者为中心"的"生物-心理-社会"医学模式转变；新技术与新药物的应用、人类健康需求层次的提高使医疗费用不堪重负，如何在提高医疗服务的前提下合理配置和高效应用现有医疗技术与药物，给临床医疗决策带来了挑战；随着流行病学、生物统计学等研究方法的不断兴起，具有说服力的各类新证据不断出现，使传统医学诸多局限性不断被发现；而临床研究活动的积极开展导致了信息爆炸，如何利用有限的精力与时间，快速、高效地在如此海量信息中获取高质量的证据、做出合理的临床决策、实现知识更新，临床医生也面临新的挑战；与此同时，快速发展的信息与网络技术使证据的生产、加工、使用、传播、共享的效率大大提升，循证医学在以上多重背景下孕育而生。

循证医学（evidence-based medicine，EBM）不同于以经验医学为主的传统医学，它强调任何医疗决策应建立在最佳科学研究证据基础上，是遵循证据的医学。循证医学的创始人之一戴维·萨基特（David Sackett）将其定义为"慎重、准确、明确地应用当前可得最佳研究证据，同时结合临床医师个人的专业技能和长期临床经验，考虑患者的价值观和意愿，完美地将三者结合起来，制定出具体的治疗方案"。此定义概括出了循证医学的3个基本要素：临床医生的技能与经验、最佳临床研究证据、患者的期望与价值观，如图6-1所示。

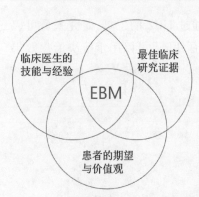

图6-1　循证医学的3个基本要素

1. **临床医生的技能与经验**　是开展循证医学实践的必要条件。循证医学与传统医学一样重视医生临床技能的习得与经验的积累，以此为基础医生才可能对患者的疾病状态、诊疗措施的利弊及患者的价值观等做出迅速判断，如若忽视临床技能与经验，即使获得了最佳临床证据也可能会用错，因为最佳临床证据的应用需结合临床实际因人而异。

2. **最佳临床研究证据**　是循证医学的核心要素。循证医学的目的是利用高质量的研究证据来优化临床决策，强调依据科学的标准严格评价与系统考量，获取具有真实性、科学性、可靠性、适用性的最佳证据；同时强调最佳证据的动态性和更新，随着医学的发展和研究的深入原有的最佳证据将被更新、更强、更准确的新证据所替代。循证医学要求临床医生必须掌握寻找、评价和利用医学证据的技能以获取最佳临床研究证据,缺乏最新、最佳的外部证据的指导,仅靠医生的经验可能将过时的,甚至有害的方法应用于患者,给患者造成严重的损害。

3. 患者的期望与价值观 是循证医学的关键要素。患者对自身疾病状况的关心程度、心理状态及对治疗方案、措施的态度和期望直接影响着临床决策。循证医学提倡医生在重视疾病诊疗的同时,应从患者的角度出发了解与尊重患者的感受与权利,鼓励患者参与临床决策,建立良好医患合作关系,使患者获得最佳的诊疗与预后效果。

循证医学是在临床医学实践中发展起来的一门交叉学科,它整合了临床流行病学、统计学、信息科学、经济学等学科的技术与方法,为临床问题的解决提供了一种创新理论与思维模式,其理念与方法已逐渐从临床医疗的应用扩展到医疗卫生的各个领域,在临床医疗、预防、护理、公共卫生决策、卫生技术评价、药物研究与应用、中医药等领域发挥越来越重要的作用。

(二)实践循证医学的步骤

实践循证医学的主要目的是寻找最佳证据并将其应用于临床决策,通常包括提出临床问题、系统的文献检索、严格评价证据、综合分析与应用证据、后效性评价 5 个步骤,具体如下。

1. 提出临床问题 在临床实践中根据患者的病史、体格检查、检查检验结果,提出需要解决的问题,是实践循证医学的关键一步。从实际问题出发,从病因、治疗、诊断、预防与预后几个方面对所面临的具体临床问题做一个归类与梳理,可以更容易确定问题的要素,构建检索文献的策略。

2. 系统的文献检索 根据所提出临床问题的类型,选择适合的数据库、制定完善的检索策略,以全面、系统地寻找回答或解决临床问题的最佳证据。为高效、准确获取最佳证据,应优先检索经过科学论证与甄别的二次循证证据,再检索原始研究证据。

3. 严格评价证据 严格评价所获得的证据是循证医学的重要内容,因为只有通过评价才能判断这些证据所提供的决策依据是否可靠,可靠程度如何,能否用于指导临床实践。通常所检索到的证据可分为已经过评价和未经过评价的证据。如果检索到证据是来源于经过筛选与严格评价的循证医学数据库可不必再进行证据评价;如果检索到的是未经过评价的证据则需要应用流行病学与循证医学证据评价的方法,对证据的真实性、可靠性及对临床问题的适用性做出具体的评价。

4. 综合分析与应用证据 真实、可靠并有应用价值的最佳证据不一定可以直接应用于临床决策,因为研究证据并不能取代临床判断,医务人员必须基于自己的专业技能与经验、综合考虑患者的实际情况和愿意及现有的医疗条件,合理地评价最佳证据运用的效果,做出相应调整指导临床决策。

经过综合分析证据,可能将最佳证据推荐应用于临床实践;也可能建议重新考虑或淘汰有害与无效的临床措施;也可能因尚无定论需要进一步研究,需在以后的选题、立项、研究过程中遵循循证医学的原则与方法开展研究产生可用的循证医学证据。

5. 后效性评价 最后一个步骤是对最佳证据的应用效果进行评价,如果成功可进一步实践,反之,则应分析具体原因,找出问题,再针对问题进行新一轮的循证研究与实践,以不断地去伪存真,止于至善。

(三)循证医学实践的类别

循证医学实践的类别可分为证据提供者与证据应用者的实践两个类别,两者在实践任务、参与者、参与方式等方面有所不同(表6-1)。证据提供者的实践通常是由一批具有相当学术造诣的临床流行病学家、临床专家、临床统计学家、卫生统计学家及医学科学、信息工作者等,针对临床医学实践中存在的某些问题,通过共同协作收集、分析、评价、综合全球生物医学文献而形成的最佳研究证据,为实践循证医学提供依据。证据应用者的实践则是从事临床医学的医务人员和医疗管理、卫生政策的决策者,为优化诊疗、卫生管理、政策制定等决策,开展寻找与应用最佳证据的实践。两者都是围绕临床问题开展收集、查找证据的实践,只是侧重点不同,二者可以互相转换,临床实践中部分医务工作者既是证据的应用者也是证据提供者。

表 6-1 循证医学实践的类别

	证 据 提 供 者	证 据 应 用 者
实践任务	收集与评价文献 提供最佳证据	应用证据
参与者	临床流行病学家、临床专家、临床统计专家、卫生统计专家、医学科学、信息工作者	医务人员、医疗管理与卫生政策的决策者
参与方式	团体协作	个体

二、循证医学证据

(一) 证据的概念

证据及其质量是循证医学的基石,但目前国内外对临床证据尚无统一定义。循证医学的奠基人戴维·萨基特将临床证据定义为"以患者为研究对象的各种临床研究(包括防治措施、诊断、病因、预后、经济学研究与评价等)所得到的结果和结论",认定证据是由研究得出的结论。循证医学创始人戈登·盖亚特(Gordon Guyatt)则将证据定义为"任何经验性的观察都可以构成潜在的证据,无论其是否被系统或不系统地收集",提出无论是研究得出的结论还是经验皆为证据。2005 年,加拿大卫生服务研究基金资助的一项研究应用系统评价的方法将证据定义为:"证据是最接近事实本身的一种信息,其形式取决于具体情况;高质量、方法恰当的研究结果是最佳证据。由于研究常常不充分、自相矛盾或不可用,其他种类的信息就成为研究的必要补充或替代。"该定义强调了证据质量的等级性。2008 年我国学者陈耀龙等提出"证据是经过系统评价后的信息,可分为基于研究的证据与基于非研究的证据两类",该定义区分了证据与信息,强调了证据不仅源自医学研究,当研究证据缺乏或无法开展研究时,专家意见、个人经验、民间偏方等非研究证据亦发挥重要作用。

随着医学研究的迅速发展产生了海量的证据,而这些证据并不能直接作为"最佳证据"应用于临床决策,证据的质量直接决定着证据的应用与推广,此外,不同人群应用证据的目的与需求不同,如何在海量信息中快速获取具有真实性与适用性的证据,已成为医务人员与决策者特别关注的问题。证据分类与分级的原理和方法为处理海量证据提供了有力支撑。根据循证医学的理念,将证据按照研究者和使用者关注的问题等先分类,再在同类证据中按科学的标准严格评价与分级,是筛选和甄别海量证据的重要手段和方法,有效助力科学决策。

(二) 证据的分类

证据分类的目的在于更好地使用证据,医生、研究人员、决策者、患者等不同人群对证据的需求不同,对同一证据的理解也不同。目前根据研究与应用需求的差异,证据的分类方法众多,主要包括根据研究方法、研究问题、用户需求、获取渠道等分类方法。

1. 按研究方法分类 根据研究方法不同可将临床证据分为原始研究证据与二次研究证据(图 6-2)。

(1) 原始研究证据:直接以人群,即患者群体和(或)健康人群为研究对象,围绕临床相关问题开展研究所获得的第一手数据,再经统计、分析、总结而形成的研究报告。根据是否给予受试者一定的干预措施,原始研究可分为试验性研究和观察性研究。给予受试者一定的干预措施的试验性研究包括随机对照试验、交叉对照试验、自身前后对照试验、同期非随机对照试验;未向受试者施加干预措施的观察性研究包括队列研究、病例对照研究、横断面调查、病例系列分析、病例报告、生态学研究、随访研究等(图 6-2)。以下为各类常用原始研究证据的定义及应用范围,见表 6-2。

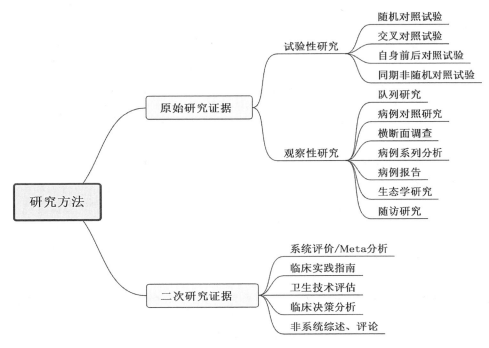

图 6-2　按研究方法分类的证据

表 6-2　各类原始研究证据定义与应用

名　称	定　义	应 用 范 围
随机对照试验 （randomized controlled trial, RCT）	按照正确随机化方法，使对象有同等机会被分入试验组或对照组，试验组给予干预措施，对照组给予对照措施（如标准疗法、安慰剂或空白对照等），在相同条件下追踪并比较试验组与对照组的结果，从而确定某项干预措施结果的一种前瞻性研究	主要用于干预措施效果的比较，往往被认为是评价干预措施的"金标准"。随机对照试验也可用于病因学因果关系的研究，但需要特别注意伦理学问题
队列研究 （cohort study）	又称定群研究、群组研究，是在"自然状态"下，将特定范围的人群按是否暴露于某可疑因素分成两个队列（暴露组与非暴露组），或按不同暴露水平分为若干个队列，随访一定时间后，比较两组或多组间的疾病与预后结局，如发病、治愈、药物反应、死亡等差异，以判定暴露因素与结局之间有无因果关联及关联程度大小的观察性研究方法	主要用于检验病因假设；研究疾病自然史；评价自发的预防效果；新药的上市监测
病例对照研究 （case-control study）	又称回顾性研究，是选择已具有所研究结局的人群为病例组，选择不具这种（些）结局而具有可比性的人群为对照组，通过比较病例组与对照组既往可能的危险因素暴露史，探讨暴露因素与该研究结局之间可能存在的因果关系	主要用于疾病病因的探索；其他临床问题与公共卫生方面（如评价干预措施的效果、疾病的预后、不良结局事件等）；特别适用于罕见疾病的研究，有时甚至是识别罕见病危险因素的唯一可行的办法；也特别适用于研究分析多种危险因素与所研究疾病的联系及它们之间相互作用等
横断面调查 （cross-sectional study）	又称现况研究或患病率研究，是在某特定的时间和范围内调查某个目标人群某个（些）疾病的发病或健康状况的分布及与其有关因素的关系	主要应用于描述疾病或健康水平的状况及其影响因素，为查明某种疾病的病因及影响因素奠定基础，可为疾病防治提出重点地区、时间及对象，为制订合理的卫生保健计划提供依据；在人群中筛查患者，以达到早发现、早诊断、早治疗的目的；评价疾病防治措施的效果；监测疾病，研究其发展趋势

名　称	定　义	应 用 范 围
病例报告 （case report）	又称个案例报告,是针对临床实践中发现的某一个或某几个特殊病例或个别现象进行的报告,系对罕见病、特殊现象进行临床研究的主要方法,涉及患者病情、诊断、治疗、预后、影响因素等方面的特殊情况	主要应用于前所未见或罕见的特殊病例;两处以上的少见病症发生于同一病例;创新性的诊疗方法用于临床病例;常见疾病的异常现象,出现特殊临床表现及病程发展特殊的病例;不典型或罕见复杂疾病的临床误诊或误治病例

（2）二次研究证据:是针对某一具体问题,系统、全面收集原始研究证据,进行严格评价、综合、分析、总结后所得出的结论,是对多个原始研究证据进行二次加工后得到更高层次的研究证据。按综合证据的方法,可分为系统评价/Meta 分析、临床实践指南、卫生技术评估等。以下为各类常见二次研究证据的定义与特点(表 6-3)。各类二次研究证据均基于原始研究并对其进行系统检索与评价和综合分析而形成的,但又各有侧重点:系统评价更注重对文献的质量评价,只做质量分级,不做推荐;卫生技术评估更注重对卫生技术的安全性、经济性和社会适用性的评价,附带推荐意见,多数可被卫生政策直接采纳;指南则是基于系统评价和卫生技术评估的结果,以推荐意见为主,对临床实践具有指导和规范作用。

表 6-3　各类二次研究证据的定义与特点

名　称	定　义	特　点
系统评价/Meta 分析 （systematic review/Meta-analysis）	指针对某一具体问题(如临床、卫生决策、基础医学、医学教育等问题),系统、全面收集已发表或未发表的相关研究,采用严格评价文献的原则和方法,筛选出符合质量标准的文献,进行定性或定量合成,得出当前最佳的综合结论。定量评价通常指 Meta 分析	全面检索和纳入现有相关文献,避免发表偏倚,严格评价纳入研究质量,得出客观结论。小样本合成大样本,提高检测检验效能,解决原始研究间的矛盾,其质量受限于原始研究的质量
临床实践指南 （clinical practice guidelines）	针对特定临床问题,系统地制定出指导性意见,帮助临床医生和患者做出恰当决策的指导性文件	由主题相关的多学科专家组共同制定,在综合当前可得最佳证据的基础上,充分考虑患者的价值观,将证据按公认标准分类分级,平衡不同干预措施的利弊,最终形成推荐意见,具有很高的权威性和参考价值
卫生技术评估 （health technology assessment）	对卫生技术的技术特性、安全性、有效性(效能、效果和生存质量)、经济学特性(成本效果)和社会适应性(法律、伦理)进行评价,为决策者提供合理选择卫生技术的证据	对卫生技术的开发、应用、推广与淘汰实行政策干预,从而合理配置卫生资源,提高有限卫生资源的利用质量和效率

2. **按研究问题分类**　根据研究问题的不同可将证据分为病因、诊断、治疗、预防、预后及危害等研究证据。

3. **按照用户需求分类**　根据临床医生、卫生政策制定者、普通民众等不同用户需求,可将证据分为临床证据手册、临床实践指南、临床决策分析、系统评价、卫生技术评估、健康教育材料等。

4. **按获取渠道分类**　根据证据的获得渠道可将证据分为公开发表的、灰色的、在研的和网络信息等。公开获取的证据是指发表在期刊、专著、手册等文献的证据;灰色文献是指已完成的,但未公开发表的证据;在研的证据是指正在进行的原始研究与二次研究,如完成注册正在进行的临床试验;网络信息则包括了各组织或机构所发布的研究信息。

（三）证据的分级

证据分级是指应用临床流行病学原则和方法及有关质量评价标准,评价证据的真实性、可靠性与临床应用价值。证据经过科学合理评价与分级后,有助于医务人员、决策者将科学、可靠、有支撑力度的证据用于临床、教学、科研和政策法规中,提高临床诊疗和医疗卫生服务水平。随着循证医学的发展,证据分级从简单按试验设计,到综合考虑研究设计、研究质量、研究结果的一致性和证据的直接性,拓展了证据的应用范围和领域。以下介绍牛津循证医学中心(Oxcford Centre for Evidence Based Medicine,OCEBM)证据分级、"新九级"证据分级、GRADE证据分级等目前常用的证据分级标准。

1. 牛津循证医学中心证据分级 在证据质量分级发展历程中最初是以随机对照试验为最高质量证据的,2001年OCEBM首次在证据分级的基础上引入分类的概念,按照研究类型分别制定了详细的分级,涉及治疗、预防、病因、危害、预后、诊断和经济学7个方面。以治疗类证据分级为例OCEBM证据分级-2001版将其分为5级10个水平,证据设计越严谨、偏差越小,证据等级就越高,见表6-4。

表6-4 OCEBM证据分级-2001版治疗类证据分级

级 别	水 平	治疗类临床问题
1级	1a	同质随机对照试验的系统评价
	1b	结果置信区间小的随机对照试验
	1c	显示"全或无效应"的病例系列分析
2级	2a	队列研究的系统评价
	2b	单个队列研究(包括低质量的随机对照试验,如失访率>20%者)
	2c	基于患者的结局研究
3级	3a	病例对照研究的系统评价
	3b	单个病例对照研究
4级	4	病例系列分析、低质量队列研究和低质量病例对照研究
5级	5	专家意见(即无临床研究支持的仅依据基础研究或临床经验的推测)

2011年OCEBM对OCEBM证据分级标准进行了修订,见表6-5。OCEBM证据分级-2011版(修订版)只将证据分为5个级别不再对证据水平进行细化,将系统评价证据等级提升。随机对照试验普遍被认为证据等级较高,但在很多实际情况下,随机对照试验的开展需要耗费大量的时间、人力、物力,甚至有时无法实行,而观察性研究则比随机对照试验更适合解决研究问题。OCEBM-2011版(修订版)对随机对照试验和观察性证据的等级作了适当的调整。

表6-5 OCEBM证据分级-2011版(修订版)治疗类证据分级

级 别	治疗类临床问题
1级	随机对照试验或单病例随机对照试验(N-of-1试验)的系统评价
2级	具有显著效果的随机对照试验或观察性研究
3级	非随机对照研究、有对照的队列研究/随访研究
4级	病例系统分析,病例对照研究或历史对照研究
5级	基于机制研究的临床推论

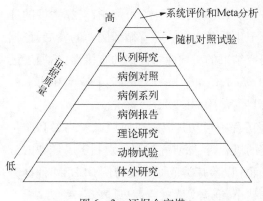

图 6-3　证据金字塔

OCEBM 证据分级标准将研究设计、研究结果评价和临床适用性等作为证据分级的依据,使得证据质量的评估更具针对性与适应性,已经成为循证医学教学和循证临床实践中公认的经典标准之一。

2. "新九级"证据分级　2001 年,美国纽约州立大学医学中心首次将动物研究和体外研究纳入证据分级体系,推出了"证据金字塔",也被称为"新九级"证据分级,见图 6-3。该证据分级将系统评价和 Meta 分析作为证据最高级别置于塔顶,往下证据等级依次往下降,位于塔基的实验室研究级别最低、可靠性最差。"证据金字塔"简洁明了、形象直观、传播广泛,特别适用于对证据级别的早期判断。

3. GRADE 证据分级　针对之前不同证据分级标准存在的不足,来自 WHO 的 19 个国家和国际组织 60 多位循证医学专家、指南制定专家、医务工作者和期刊编辑等,共同参与、创建的推荐、评估、制定与评价分级工作组(The Grading of Recommendations, Assessment, Development and Evaluations Working Group, GRADE),于 2004 年推出了一套证据质量分级和推荐意见评级系统,简称 GRADE 证据分级。GRADE 对证据质量的判断始于研究设计,一般情况下,没有严重缺陷的随机对照试验得出的证据为高质量证据,但其等级可能因为研究的局限性、结果不一致、间接性、结果不精确及存在偏倚等因素而降低;观察性研究的证据起始被归为低质量的证据,但若方法学严谨且疗效显著、存在导致疗效被低估的偏倚(负偏倚)、证据显示存在剂量-效应关系时,观察性研究的证据质量将会提高。GRADE 依据未来对目前疗效评价结果可信度的影响大小,将证据分为高、中等、低、极低 4 个质量等级,推荐强度分为强、弱两个等级,见表 6-6。

表 6-6　GRADE 证据分级

证 据 级 别	具 体 描 述
高质量	进一步研究不可能改变该疗效评估结果的可信度;非常确信真实的效应值接近效应估计值
中等质量	进一步研究很可能改变该疗效结果的可信度,对效应估计值有中等的信心,真实值有可能接近估计值,但仍存在二者很不同的可能性
低质量	进一步研究极有可能改变该疗效评估结果的可信度,对效应估计值的确信程度有限,真实值可能与估计值大小不相同
极低质量	任何疗效评估结果都很不确信,对效应估计值几乎没有信心,真实值很可能与估计值大不相同

GRADE 证据分级由于其方法科学、程序严密、过程透明等优点,目前已被包括 WHO 和 Cochrane 协作网等国际组织所采纳。适用于制作系统评价、卫生技术评估及医学实践指南。

三、文献检索与循证医学比较

文献检索是循证医学实践过程必不可少的基本步骤,循证医学实践的开展需要根据临床问题对文献进行全面、系统地检索、收集密切相关文献,整合临床诊疗证据,然后对初筛的证据进行真实性、可靠性、适用性及临床价值等方面进行严格评价与系统考量,以获得"最佳证据"应用于临床实践。循证医学不仅强调对文献系统检索更加注重对文献的综合分析与评价,培养运用批判性思维获取"最佳证据"解决临床实际问题的"求证"能力,这与文献检索所强调的信息能力一致。基于循证医学的文献检索能为解决临床问题与开展临床决策等提供高效资源,并及时跟进最新研究进展,体现了循证医学对于文献检索的意义,更是完善医药学研究生信息素养教育的有利契机。将文献检索的"查找"与循证医学的"求证"有机结合起来,既可以提高研究生的信息素养,同时也可以促进研究生循证能力的提升。

（一）循证医学证据检索与传统文献检索的区别

循证医学证据检索的目的是为临床实践查找此前所有的研究证据以获取最佳临床证据,因此其检索范围、数据库选择、检索策略制定、对检索结果的关注必然有别于传统的文献检索,见表6-7。

表6-7　循证医学证据检索与传统文献检索

	循证医学证据检索	传统文献检索
检索范围	强调全面、系统地检索当前全球所有的生物医学文献包括正在进行和未发表的临床研究文献(灰色文献)	不强调检索全部相关文献,也很少对正在进行的研究和未发表的文献(灰色文献)进行检索
数据库选择	检索所有相关的临床证据数据库、临床实践指南数据库和书目数据库	以书目数据库为主
检索策略制定	严谨、科学,特别是制作系统评价的检索策略要求严格	无严格要求
对检索结果关注	关注临床证据级别,尤其重视系统评价和随机对照试验的研究结果,重视对文献的真实性、方法学的评价	关注与自己研究契合的文献,同时较多关注述评文献或综述文献,不涉及文献真实性和方法学的评价

（二）用证检索与创证检索的区别

循证医学证据检索根据检索目的不同分为用证检索与创证检索,前者主要目的是通过检索获取最佳证据,应用于临床问题的解决或指导临床决策,强调查准率,主要检索二次证据数据库;而后者主要目的是创建证据,强调应尽可能搜集目前所有的相关研究以期创建出客观全面的循证证据,对查全率要求高,既要查原始临床证据也要查二次临床证据,两者在所检索证据类型、数据库选择、检索策略制定、检索方式、对检索结果关注等方面均有所区别,见表6-8。

表6-8　用证检索与创证检索的区别

	用　证　检　索	创证检索(如系统评价制作)
证据类型	以二次临床证据为主,原始临床证据作为补充	必须包括原始临床证据并查询二次临床证据
数据库选择	可遵循"6S"循证信息资源模型,重点检索临床指南数据库、循证医学数据库,补充综合性文献数据库	先检索原始研究主要数据库,再扩展检索其他相关来源还应包括在研临床试验数据库、灰色文献(药企、会议论文)
检索策略制定	注重查准率,可以利用主题词提高查准率	注重查全率,确保最大限度地查找相关研究
检索方式	以计算机检索为主,人工检索不做强制要求	除计算机检索外须辅以人工检索
对检索结果关注	关注证据级别高和推荐意见强的报告,如 GRADE 证据分级系统推荐的高质量证据	关注高质量原始研究

第二节　循证医学证据检索

一、循证医学证据资源

近年来,循证医学的证据量不断增加,随着信息技术的发展,循证医学信息资源的整理也日趋成熟。加拿大麦克马斯特大学(McMaster University)临床流行病学与生物统计学教授布赖恩·海恩斯(Brian Haynes)于2001年、2006年、2009年分别提出了"4S""5S""6S"金字塔模型对循证医学证据资源进行了分类。如图6-4所示,"6S"金字塔模型,模型中每一个"S"代表一类循证医学资源,在循证检索实践中,最优选择检索计算机决策支持系统(system),其次是证据总结(summaries),若无法使用这两类循证资源或不能检索到相关证据,再逐级往下查找证据摘要(synopses of syntheses)、系统评价(syntheses)、原始研究摘要(synopses of studies),最后考虑原始研究(studies)。

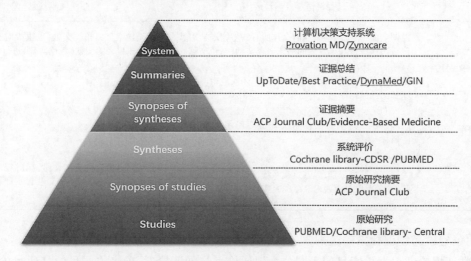

图6-4　循证医学证据资源的"6S"金字塔模型

1. **计算机决策支持系统(system)**　是指针对某个临床问题,概括总结所有相关文献的研究证据,并通过电子病例系统与特定患者的个体情况结合,为医生提供决策的信息支持系统。此类数据库整合度高,主动推送信息,如Provation MD、ZynxCare等,但目前功能还不完善,未能广泛应用。

2. **证据总结(summaries)**　是指整合来自此级以下的最佳证据,并为某个特定的疾病相关选项提供全面的证据。这类资源既有像教科书一样的背景知识介绍,又有相关的最新证据总结,还结合专家经验针对不同临床主题和患者人群给出相应的推荐意见、推荐强度和证据级别,如DynaMed、UptoDate、Best Practice、GIN等数据库,目前进行循证医学实践检索临床证据主要应用此类数据库。

3. **证据摘要(synopses of syntheses)**　即循证期刊摘要。为了帮助临床医生快速、有效地查找文献,临床专家和方法学家一起对主要医学期刊上发表的原始研究和二次研究证据进行严格评估后,对所收集整理的文献做出综合、简述,附上专家推荐意见,并以摘要形式再次出版。常用的资源有*ACP Journal Club*、*Evidence-Based Medicine*、*InfoPOEM*、*Bandolie*和《中国循证医学杂志》。

4. **系统评价(syntheses)**　是针对某一具体的临床问题(如疾病的病因、诊断、治疗、预后)系统、全面收集已完成或正在开展的研究,经严格评价后,筛选出符合质量标准的文献,进行定性或定量分析(Meta分析)后得出可靠的综合结论。系统评价可以分为Cochrane系统评价和非Cochrane系统评价,前者由Cochrane协作网制作并发表在Cochrane图书馆,后者发表在杂志上。最常用数据库资源是

Cochrane 系统评价数据库与 PubMed。

5. 原始研究摘要（synopses of studies）　对原始临床研究数据进行评价和总结，如 ACP Journal Club。

6. 原始研究（studies）　主要包括前面各个章节所述的各种全文、文摘型的数据库。通常只有在上述几种数据库资源中未能实现检索需求时，才检索原始研究数据库。具有一定特色的原始资料库有 PubMed Clinical Queries（http：//www. ncbi. nlm. nih. gov/Pubmed）和 Cochrane 临床对照实验中心注册库（Cochrane Central Register of Controlled Trials，CENTRAL）。

二、循证医学证据检索步骤

循证医学证据检索与传统文献检索步骤基本一致。主要包括：分析需求，明晰检索要素；选择合适的检索工具；制定检索策略、实施检索；筛选、阅读相关文献；评估检索结果，调整检索策略 5 个步骤。循证医学证据检索有别于传统文献检索在于分析需求，明晰检索要素时通常可以借助 PICO 的模式；其次是选择检索工具，筛选、阅读文献时需要借助循证医学证据的分类与分级作为指导。以下简要介绍证据检索的流程与步骤。

授课视频：循证医学证据检索步骤

（一）分析需求，构建 PICO

在进行检索之前，首先需要对检索的需求进行有效分析，析出其中涉及的核心概念及其内涵与外延，确定这些概念之间的关系；明确检索的内容、目的与要求，以确定检索范围、年限及证据类型等。

根据临床实际情况，通常临床问题大致可分为一般性问题、特殊性问题及患者关心的问题 3 种类型。① 一般性问题，又称背景问题，主要是一般知识问题如某一疾病常用治疗药物有哪些、影响发病因素有哪些等。② 特殊性问题，又称前景问题，是诊治患者过程通过综合分析判断后，从专业角度提出的问题，涉及疾病诊断、治疗、预后、病因和预防等各个环节及与治疗有关的患者生物、心理及社会因素等，如不同诊断方法的敏感性，干预措施的利弊，影响疾病预后的相关因素，危险因素的暴露与干预等。③ 患者关心的问题就是根据患者的实际状态，结合他们的意愿提出的临床问题，如年轻与年老的女性患者对乳腺癌采取何种手术方式关注不一样，年轻女性更关注对以后生活的影响，而年老者则更关注复发率。另外，根据临床问题的来源不同，又可分为诊断、治疗、预后、病因、预防、不良反应和成本经济学等类型。

如何把以上临床问题转化成可检索的内容，即从实际问题出发将问题拆分成简要、可查询的词组组合进行检索（构建检索策略），目前通常依据 PICO 原则来转化临床问题，它能快速析出临床问题的核心要素，找到关键词。PICO 包括 4 个要素：P 表示 patient/population——指特定患者或人群；I 表示 intervention/exposure——干预措施/暴露因素，包括各种诊治措施或有关因素；C 表示 comparison——对照措施；O 表示 outcome——指由干预导致的包括死亡率、患病率、生活质量等临床结局。PICO 构成了临床问题的基本要素，在检索实践中可根据具体临床问题选择最重要的要素，一般可以选择 P 和 I 其中一个或两个检索元素，如检索结果太多则加入 C、O 进行限定以缩小检索范围。此外，还应注意判断临床问题分属于诊断、治疗、预后、病因、预防、不良反应和成本经济学中的哪一类问题，因为不同类型临床问题对应的最佳证据的类型不一样，明确临床问题的类型有利于数据库选择与精确检索。

（二）选择数据库

证据检索一般根据临床问题的类型、检索需求及循证资源数据库的特点并考虑数据库的可及性（是否有条件使用这些数据库），先检索密切相关的数据库，如果检索结果不能满足需求，再检索其他数据库。若通过需求分析明确是寻找背景问题的答案，则选择教材、百科、参考书、指南等证据类型集中的数据库如在线百科、UptoDate、Best Practice、GIN 等或纸质版教材等；若需要解决的是前景问题，则选择原始研究、系统评价、临床指南、循证知识库等证据类型对应的数据库如 PubMed、Cochrane Library、UptoDate、Best Practice 等。也可以按"6S"模型来选择数据库,理论上选择数据库的方法为:① 优先选择计算机决策支持系统类数据库,如所在单位没有此类数据库或不能解决问题时,再依次逐级选择证据总结、证据摘要、系统评价、原始研究摘要和原始研究类数据库。② 按"6S"模型逐级使用数据库检索,一旦在某一级数据库获得临床证据,就不需要去检索其他级别的数据库。③ 临床证据检索之前首先需明确临床问题及类型,合理选择相对应的数据库。

实际检索中"6S"模型太复杂,且计算机决策支持系统类数据库极少,功能也不够完善,很少能用到,一般是在其他 5S 中进行检索。实际检索中具有分水岭意义的是证据总结类数据库与其他 4S 的区别,因为证据总结类数据库是高度整合的知识库,提供一站式服务平台,囊括与临床问题相关的所有证据及背景信息,检索简单易上手,数据更新及时。证据总结以下级别的数据库包含的内容通常零散发表在期刊上,如证据摘要中 *ACP Journal Club*、*Evidence-Based Medicine* 期刊;系统评价中 Cochrane Library 系统综述及原始研究,均可通过 PubMed、Embase 等数据库检索到。因此,选择循证医学数据库可分为证据总结和非证据总结,证据总结数据库不能解决问题时,直接检索 PubMed、Embase、Web of Science、Scopus、中国知网、万方数据、维普网、Sinomed 数据库。在实际检索时,一些跨数据库检索平台也可选择,这些跨数据库检索平台可以同时提供原始研究、系统综述、临床实践指南等内容且检索结果更加精准,如 Trip database、深圳市迈特思创科技有限公司临床循证医学检索系统(EBM)等。创证检索如系统评价的制作强调尽可能系统全面收集原始研究证据,因此在数据库选择方面有所差别,这部分内容将在本章第三节进行阐述。

(三)制定检索策略、实施检索

检索策略的构建主要包括选定检索词、编写检索式、选择检索途径、平衡查全与查准率等。证据总结类数据库是高度整合的知识库,检索趋于智能化和人性化,只需输入简单的检索词或通过分类导航的浏览即可获取答案及相应证据。如果通过证据总结类数据库的检索无法解决问题,需要检索其他类型数据库时,就必须列出核心概念所对应的检索词,借助 PICO 模式来厘清检索词之间的逻辑关系编写检索式,并根据数据库提供的途径与功能,合理构建检索策略进行检索。证据利用的检索是为快速获取解决临床问题的答案和最相关的高质量证据,要求构建"查准"的检索策略;证据制作的检索是最大限度地获取临床问题的所有证据,需要构建"查全"的检索策略。

检索词应包括主题词与关键词,为保证查全率还应尽量选全同义词、词根相同时可以用截词符等。检索词选定可以参考以下方法:① 检索已发表的系统评价/Meta 分析的文献查看文中所用检索词作为参考。② 利用 PubMed 的 MeSH database 检索相应主题词查看"Entry Terms"辅助检索词的选择,注意多数外文数据对于名词的单复数检索并无区分,因此只需选定其中一个即可,另外"Entry Terms"中带","的先组词一般在其他数据库并不适用可以舍弃;还可以利用树状结构的上位概念与下位概念来辅助选择检索词。③ 利用中文数据库提供的同义词功能辅助选择;利用词典、药典、药物数据库查找药品商品名及近义词。④ 对相关核心概念进行尝试检索,通过浏览检索结果与阅读相关文献,补充扩展检索词。

编写检索式则是运用各种运算符(包括布尔逻辑运算符、截词符、通配符等)组合所选定的检索词,形成数据库可以执行的检索表达式进行检索。PICO 四要素是逻辑"与"的关系用"AND"连接,而各要素对应析出的检索词是逻辑"或"的关系用"OR"连接。然后再根据数据库提供的检索途径与功能对检索式进行细化:如 PubMed、Cochrane Library、Embase 等数据库提供主题词检索可选择主题词途径使用更简洁的检索式进行检索,而未提供主题词检索的数据库则只能构建较完备的检索式以避免漏检;循证医学资源相关数据库包括专门查找某些类型证据的数据库如 Cochrane Library、GIN 等和综合性数据库如 Web of Science、中国知网、万方数据、维普网等；有的数据库具备证据类型过滤功能可以根据证据类型对检索结果进行筛选如 PubMed、Embase、Trip database 等，有的数据库没有此类功能在检索时应考虑将证据类型对应的检索词加入检索式中，以便快速筛选与获取高质量的证据文献如 Web of Science、中国知网、万方数据、维普网等。检索策略的制定涉及专业背景知识、检索语言、检索技术、数据库原理、逻辑思维等多领域知识与技能的综合运用，是一个系统又复杂的过程，需要在实践中不断训练与积累。

（四）筛选与阅读检索结果

临床问题能否解决取决于能否获取质量高且相关度好的证据，因此对检索结果的筛选与阅读是循证医学证据检索中非常重要的步骤，一般可以遵循以下原则。

（1）从证据类型筛选入手，按照证据的强弱级别优先选择证据级别高的文献。实际上有关诊断、治疗、预后、病因、预防、不良反应和成本/经济学等临床问题，每一类问题均有对应的最佳研究设计，相应也会产生其对应的最佳证据类型和证据分级，见表6-9。如治疗、预防类的临床问题，特别关注随机对照试验，而有关随机对照试验的系统评价研究则为最佳研究证据，然后证据的优先级别依次是随机对照试验、队列研究、病例对照研究、病例报告；有关诊断检验准确性的证据，特别重视横断面研究，而不是随机对照试验。因此，在检索到相关证据时可以首先筛选、阅读二次临床证据、再依次按证据优先级别往下阅读，寻找到最适合解决该类问题的最佳临床研究证据类型。

表6-9　不同问题类型对应的最佳研究设计

问　题　类　型	最佳研究设计
治疗类问题	随机对照试验>队列研究>病例对照>病例报告
预防类问题	随机对照试验>队列研究>病例对照>病例报告
病因/危害类问题	随机对照试验>队列研究>病例对照>病例报告
诊断类问题	盲法、与金标准对照的前瞻性队列研究
预后类问题	队列研究>病例对照>病例报告
成本/经济学问题	经济学分析

（2）通过题名、摘要初步判断文献与临床问题的相关性。用证检索主要判断文献是否涉及临床问题的相关要素（干预手段、暴露因素），是否适合临床问题的患者情况等；而创证检索，需判断文献是否符合事先制定好的纳入和排除标准。

（3）对相关度与质量等级高的文献需展开全文阅读，以获取证据支撑；如为证据制作的检索当筛选到潜在的有可能符合纳入标准及不能确定是否需要纳入和排除的检索结果，也应阅读全文，以进一步判断或评估。

（4）筛选与阅读检索结果时应注意查看证据文献的时间，随着新研究的推进，需要不断更新证据；若新证据与已有证据结论不一致应注意比较证据的级别与质量。

（五）评估检索结果

对检索结果的评估主要是看检索的结果是否能解决之前提出的临床问题，如果问题解决可以结束检索。用证检索对检索结果质量的判断主要依据证据的级别和临床适用性；创证检索对检索结果的评价主要判断所构建的检索策略是否最大限度地网罗相关研究。

如果经评估后检索结果不能解决临床问题则需要分析原因,调整检索策略再检索:若因数据库收录范围的问题,则更换其他数据库再进行检索;若获得的高级别的临床证据年代太过久远,则应依次往下检索低级别数据库以补充最新证据;若因检索词提炼或检索策略不当导致检索结果的偏差,则需分析检索结果,调整检索词与策略重新检索。如此反复直到获得解决问题的答案或明确就目前证据暂时无法解决的问题。一般来说,高级别的循证资源数据库因证据充分、经整合后具有高度浓缩和结构化的特点,反复的次数少或无须反复,而级别较低的循证资源数据库因证据数据庞大、质量参差不齐,需要反复进行分析,调整检索策略,才能获取满足需求的信息。

三、常用循证医学资源检索

"6S"金字塔模型包括循证医学数据库、临床指南数据库、生物医学数据库、循证医学期刊等数据库资源,每类循证资源均涉及多个数据库,在实际检索中针对不同类型的证据可选择一个或多个进行检索,以下介绍 UptoDate、Cochrane library、指南网站、PubMed Clinical Queries、循证医学综合检索平台(EBM、Trip)等数据库的检索。

（一）UptoDate

1. 概况　UptoDate(http://www.uptodate.com)数据库采用统一的结构提出问题,较全面收集相关的循证医学文献,采用分级评价证据的质量,并提出推荐意见。UptoDate 覆盖了常见的 25 个临床专科,涵盖了诊疗全流程和生命全周期的绝大多数疾病及其相关问题。全部临床主题都是由世界知名医生撰写和编辑,他们通过浏览同行评审的期刊再加专业经验和意见形成相关主题内容,并根据研究进展随时对专题内容进行更新。UptoDate 整合研究证据的基础上,采用 GRADE 证据分级对证据进行分级与推荐。目前已收录 12 400 多篇临床专题、9 800 多条分级推荐意见、37 000 多张图像资料、7 600 多篇英文药物专论、544 000 多条 MEDLINE 参考文献等内容。

2. 检索　UptoDate 支持中英文检索,可以在首页检索框输入疾病名称、临床表现、检验检查结果、药物名称等所对应的检索词,尽量不采用复杂的检索式,可以选择针对性强的一个或多个检索词以空格隔开进行检索。使用"指南 检索词"可查找欧洲、美国、加拿大、澳大利亚、日本等地区及国际权威学会发布的指南和共识意见。在检索结果界面检索框下可选择成人、儿童、患者、图表对检索结果进行筛选和排序,此外系统会利用自动联想功能推荐相应的检索词,可根据实际情况进行有效利用,如图 6-5 所示。点击检索结果的标题查看专题正文,专题正文上方提供了"专题正文内检索"的功能,专题标题下方是专题作者及翻译专家团队介绍与专题更新时间,点击相应作者可以查看更详细的信息。左侧为专题的提纲区,点击相应的标题可以跳转到相关内容。

（二）指南数据库

1. GIN

（1）概况:国际指南协作网(Guidelines International Network, GIN)成立于 2002 年,是一个全球性的协作网络,至今已有来自 61 个国家的 111 名组织成员和 135 名个人成员,旨在促进国际或国家之间的协作,通过使用证据和实施循证指南来改善医疗保健,是目前全球最大的指南数据库之一。通过 GIN international guideline library(https://guidelines.ebmportal.com/)可以检索到大量的指南还可通过作者、国别、语言、所属领域等对指南进行聚类查看。

（2）检索:GIN 希望访问者可以通过免费、轻松、一站式访问全球已发布的指南和开发指南,2020年 9 月对检索界面进行了改版,采用简洁的一框式检索方式。检索不支持使用布尔逻辑运算符与通配符,只需在搜索框输入感兴趣的术语。可以通过左侧蓝色框选择过滤器(作者、认可组织名称、申请国家、语言、出版范围、出版年份等)限制检索,如图 6-6 所示。

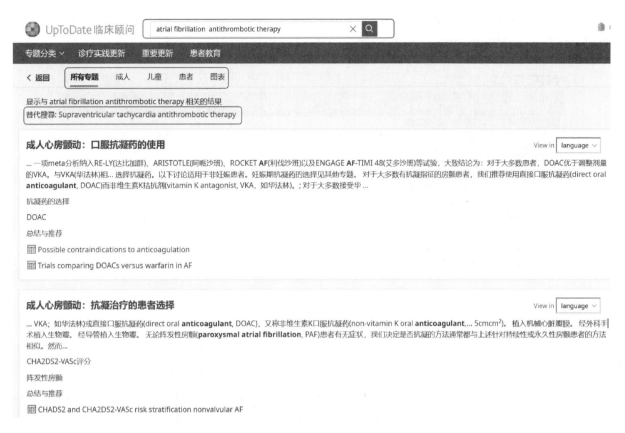

图 6-5　UptoDate 检索结果界面

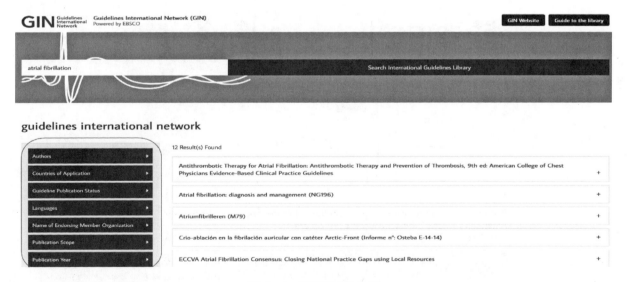

图 6-6　国际指南协作网

2. NICE

（1）概况：英国国家卫生和临床技术优化研究所（National Institute for Health and Clinical Excellence，NICE）（https://www.nice.org.uk/）创建于1999年,是英国国家医疗卫生服务体系重要组成部分,通过制定国家层面的指导、建议、质量标准和相关信息以促进英国卫生和社会保健。目前收录了1 760 份指南、335 份建议、200 份质量标准等相关循证资源。

（2）检索：在 NICE 首页上方提供基本检索,左侧可从疾病、健康和社会服务、保健、生活方式和幸福、群体等领域分类浏览相关指南,如图 6-7 所示。点击"View all guidance",可以浏览全部指南也可以通过标题或关键词进行检索。

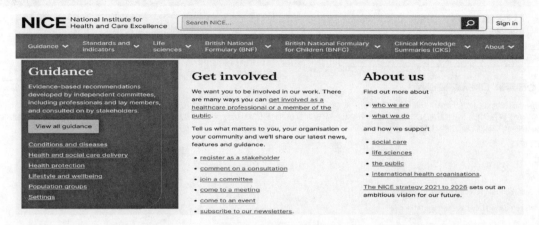

图 6-7　NICE 首页

(3) BIGG International database of GRADE guidelines：BIGG(https://bigg.bvsalud.org/en/home-en)是由泛美卫生组织(Pan American Health Organization, PAHO)建立的一个国际性公共卫生机构,成立于1902 年,既是美洲的专门卫生机构也是 WHO 的美洲区办事处,总部设在华盛顿,在 27 个国家设有办事处和 3 个专业中心,致力于在美洲地区各成员国开展技术合作推动循证决策,以改善和促进健康。BIGG 主要提供检索使用 GRADE 制定的指南,目前收录 1 883 份指南,支持布尔逻辑运算检索,检索结果提供主题、机构、文献类型、语言、年代等过滤条件的筛选,如图 6-8 所示。

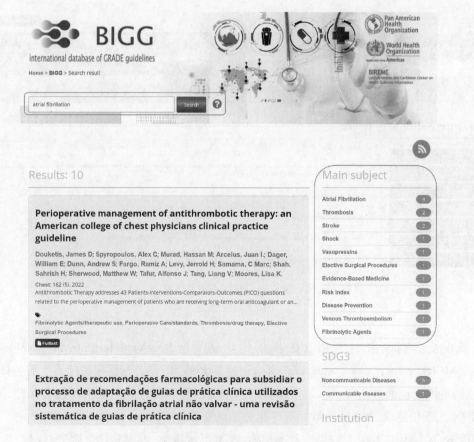

图 6-8　BIGG 检索界面

（三）Cochrane Library

1. 概况　Cochrane 协作网是 1993 年于英国成立的非营利组织,目前已超过 190 个国家参与者,旨在通过收集、总结研究中的最佳证据助力健康决策。Cochrane 协作网通过 Cochrane Library（https://www.cochranelibrary.com/）为开展医疗保健决策的人员提供循证资源。Cochrane Library 是临床证据的重要来源,主要包括 Cochrane Reviews、Trials、Clinical Answers 三部分内容。

（1）Cochrane Reviews：Cochrane 系统评价数据库（Cochrane Database of Systematic Reviews, CDSR）是医疗保健领域系统综述的主要资源,收录了由 Cochrane 协作网系统评价小组在统一工作手册指导下完成的系统综述,这个工作手册系统详细、方法科学严谨,主要是针对特定疾病或其他医疗保健问题的医疗介入方式,并摘述随机对照试验的研究结果,判断该医疗介入方式是否有效。因此通过阅读这个系统综述可以迅速了解医疗介入方式的现状及其有效性。Cochrane 系统评价是现有的各种系统评价中撰写最规范、学术审核最严格、质量保证措施最完善的评价。像顶尖医学杂志《柳叶刀》《新医格兰杂志》《英国医学杂志》《美国医学会杂志》等一致认为 Cochrane 系统评价是最具参考价值的系统评价并称其为金标准。除收录已完成的系统评价外 Cochrane Library 还收录了其正在进行或即将开展的系统评价方案（protocols）、述评（editorials）及 Cochrane 学术讨论会和相关会议的摘要等补充资源。

（2）Trials：Cochrane 临床对照试验中心注册数据库（Cochrane Central Register of Controlled Trials, CENTRAL）汇集了 Cochrane 通过计算检索、手工检索及系统评价小组特别注册等方式收集到的大量随机对照试验（randomized controlled trial, RCT）和准随机临床对照试验（quasi‐RCT, q‐RCT）。其中大部分记录来自 PubMed 和 Embase 等书目数据库,还包含了其他已发布和未发布的资源如 ClinicalTrials.gov 和 WHO 的国际临床试验注册平台的相关临床试验。

（3）Clinical Answers：Cochrane 临床答案（Cochrane Clinical Answers, CCA）是 Cochrane 和 Wiley 合作开发的,基于 Cochrane 系统评价的结果为严谨的研究者提供可读性强、易于理解及注重临床意义的循证答案。每个 Cochrane 临床答案都包含一个临床问题、一个简短答案及相关 Cochrane 系统评价结果的数据。证据以表格形式显示,包括描述、数据和图形链接,为临床问题提供有据可循的答案,帮助相关医务人员完成临床决策。

2. 检索　Cochrane Library 提供了分类浏览、基本检索与高级检索 3 种检索方式,如图 6-9 所示。在 Cochrane Library 主页面最下方还可以按主题（by topic）、按 PICO 要素（by PICOs）分类浏览相应的 Cochrane 系统评价。以下主要介绍基本检索与高级检索。

（1）基本检索：只需在 Cochrane Library 主页面上方检索框选择检索字段（如标题、作者、摘要、关键词等）然后输入检索词或检索式,点击检索即可。基本检索支持逻辑运算符（AND、OR、NOT）、通配符（?）、截词符（*）、短语检索（""）、位置运算符（NEAR、NEAR/x、NEXT）等。例如,在检索房颤抗凝治疗的相关证据,在基本检索框输入"atrial fibrillation AND antithrombotic therapy",在检索结果界面可以总览 Cochrane Reviews、Cochrane Protocols、Trials、Clinical Answers 等资源的命中数量、查看所使用的检索式、导出文献,文献概览界面还可以查看文献的 PICO 各要素,右侧提供了时间、翻译语言、系统综述类型、主题等过滤条件。

（2）高级检索：通过 Cochrane Library 主页面上方选择"Advanced search"进入,高级检索提供了 Search、MeSH、PICO 3 种检索方式及检索管理器（search manager）。

1）Search 检索方式：Search 检索方式的检索规则与基本检索一致,检索时可以在检索框中输入检索词或检索式。也可通过下方的"+"来增加检索框,通过检索框右侧的下拉菜单选择检索字段与逻辑运算符。此外通过"Search limits"可对检索结果的内容类型、出版时间、临床试验时间、Cochrane 系统评价小组等进行限制检索。

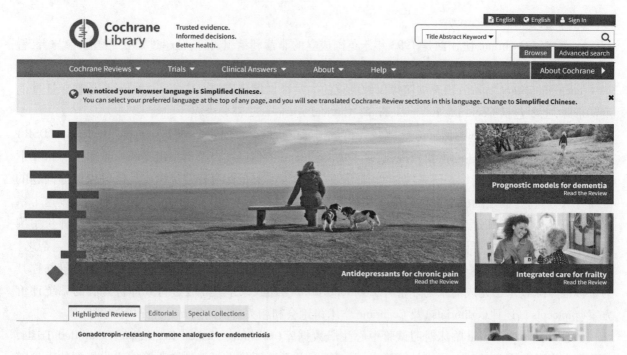

图 6-9　Cochrane Library 主页面

2）MeSH 检索方式：单击"Medical terms（MeSH）"即可进入 MeSH 检索页面，在检索框输入检索词，自动完成功能将显示常见的检索词，当选择输入的词为 MeSH 术语时则可在右侧使用 MeSH 副主题词检索，点击"Look up"，在检索框下会显示与检索词精确匹配的主题词、主题词注释信息、主题词树状结构等信息，右侧则显示命中结果数，通过"Save search"单独保存一个 MeSH 检索以备再进行组配检索；点击下方"View results"可以跳转到结果界面。通过 MeSH 检索可以检索到 Cochrane Reviews，来源于 PubMed、Ct. gov、ICTRP 的临床试验，而来源于 Cochrane、Embase 和手工检索的临床试验及 Clinical Answers 无法通过 MeSH 检索。

3）PICO 检索方式：单击"PICO search"即可进入 PICO 检索页面，在检索框输入检索词，然后从下拉菜单中选择相应的术语，选择术语后检索框右侧将显示该术语对应的 PICO 的要素。点击"Run search"，检索结果界面左侧可以对 PICO 要素进行过滤条件的选择，右侧是检索结果的具体显示。

4）检索管理器：单击"Search manager"即可进入检索管理器页面，可以查看通过 Search 检索与 MeSH 检索的检索历史，可对先前的检索策略进行逻辑组配，构建更复杂的检索表达式进行新的检索。将主题词检索与关键词检索结合起来制定检索策略，可以获得更好的检索结果。检索管理器功能只有 Cochrane Library 的注册用户才可能使用。

（四）PubMed Clinical Queries

1. 概况　PubMed Clinical Queries（https://pubmed. ncbi. nlm. nih. gov/clinical/）是专门为临床医生设计的查找循证医学资源的检索方式。Clinical Queries 将临床问题分为治疗（therapy）、诊断（diagnosis）、病因（etiology）、预后（prognosis）和临床预测指南（clinical prediction guides）5 个方面进行检索。

2. 检索　采用 PubMed Clinical Queries 检索只需在检索框内输入检索词或检索式，然后对治疗、诊断、病因、预后、临床预测指南进行限制，同时可以选择"Broad"（灵敏度——强调查全可以检出的文献多些）和"Narrow"（专指度——强调查准可以检出的文献少些）来调整查全率与查准率。检索后跳转到 PubMed 检索结果界面，再通过 PubMed 文献类型过滤器来筛选出相关循证医学证据。

（五）临床循证医学检索系统

1. 概况　临床循证医学检索系统（Clinical Evidence based Medicine Retrieval System，EBM）是由深圳市迈特思创科技有限公司开发的循证医学检索集成平台，平台的集成性主要体现在资源与功能上的整合：在资源方面该系统整合了 PubMed、Cochrane Library、*ACP Journal Club*、POEMS 等循证医学资源及国际临床试验注册资源；功能上采用 PICO、临床查询、主题词检索等多种特色的检索方式，还以国际权威的证据评价系统为标准设置二次研究证据、二次文献证据、一次文献证据、零次文献证据等多种证据评价与过滤功能，帮助临床研究人员迅速定位高质量与可靠性强的文献。此外，平台还设置了多种实用功能如检索结果的多维度聚类与可视化、中文翻译（划词翻译、机器翻译、主题词汉化）、证据强度揭示、多途径全文获取通道等，方便快捷获取循证资源。

2. 检索　EBM 设置了专业检索、导航检索、二次资源检索 3 种检索方式，帮助临床人员快速检索精确获取临床问题答案，同时在检索过程中获取掌握临床诊疗证据知识，以满足不同的检索需求。

（1）专业检索：提供了文本词检索、主题词检索、PICO 检索、临床查询、检索历史等不同的检索方法，它们具有不同的特点，用户可以根据需求及对临床问题认知与分析来选择不同的检索方法。比如文本词检索可以使用布尔逻辑运算符、通配符、截词符等检索技术编写完整的检索表达式进行检索，也可对字段、出版年进行限定检索；主题词检索可以检索相应的主题词，可通过副主题词组配检索、限定主要主题词检索来提高查准率；PICO 检索可以将临床问题对应的 PICO 4 个要素分别填入相应的检索框中，且每一检索框均支持布尔逻辑运算符等检索技术；临床查询将临床问题分为治疗、诊断、病因、预后治疗效果、临床预测指南 5 种类型，用户可以根据需求快速、准确寻找到不同类型临床问题的相关证据。检索历史可以查看之前作过的检索，并对不同的检索式进行"AND、OR、NOT"组配重新再检索以获得更完善的检索结果。

EBM 检索结果设置了二次研究证据、二次文献证据、一次文献证据、零次文献证据多项过滤功能，并在每篇文献下标注了证据强度、全文获取通道等，为快速获取高质量循证医学证据的提供了便捷途径。以下简要介绍 EBM 的检索结果过滤器功能。

1）二次研究证据：可以筛选 Cochrane Library、*ACP Journal Club*、Clinical Evidence、POEMS 等重要的二次证据资源，以便临床人员及时获取高级别的证据。Cochrane Library 的重要性在上个资源已经阐述过了，这里不再作赘述。

Clinical Evidence 是一个不断更新的、权威的有关常见临床干预影响证据的最佳循证资源，涵盖了治疗和护理中最常见的病症，强调支持特定干预手段的最佳证据。

ACP Journal Club 是一个证据概要，曾经是美国内科医师学会主办的双月刊，2008 年 5 月以后，*ACP Journal Club* 融入 *Annals of Internal Medicine* 以月刊发表，旨在通过筛选和提供已出版的研究报道和文献综述的详细文摘，让医护人员快速掌握治疗、预防、诊断、病因、预后和卫生经济学等方面的重要进展。*ACP Journal Club* 从 120 多份临床期刊中筛选出方法学严格、涉及临床问题、报告了重要临床结局指标的高质量原始研究和系统评价，再让临床医生从中选择对临床有重要价值和影响的文献，以结构摘要形式进行总结，并由 1 名临床专家评估文献的方法和提出临床应用的建议。

POEMS 的证据更加关注是患者的终点指标（如发病率、死亡率、致残率、生命质量等），而这部分文献相当少，收录的是与临床决策高度相关的文献。

2）二次文献证据：主要是 PubMed 数据库中的 Guideline、Meta 分析、系统评价、会议共识四类证据资源。

3）一次文献证据：可选择队列研究、病例对照试验、临床试验、多中心研究、横断面研究、对比研究、血清流行病学研究、病例报告等一次文献证据。

4）零次文献证据：过滤出临床试验（clinical trial）所及的证据文献，包括正在进行的临床试验。

（2）导航检索：EBM 导航检索提供了 ICD - 10 疾病分类导航、MeSH 疾病导航和药物导航 3 种,无须进行检索词析出及构建检索策略来检索相关证据,而是直接根据疾病或药物的树状结构选择浏览相关证据。MeSH 疾病导航可以从学科角度去选择相应的主题,同时可以在主题词的详情界面查看主题词的定义、同义词、树状结构等内容,以进一步了解该疾病,如果已知疾病所对应的主题词则可以通过检索或字母导航快速找到相应的证据。药物导航是根据 MeSH 中的药物类树状结构进行编排的,可以灵活通过上、下位类来了解和查看相应的证据。

（3）二次资源检索：二次资源检索则是针对 Cochrane Library、*ACP Journal Club*、Clinical Evidence、POEMS、临床指南等重要循证资源提供的独立检索入口,以满足临床医生与研究人员的特定检索需求。

（六）Trip

1. 概况　Trip（Turning Research Into Practice, https://www.tripdatabase.com/）是由 Jon Brassey 和 Chris Price 博士于 1997 年开发的一站式循证医学搜索引擎。Trip 以"快速找到证据"为宗旨,汇集整合互联网上的循证医学资源,以期让用户快速、轻松地找到并使用高质量的研究证据来支持临床实践。Trip 收录来源于 Cochrane、NICE、PubMed、EBM、BestBETS、主要医学期刊（如 *NEJM*、*JAMA*、*Lancet*、*BMJ* 等）等高质量的医学信息资源,整合系统评价、证据摘要、临床指南及原始研究等证据资源及图像、视频、患者信息档案等。通过 Trip 可检索二次临床证据与原始循证医学证据。Trip Pro 在免费版上显示更多的检索结果（包括系统评价、图像、视频等）、全文链接及更多的功能。

2. 检索　Trip 提供了简单检索、PICO、高级检索等多种检索方法。支持布尔逻辑运算（AND、OR、NOT）、截词（＊）、短语搜索（""）等,高级检索仅 Trip Pro 用户才可使用。

Trip 检索结果界面提供了系统评价、证据概要、指南、临床试验等证据级别的过滤条件,并以不同的颜色标识,在文献概览中应用证据金字塔来表示证据级别,对应过滤条件列表中的相同颜色。

第三节　文献检索与系统评价

从 20 世纪中期起,由于缺乏规范的方法学指导,科学家们发现对数量庞大原始研究的筛选、评价及综合分析主要靠研究者的主观臆断,致使针对同一问题得出的结论也不尽相同。系统评价起源于研究合成（research synthesis）,亦称为系统综述。1972 年,英国著名流行病学家阿奇·科克伦（Archie Cochrane）主张"医学干预应建立在经过严格评价的、基于随机对照试验汇总分析的证据基础上"。1979 年,科克伦进一步提出应该将医学领域里所有相关的随机对照试验收集起来综合分析,并随着新的临床试验的出现不断更新,以便得出更为可靠的结论。随后,美国医师辛西娅 D. 马罗（Cynthia D. Mulrow）对 *JAMA*、*NEJM*、*Ann Intern Med* 和 *Arch Intern Med* 这 4 种著名医学期刊在 1985~1986 年间发表的综述分析后指出:医学综述应致力于解决一个具体的问题,应有效检索、应制定明确的纳入/排除标准、应标准化评价过程与方法、应客观全面整合结果,只有建立在系统且全面收集、评价和整合后的结论才可信。1989 年伊恩·查默斯（Iain Chalmers）的一项临床试验证明,在产科使用的 226 种方法中,有 50% 缺乏高质量的研究证据,这项试验震惊了整个医学界。同时也标志着现代意义上的 Cochrane 系统评价的雏形初步形成。1992 年,全球第一个 Cochrane 中心在英国卫生服务中心（National Health Service, NHS）的资助下于牛津大学成立,1993 年国际 Cochrane 协作网成立。

一、系统评价的基本概念

（一）系统评价

系统评价（systematic review）是一种全新的文献综合评价方法,"系统"和"评价"是"systematic

review"的两个重要特点。对于系统评价,多个组织和个人都对其进行了定义。如查默斯和奥尔特曼(Altman)将其定义为:"采用各种方法以减少偏倚和随机误差并将其记录在案和研究报告的方法部分里的一种证据合成方法。"美国医疗保健研究与质量局(the agency for healthcare research and quality, AHRQ)将系统评价定义为临床文献的总结。研究人员就某一特定临床问题,系统全面地收集证据,采用一定的标准评价和总结证据。通过对研究的客观评价和总结,进而解决一个特定的临床问题,也可包含定量数据分析。《流行病学词典》(*A Dictionary of Epidemiology*)(第五版)对系统评价的定义有3大要点:① 运用减少偏倚的策略严格评价与综合针对某一具体问题的所有相关研究;② Meta 分析不一定是这个过程的一部分;③ 它与 Meta 分析的不同之处在于其不包括对结果的定量总结。由此可见,系统评价是基于某一具体问题,采用系统、明确的方法全面收集所有未发表或已发表的相关研究,筛选出符合纳入标准的研究并严格评价,再进行定性或(和)定量(Meta 分析)合成,从而得出综合可靠的结论。

(二) Meta 分析

Meta 分析(Meta-analysis)被译为荟萃分析、元分析、统分分析等,Meta 分析的理念来源于数学、天文学,1904 年,统计学家卡尔·皮尔逊(Karl Pearson)在《英国医学杂志》(*British Medical Journal*)发表的有关伤寒疫苗有效性的研究,被认为是医学领域首次使用了 Meta 分析的方法理念。20 世纪 70 年代,Meta 分析开始出现在公共卫生健康领域,随后在医学领域得到广泛的应用传播。特别是随着循证医学的发展,Meta 分析因其能提高检验效能、提高效应量的估计精度、最大限度地减少偏倚,保证结论的真实性、客观性和可靠性,已成为循证决策的良好依据。

《流行病学词典》(第五版)对 Meta 分析的定义有3大要点:① 它是一种统计分析方法,针对独立的研究结果进行;② 它需考察研究结果间差异的来源,当结果具有足够的相似性时方可使用该方法进行定量合成;③ Meta 分析具有定性成分和定量成分。因此,可看出 Meta 分析是用于比较和综合针对同一科学问题研究结果的统计学方法,其结论是否有意义取决于纳入研究的质量,常用于系统评价中的定量合并分析。在一个系统评价中可以选用某个结局指标进行一次 Meta 分析,也可选用多个结局指标实施多个 Meta 分析。

二、系统评价与传统文献综述

传统文献综述亦称为叙述性文献综述(narrative review),是研究者针对某一领域或研究专题搜集大量相关文献资料,通过阅读、分析、整理、提炼出本领域的研究现状、最新进展,可能存在的问题及发展趋势,做出综合性介绍和阐述的学术论文,便于读者在短时间内了解某一专题的研究概况和发展方向,并提供参考文献。传统(叙述性的)文献综述是主观的,质量受作者专业水平的影响较大,对纳入研究的广度、正确性及质量评价极少说明,不能定量获得干预措施的总效应量,不同作者对同一领域的研究结果可能得到的结论不尽相同。故在接受或应用这类证据时,宜持谨慎态度。

系统评价与传统文献综述有相同的研究目的,即可为某一领域或专业提供大量的新知识和新信息,便于读者在短时间内了解某一专题的研究概况,同时两者多为回顾性、观察性研究。系统评价与传统文献综述的主要区别,见表 6-10。

表 6-10　传统文献综述与系统评价的区别

区　别	传统文献综述	高质量系统评价
研究题目	选题较大,宽泛;可能有明确的研究问题,但经常针对主题进行综合讨论,而无研究假设	选题较小,聚焦;有明确的研究问题和研究假设
检索方法	通常未制定详细的检索策略,收集所有相关文献	有彻底、明确的检索策略,收集所有发表或未发表的研究,以避免发表偏倚或其他偏倚

续　表

区　别	传统文献综述	高质量系统评价
研究计划书	常无	有预先的计划书
可重复性	较差	透明、可重复
原始文献的选择	通常未说明纳入排除标准	有明确的纳入排除标准，减少评价者的选择性偏倚
原始文献的评价	通常不考虑原始研究的质量	有严格的评价方法，并探讨潜在的偏倚及研究结果间异质性的来源
研究结果的合成	多采用定性方法	定性与定量的结合
研究结果更新	不要求	根据新的试验结果定期更新
完成人	通常为1人	至少2人

1995 年，伊恩·查默斯(Iain Chalmers)博士等指出系统评价与传统文献综述相比较，具有以下优点：① 有明确的方法学及流程以最大程度限制在纳入及排除研究的过程中出现偏倚；② 经过正式比较不同研究的结果，能得出概括性与一致性的结果；③ 得出的结论更为可信及精确；④ 大部分信息能迅速被研究者、卫生服务人员及政策制定者采用；⑤ 缩短了从研究发现到有效的诊断和治疗策略实施之间的时间；⑥ 可明确异质性产生的原因、对特定亚组产生新的假设；⑦ Meta 分析增加了全部结果的精确性。

三、系统评价的产生与价值

（一）系统评价的产生

针对不同研究问题的系统评价的基本流程相似，主要包含以下步骤：第一步，确定系统评价题目；第二步，撰写研究方案；第三步，选择数据库并制定检索策略检索文献；第四步，无偏倚地筛选文献；第五步，严格评价文献质量；第六步，提取数据；第七步，数据处理；第八步，解释结果，撰写报告；第九步，系统评价的完善和更新。

1. 确定系统评价题目　系统评价通过收集、评价和合成原始研究结果，从而得出综合性结论，正确的选题是最基本和最重要的第一步。系统评价的主题主要涉及两方面的内容，一是疾病，二是干预措施。选题应遵循以下原则：① 实用性，所选题目应能解决或回答当前医疗卫生领域关注的某一种实际问题。② 必要性，针对同一临床问题有多个研究，但结论不一致，或临床治疗方案存在较大争议的等问题的探讨。③ 研究性，所选题目应有一定数量、较高质量的原始研究，否则无法进行客观有效的评估。④ 创新性，在此领域没有人做过高质量的系统评价，或针对某些热点问题虽已有发表的系统评价，但质量不佳，当前证据不能明确回答。

若生产 Cochrane 系统评价，为避免重复，确定题目后需要在 Cochrane 相关评价小组注册填写系统评价申请表(review proposal form)，内容主要包括：立题依据、系统评价目的、研究入选标准(基于 PICOS要素)、研究团队成员的信息和制作系统评价的经历、经费资助情况、有无利益冲突问题、预计完成计划书和系统评价全文的时间等。完成提交后由系统评价小组请相关临床专家和方法学专家讨论决定是否注册成功。

2. 撰写研究方案　研究方案即研究计划书，主要制定纳入标准和进行方法学设计，内容包括研究背景、研究目的、纳入/排除标准、资料收集、文献筛选、质量评价、数据提取、数据处理等。Cochrane 系统评价一般要求在题目注册成功后 6 个月内完成评价方案并提交给系统评价小组评审,合格后发表在 Cochrane 图书馆。

3. 选择数据库、制定检索策略　系统评价强调尽可能系统全面收集可能纳入标准的全部文献包括已发表、在研及灰色文献,以避免产生选择偏倚,因此对数据库选择与检索策略制定要求相当严谨。

数据库的选择原则上凡可能查找到原始研究证据的数据库均纳入数据库的选择范围,制作系统评价必须检索 Cochrane Library(Cochrane Central Register of Controlled Trials, CENTRAL)、PubMed、Embase 3 个最重要数据库,补充检索 Web of Science、Scopus 等综合性数据库。此外,根据系统评价研究者所在国家/地区,还应增加本国家/地区数据库,如对国内研究者来说,中文至少包括中国知网(CNKI)、维普数据库(VIP)、万方数据库、中国生物医学数据库(SinoMed)4 个数据库。由于不同数据库所收录的资源存在交叉重叠,没有一个可以包罗万象的数据库,为保证检索的全面性,应同时检索多个数据库后对检索结果进行合并,再利用文献管理工具进行去重。

为了尽可能减少选择偏倚以获取更加全面、合理的证据,除上述数据库外,根据研究题目,还需考虑对如专题数据库、专著、会议论文及未发表和在研的临床研究开展检索。其中,对在研临床研究进行检索有利于纳入最新的临床研究结果,主要可以通过 WHO 国际临床试验注册平台及其授权的一级注册平台进行检索。如:WHO 国际临床试验注册平台(http://www.who.int/ictrp)、中国临床试验注册平台(http://www.chictr.org)、美国临床试验注册平台(http://www.clinicaltrials.gov)、澳大利亚-新西兰临床试验注册中心(http://www.anzctr.org.au)、印度临床试验注册中心(http://www.ctri.in)等。此外,还可通过网络搜索已发表的系统评价、指南、叙述性综述等文后的参考文献查找补充相关临床研究证据。

系统评价的检索强调查全率,因此检索策略的制定以全面、可重复性为原则:注意合理利用主题词与关键词、充分运用各种算符、尽量不对语种和时间进行限定,具体可参见本章第二节的相关内容;检索策略制定完成后开展尝试性检索,根据检索结果与检索需求对比,不断对检索方式、检索词、限制范围等内容进行修正,优化检索策略,以达到全面检索原始研究文献的目的。此外,系统评价除了计算机检索外,还应注意适当补充手工检索的内容。比如,有些相关领域重要的期刊电子版更新落后于纸质版的期刊虽然被数据库收录但未收录该期刊所有发表的文献或数据库正在收录,加工文献时,有可能会遗漏一些数据项,这时就需要采用手工检索以纳入相关文献。

4. 筛选文献　根据研究方案拟定的纳入和排除标准,对检索到的文献进行人工筛选。文献的筛选要设计筛选表和筛选说明,至少需要两名评价员独立筛选,以减少主观因素对筛选的影响;如果评价员多于 2 名,则需要交代每位评价员的具体分工,以保证筛选的一致性。

筛选过程应采用流程图展示,通常分为以下 3 步,如图 6-10 所示。① 初筛(删除重复文献和明显不相关文献),根据检出的引文信息,如题目、摘要,剔除明显不合格的文献,对肯定或不能确定的文献应查出全文再行筛选。② 二次筛选(合格性评价)。根据纳入标准,对可能合格的文献逐一阅读和分析,排除肯定不合格的文献,并注明原因。③ 三次筛选(与作者联系)。如果文献中提供的信息不全面或有疑问应先纳入,通过与作者联系获得有关信息后再决定取舍;若仍很难确定,则提交第 3 位评价员裁定。

5. 评价文献质量　多数系统评价是针对已完成的研究进行二次评估,纳入研究结果的变异会影响系统评价结果和结论的真实性和可靠性,因此,评估纳入系统评价的原始研究在设计、实施和分析过程中要减少偏倚。偏倚按来源分为选择性偏倚(产生于将观察对象分配到各组时)、实施偏倚(产生于提供干预的过程)、测量性偏倚(产生于结果测量分析)、减员偏倚(产生于随访过程)及选择性报告偏倚(产生于研究报告时)等。Cochrane 协作网推荐采用有关相关方法学专家、编辑和系统评价员共同制定的"Cochrane 偏倚风险评估工具"对纳入研究进行评价。

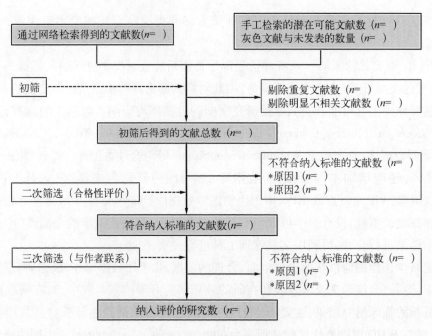

图 6-10   文献筛选流程图

此外,为防止评价员对同一问题存在不同意见或认识不统一,评价过程中至少需要 2 名评价员同时并独立进行,交叉核对,对不同意见应讨论解决,若无法统一,应征询第 3 名评论员的意见,如果意见仍不能统一,则归入待评价研究。

6. 数据提取   是将需要提取的信息手写或计算机录入数据提取表,此过程不是简单的原始文献摘抄,还涉及数据的处理和换算,如有的研究中血压用 kPa 为单位,而有的用 mmHg 为单位。数据提取表要精心设计,做到全面而不繁杂。不同题目的系统评价需要提取的数据信息不尽相同,但有些基本信息是一致的,包括:① 发表信息,如纳入研究的题目、文献编号,资料来源(如杂志名称、卷、期等),基金支持,作者姓名(前三位),通信方式等。② 研究特征,如研究的设计方案和质量、研究对象的特征和研究实施时间地点、研究措施或暴露因素的具体内容、结局指标测量方法等。③ 研究结果,如随访时间、失访和退出情况等。

7. 数据处理   系统评价的最终结果分析分为定性分析和定量分析。定性分析为描述性总结,针对纳入的研究存在较大的异质性,无法对数据进行合并分析。反之,若条件允许,可考虑进行定量评价——Meta 分析。Meta 分析的基本步骤包括数据提取、结果汇总、异质性检验、合并效应量估计及假设检验,可选择固定效应模型或随机效应模型分析合成,结果用森林图表示。

8. 解释结果,撰写报告   正确清晰地列述系统评价的结果,这有助于让读者了解作者的研究内容的真实性和适用性,判断系统评价的质量。结果表述主要包含以下内容:① 纳入研究的特点,包括初检命中文献数量,各个数据库文献数量、符合纳入标准的研究数、被排除的研究数量及排除原因,最终纳入的研究数量。② 纳入研究的方法学质量,应按照质量标准逐条表达。③ 数据处理结果,常用陈述方法是按主要测量指标、次要测量指标、安全性指标的顺序进行。④ 安全性结果表述,报告结果时,需要对不良反应和不良事件加以鉴别。

9. 系统评价的完善和更新   完善和更新是系统评价的重要部分。紧扣证据的适用性,阐述系统评价的潜在局限性。为保证评价结果的准确性和证据的可靠性,作者还应提出相关改进和完善策略,便于后期的更新工作。

系统评价的结论包括对临床实践和未来研究的意义这两方面的内容。在确定这两方面意义时,要考虑证据的质量、干预措施的利弊、卫生资源的利用,要避免引导倾向,把客观的信息呈现出来,旨在帮助医务工作者和决策者正确选择和应用。

系统评价发表后,还需要定期收集新的原始研究,按前述步骤重新分析、评价,补充新的信息及时进行完善更新。Cochrane 系统评价要求每 2 年更新 1 次,若无更新,需要具体说明原因。但如果发表的系统评价无确切结论,或针对该题目的新研究不断出现时,也可考虑是否有必要更新系统评价。

（二）系统评价的价值

1. 增加客观性,解决分歧　受研究者的科研水平等因素的限制,导致原始研究的质量参差不齐,针对同一问题的研究常常不一致,存在误导性,系统评价采用科学、严谨、客观的评价标准,能最大限度地减少各种偏倚和随机误差,对结局指标及其效应量进行更准确的评估,并能很好地解释不同研究结果间的异质性,可为医学科研、临床医疗实践和卫生决策提供真实、可靠的信息。

2. 提高效率,避免重复研究　系统评价是对现有的所有相关研究结果通过合成、二次分析后产生的综合性结论。应用系统评价,可免去研究人员花大量时间搜索、分析和评价复杂繁多的原始信息,节省时间。重复研究导致的研究资源浪费是目前科研界较为普遍性且严重的问题,《英国医学杂志》在2016 年发文章指出"所有新的研究都应以现有证据的系统评价/Meta 分析为前提"。因此,在科研选题前,围绕专业发展特点,纵览相关专题的系统评价,可有效避免重复,节约资源,找到有价值的研究方向。

3. 及时更新,反映最新科学动态　系统评价方法要求其结论要根据新近发表的相关文献及反馈性意见进行不断修改与更新,集中反映研究主题的发展动态和趋势,是在国际水平了解同行研究进展的最佳手段。

4. 提供证据,助力医疗卫生决策　随着生活水平的提高,人们对健康的要求也提升到一个新的高度,使有限医疗资源与无限增长的医疗需求之间的矛盾日益加剧。高质量系统评价可为医疗卫生管理人员制定政策时提供强有力的证据支持,促进医疗卫生决策的科学化,提高医疗卫生资源的合理分配和有效利用,降低决策的政治风险。

第四节　案例分析

医者是求真务实的态度、批判精神、人文关怀三者集中体现

循证医学核心思想是在医疗实践与决策中,将现有的最佳证据、医生的技能与经验、患者的意愿与价值观有机结合起来。循证医学证据检索实践是求真务实的态度、批判精神、人文关怀三者的集中体现,同时也是医药人员终身学习与知识更新的最佳手段。

医药人员首先需本着求真务实的态度,从医学实践的各个环节中发现需要解决的临床问题,基于所提出的问题,开展"最佳证据"的寻找并在寻找应用证据过程中不断实现知识的更新。力求尽量将证据应用于每一种临床决策中,证据存在时(如已有研究证明一个药物有效或存在明显副作用),忽视证据是无知和不负责任的行为。

　　高质量的证据是循证医学的核心内涵,应本着审慎的态度看待所获取的证据,以批判精神保障循证实践的有效开展。开展"最佳证据"的寻找应打破对"权威"的崇拜,根据临床流行病学和循证医学原则评价证据,对所有证据进行批判性和怀疑性的评价、评估证据在临床治疗方案的作用,做出合理决策。

　　循证医学强调证据在医学决策中重要性的同时,明确证据本身并不是决策,证据以外可以影响决策的因素包括了现在医疗的资源的现状、患者的需求与价值取向,临床医生与决策者应本着医者仁心的态度,适时站在患者的角度思考问题,充分考虑患者的根本利益与个体的差异性,要基于科学证据开展临床决策,提高医疗服务的水平。

　　本章的案例为真实临床案例,这位医生从临床实践中提出问题,并基于问题开展证据检索,在证据的检索过程中他注意到了证据概要中采用的系统评价为 2014 年的文献,再进行了证据的更新检索,并在高质量证据中获取了"达比加群 150 mg 每日两次与华法林相比,可降低中风或全身栓塞、颅内出血的风险,但胃肠道出血的风险更高,特别针对老年人。"这一有效结论,实现了知识更新。现实中这位医生为这位患者所拟订的治疗方案中,并不是服用达比加群而是建议患者服用华法林。基于与患者的交流,医生得知患者来自农村,经济有一定困难,达比加群是医保乙类用药,华法林为医保甲类用药,价格差距比较大。医生对比了服用华法林加定时检测凝血功能与心电图的费用总和,要比服用达比加群便宜,结合患者的意愿及患者具有离医院近的便利条件,最终建议患者服用华法林,使患者病情得到稳定控制。整个证据检索与应用的过程有效展现了医药人员求真务实的态度、批判精神及医者仁心的优秀品格,这也是在医疗实践中需要培养与秉承,且一以贯之的好品格。

第六章授课 PPT

思 考 题

1. 简述证据分类与分级在循证医学实践中的作用及如何指导证据检索。
2. 简述"6S"模型对于循证医学检索的意义及如何在检索实践中合理利用"6S"模型。

第七章
文献检索与药学服务

第一节　文献检索与药学服务概述

一、药学服务的概述

授课视
频：文献
检索与药
学服务

（一）药学服务的定义及特点

药学服务（pharmaceutical care），是药师所提供的以提高患者生活质量为目的，以合理药物治疗为中心的相关服务。即药师运用最新的知识与技术，通过与其他医药专业人员合作，设计、执行和监测将对患者产生特定结果的药物治疗方案，这些结果包括疾病的痊愈、减轻、疾病进程的阻止或延缓、疾病或症状发生的预防等。药学服务可以发生在整个医疗卫生保健过程中，或在药物治疗之前和过程中及愈后恢复的任何时期，围绕提高患者生命质量为目的，为公众提供与药物相关的专业服务。

药学服务是药师为维护患者乃至公众健康进行的专业服务，具备以下几个基本特征。

1. **药物治疗相关服务**　药学服务要求药师不仅要提供质量合格的药品，更重要的是，关注合理用药和合理治疗，要对药物参与的治疗过程进行决策，包括药品的选择、剂量的选择、给药方法的优化、治疗效果的评估等，同时还包括提供人文关怀，以实现安全、有效、经济的药物治疗。

2. **主动实施服务**　药师尽管不需要对患者提供实际的照顾，但药师对患者应提供发自内心的专业服务，这种行为方式不同于既往被动地按处方发药的服务方式，药学服务强调主动对患者健康进行关注，并且更应该尊重患者，重视患者的情感，体现药师的共情关怀能力。

3. **预期目标明确**　药学服务的预期目标包括预防疾病、治愈疾病、消除或减轻症状、阻止或延缓病程、减少不良反应，以提高公众生活质量，而不只是提供高药品质量，这些目标正是医护人员和公众所期望的，也是医疗卫生保健的最终目标。

4. **关注生活质量**　药学服务最初的定义是指为得到提高患者生活质量的最终结果，而向患者提供负责任的药物治疗。由此可见，药学服务应把药物治疗与提高患者的生活质量联系起来，体现对药物治疗本质认识的深化，药物不再仅用于防治疾病，更应以提高患者生活质量为目标。

5. **承担相应责任**　随着临床药学的发展，未来将逐步将药物治疗过程托付给药师去执行，监督落实药物治疗计划，以保证取得预期结果。这一过程中，药师需要倾注身心，直接对药物治疗结果负责。

（二）药学服务的发展历史

"药学服务"的概念出现于20世纪70年代，其理念源自"为药物使用负责"的思想，随后受到美国药学院协会（American Association of Colleges of Pharmacy，AACP）的重视，目的是让药师在整个卫生保健体系中控制药物使用，包括合理用药和减少整体医疗服务费用等。广义上的药学服务主要经历了3个阶段：第一阶段（20世纪70年代以前）是以药品供应为中心的传统阶段；第二阶段（20世纪70年代至80年代末）是以参与临床用药实践、促进合理用药为主的临床药学阶段；第三阶段（20世纪80年代末至今）是以患者为中心、提高生活质量的全方位药学服务阶段。随着发展阶段的不同，药学服务的服务对象、服务内容、服务方式也随之变化。AACP 于 1987 年提出：在未来的 20 年中，药师应该在整个卫生保健体系中体现自己控制药物使用的能力，尤其是减少整体医疗服务费用，如缩短住院期和减少其他昂贵的服务等。

中华人民共和国成立初期至 20 世纪 80 年代，我国药学服务主要处于供应药品时期。全国范围内存在药品规格和剂型不全、供不应求的问题，难以满足医院对于药物治疗与及时供应的需求。药学部门主要是解决药品有或无的问题，保障药品供应，药师所开展的工作也主要局限在采购、调剂、制剂及药品检验等方面，大致分为以调剂业务为主的阶段和以制剂业务为主的阶段。20 世纪 80 年代至 21 世纪初我国医院药学服务开始进入临床药学的发展时期。这一时期医院药学部门正式增加临床药学的职能，但由于医院药学部门"以药品为中心"的工作模式，其工作职能仍主要集中在药品采购、调剂和制剂，此阶段开展的临床药学工作关注和研究的重点依然是药品本身，许多工作属于临床药理学的范畴，其他如参加临床查房、制订个体化用药方案、控制药物滥用、书写药历、报告药品不良反应、药物咨询等临床药学工作在该时期尚未很好地开展。2009 年至今，随着"以药养医"机制的终结，医疗机构的收入减少，促进其进行成本控制，更加注重医疗服务技术和质量的提升，有益于医院的良性发展。药品零差率政策的实行促使医院对药学发展从关注创收转变为有效控制成本和合理用药，医院药学部门的工作由单纯供应型向技术服务与管理型转变。医院药师回归本位，更加关注如何用药，药学服务逐渐走上舞台，药师开始成为临床治疗团队中的一员，为患者制订用药方案，直接参与门诊处方和住院医嘱的审核与点评工作，有效地减少不合理处方的发生，一些医院开设药学门诊为患者提供精准用药等药学服务。2018 年11 月国家卫生健康委员会与国家中医药管理局联合发布《关于加快药学服务高质量发展的意见》，提出要进一步提高对药学服务重要性的认识；推进分级诊疗建设，构建上下贯通的药学服务体系；加快药学服务转型，提供高质量药学服务；加强药师队伍建设，充分调动药师队伍积极性；积极推进"互联网+药学服务"健康发展等意见。我国当前环境下，绝大多数的药师普遍缺乏药物评价、处方分析、临床用药分析、药品不良反应分析等方面的专业能力，只在医院药房或药店里从事基本的药品调剂工作。因此，以中国为代表的发展中国家在发展药学服务上，面临人才培养高成本和人力资源浪费的双重难题，还需继续学习欧美等发达国家的药学服务实践经验。

（三）药学服务的对象

药学服务就是药学人员利用药学专业知识和工具，向社会公众包括医药护人员、患者及其家属、其他关心用药的群体等，提供与药物使用相关的各类服务。

首先，药师是保障用药安全性、便利性和管理药品质量的专业人员，其服务对象是使用药物的患者及其家属，特别是难以自行用药的患儿及其家属，包括不同年龄、职业、文化层次的患者及亚健康人群和处于特殊生理情况的人群，如戒烟人员、孕妇、残障人群及老年患者等。其中老年患者由于病程较长、用药品种多、病种复杂，是药师的重点服务对象。药师服务对象除上述人群外，还包括医务人员和医疗机构等，药师可运用药物及相关专业知识，为其他医护人员如医师、护士等其他医院相关人员，提供药物咨询、药物配伍使用和药物治疗的相关建议，也可为医疗机构所关心的活动提供服务，如协助机构为所有患者提供最适宜的服务、帮助机构制定药物相关规则和指导方针（如药物使用标准等）。

（四）药学服务的内容

传统的药学服务总体是以药品为中心，以审方、调剂、复核、发药为主，主要职责是保障药品的充足供应，保证药物的安全、适宜存放，确保供药及时、安全、高效。另外，药师也应向特定的机构及时报告与药物治疗及不良反应相关的问题。随着科学技术的发展，电子药品管理系统得到了广泛开发和应用，如医疗机构采用自动配药系统取代传统的人工配药窗口，提高了配药效率，减轻了药师和药学技术人员的工作量。但治疗方案之间相互作用的复杂性及自动配药系统的配药速度过快，导致用药事故的发生风险增加。根据不同国家的发展情况,发达国家、发展中国家和欠发达国家间药学服务内容差别较为明显。以美国、英国、日本等为代表的发达国家,已普遍实行全程化药学服务,即要求药师走进临床科室,走近医护人员,全方位地发挥临床药学及其临床药学监护作用。而发展中国家和欠发达国家药学服务发展水平整体不如发达国家,其中发展中国家普遍处于第一阶段,药学服务发展已较为完善,正向第二、三阶段发展,而欠发达国家普遍停留在药师主要承担调剂职责的服务阶段。这主要是源于国家间经济实力、科技水平等差距,再加上发达国家注重以市场需求为发展导向,使大部分药师直接面向公众提供不间断的药学服务、拥有丰富的临床用药经验,且社会群体对药学服务工作具有广泛的认知度和较高的满意度。

当今,全方位为患者服务的药学服务内容主要包括以下 3 个方面。① 提供指导与建议:药师为患者提供个性化用药指导,依据患者具体情况,建议其选择合适的药物、剂量、给药途径;提供药物治疗相关信息,包括咨询了解所有治疗药物及联合用药相关注意事项,并提供适宜的用药方案建议或避免不合理用药。② 提供用药监护:药师评估医师处方、新药或新的给药途径及文献中药物研究设计方案的适宜性,审查用药是否达到治疗的目的;教育并监督患者用药,提高患者自行用药的依从性;监督药物使用过程中药学服务开展情况,如审核处方、调剂、治疗方法等。③ 协助合理用药:药师协助相关机构制定和实施适当的药物处方集、政策和规程,开发和建立综合疾病管理项目,完善医疗服务制度;参与医师查房和医务小组项目活动过程,做好用药的质量评估,保证药房服务等。

(五)药学服务的方式

受限于科技发展水平,在药学服务发展的第一阶段,药师和患者的沟通以面对面服务为主、以信件沟通为辅。后来,电子信息和通信技术的普及带动远程通信的发展,这使第二、三阶段药学服务方式逐渐多样化。目前药学服务方式有很多种,包括面对面服务、远程通信或二者结合等方式。其中发达国家和发展中国家普遍开展多种药学服务方式,如面对面服务、电话服务、视频会议服务、软件程序服务等;而欠发达国家由于医药发展水平不高、网络和信息化建设程度较低,多采取面对面的服务方式,或辅以电话服务。

(1)面对面服务,是指药师与服务对象当面沟通进行的药学服务。面对面沟通的优点主要包括:① 观察直观。药师可直接而全面地对服务对象进行审查,了解其精神面貌和性格特征,便于发现可能由药物引起的潮红、反应迟缓等相关体征,纠正不合理用药情况。② 沟通方便。通过面对面沟通,患者可以更加清晰而高效地向药师咨询药物和医疗器械使用方法,咨询不良事件应对措施等。③ 增进感情。面对面直接交流,有利于药师专业水平和人格魅力的展现,便于拉近与患者间的距离。但受限于空间和时间,面对面服务需要耗费双方大量的精力,并可能出现患者隐私暴露的问题。

(2)远程通信服务,是指药师利用电子邮件、电话、视频通话、短信或其他形式的数字通信方式,即时地为患者提供远程的药学服务和药学教育。远程通信主要是弥补了面对面服务空间和时间上有限制的缺陷,优化了临床药学专家资源配置,保证了药学服务的便捷和优质。但远程服务有可能出现沟通不够充分、对服务对象依从性监督力度不够大等问题。虽然 AACP 第 6 次对药物治疗管理服务方式调查的结果显示,使用电话和视频会议等远程通信方式的 MTM 服务方式比例(81%)高于面对面服务(56%),但不同服务方式对应不同的优缺点,目前尚无研究证明某种服务方式是最佳选择。

二、药学服务类文献

药学服务是药学专业人员利用药学专业知识和工具,向社会公众提供与药物使用相关的各类服务。社会公众包括医生、药师、护士和患者及其家属,以及其他关心用药的群体。对于医生、药师、护士等专业人士而言,药学服务论文是为临床合理用药提供参考的重要资源之一,论文结果很可能直接被临床医生或药师直接采纳,从而影响临床决断。因此,保证数据和资料的准确性,确定实验方法和结果分析的合理性,至关重要。一切虚假或不合理的研究都会直接影响临床用药安全,甚至带来更大的公众效应。另外,不同于适合专业人士研读的其他药学实验类或科普类论文,药学服务论文的读者中有很大一部分是没有专业知识背景的普通患者。因此,针对这部分目标对象群体的论文,在撰写时注意应尽可能主题明确、简洁易懂、行文流畅,避免出现太多专业词汇和公式,注重非专业人士的阅读感受。内容太过于复杂、措辞晦涩,或者偏学术性的内容,会造成读者流失,也达不到作者撰写论文的初衷。

药学服务论文还应注重"服务"二字,此类论文的写作目的就是服务于临床、服务于患者及一切从事药学相关工作的人员。所以论文在最初立意时,则应该明确论文内容是否具备实用性,是否能为相关人员提供借鉴和参考。身为药学服务相关的一线人员如医院药师、驻店药师、临床药师等因自身工作所需,最能发现药学服务中的问题,最能及时掌握一线临床资料和素材,若能对收集的材料善加利用整理成文,其对药学服务的指导性必然最有意义。所以,提供药学服务的药师也最适合撰写此类论文。药学服务论文的内容范围如下。

(一)医院药学服务

医院药房或药店药房的主要职责为保证药品供应及调剂,药师的主要工作是负责审方、调配、核对、发药等常规工作。在以前,药师与患者的交流机会甚少,患者多、发药窗口窄及发药时间短等原因造成药师难以为患者提供全面、细致的药学服务。又因患者本身药学知识缺乏,没有专业人士为其提供咨询服务,以至于患者常出现误服、滥用药物等情况,药源性疾病频频发生,严重危害患者健康。随着时代的进步,社会需求的发展,药房调剂工作已由"操作经验服务型"模式向"知识技术服务型"转变,大部分药房都已建立以患者为中心服务的模式,对患者用药追踪,实行个体化用药,全面提高药学服务质量。药师的服务可以体现在整个医疗卫生保健过程中,在药物治疗之前和过程中及愈后恢复等任何时期。由于药房面对患者较多,药师又是患者正确服用药品的服务者和监督者,这也为药学人员在撰写药学服务论文时提供了很多素材和数据。药学服务的论文内容可以针对药师在审方、调剂等工作时出现的问题进行探讨,从而提出对策或改进措施,优化药房器材设施或人员配置,提高门诊服务治疗;也可以记录患者治疗情况的反馈,总结患者的用药误区,解答患者的疑问提供用药指导,保障居民用药安全等。

(二)临床药学

临床药学是以患者为对象,以提高临床用药质量为目的,以药物与机体相互作用为核心,研究和实践药物临床合理应用方法的综合性应用技术学科。临床药学论文应主要由临床药师撰写。现今国内外医院都会配备临床药师,临床药师是利用自身掌握的药学专业知识与医生协同为患者提供和设计安全、合理的用药方案,监督并协助医生为患者开具正确的药物与剂量,避免药物相互作用,解决影响药物治疗的相关问题,该角色在临床合理用药中发挥了非常重要的作用。因此,关于临床药学的论文应主要围绕以下几个方面展开:用药适应证不符及超剂量使用等临床不合理用药情况;抗生素滥用或细菌耐药性;多种药物同时使用引发的相互作用;静脉用药配置的相关问题;如何提高患者用药依从性;药物治疗学研究;不良反应报告;提供药学情报等。

(三)药物经济学评价

药物经济学是应用经济学原理和方法来研究和评估药物治疗的成本与效果及其关系。药物经济学研究除了关系到国家医疗保障体系研究、社会资源配置,也关系到健康产业与民生利益的平衡。药物经济学评价是应用性很强的学科,可以用于研究药物治疗方案设计、药品报销政策制定等方面。但国内研究者往往更关注于实验型研究,对应用型研究关注比较少,导致该学科在我国发展较慢,没有发挥其应有的导向和职能作用。药学工作者也应更多关注药物经济学研究,促进临床合理用药,有效利用药品资源。对于患者而言,除了药物的治疗效果,治疗花费的成本也是患者关心的问题。药师对治疗方案进行成本-效果评价,对比不同方案或项目的成本和预估效果,方便患者根据个人情况选择合理的药物治疗方案,也是为患者提供优质的药学服务。另外,药物经济学评价的结果也可为临床医生制定方案时提供有益参考,使高效价廉的药物更容易被选择,降低医疗成本。关于药物经济学评价的论文内容可包括用不同药物、不同用药疗程、不同用药方案来治疗同一疾病的成本-效果比较;某种药物用于预防或诊治时的效用分析(以货币为计量单位);某类药物的经济学评价;通过药物经济学分析遴选基本药物或制定医保政策等。

第二节　药学服务论文写作与实例

一、药学服务论文写作规范

(一) 药学服务论文的种类

药学服务论文按照写作表述方法可分为科普型、综述型、研究型及报告型 4 种。

1. 科普类论文　"科普"就是科学普及,是指利用各种传媒以浅显的、用公众易于理解和接受及参与的方式向普通大众介绍自然科学和社会科学知识、推广科学技术的应用、倡导科学方法、传播科学思想、弘扬科学精神的活动。科普是社会教育的重要组成部分。

药学服务科普论文是指以向大众普及药学科学知识为主要目的,把已有的药学知识、科学方法及科学思想和精神,通过清晰明了的文字形式表达出来,使非专业的大众读者也能易于理解的一类文章。药学服务类的科普文章,主要作用是向大众科普药物的科学用法、储存方法、药品不良反应的处理和药物历史沿革等。药学科普论文内容广泛,涉及药学科技知识与成果、临床用药知识、药师传记等,形式多样,可以通过文字、图片、声频、视频等形式呈现。

2. 综述型论文　综述型论文是利用已发表的文献资料为原始素材撰写的论文,包括"综"和"述"两方面。所谓"综"是指作者围绕某个问题收集一定的文献资料,对其进行归纳整理、综合分析。所谓"述"就是评述,是对所写专题的较全面、深入、系统地论述。因而,综述是对某一专题、某一领域的历史背景、前人工作、争论焦点、研究现状与发展前景等方面,以作者自己的观点写成的严谨而系统的评论性、资料性论文。

药学服务综述应具有综合性。较为详尽的综合概述是综述类论文最基本的要求。这种综合性体现在时间和空间两个方面。在时间上,综述内容应该以某一专题的发展历史为时轴线,纵向阐述其研究历史,描述现状,憧憬未来。在空间上,作者应该通览国内外相关研究成果,横向对比。综述内容不仅要体现不同研究结论的差异性,提出产生差异可能的原因,还要阐明不同研究的相似性,确证相同研究结论的真实性和科学性。

药学服务综述也应具备科学性。在药学综述中的语言文字要做到准确合理,既不能任由主观意识支配而夸大其词,也不能投机取巧、含糊不清。综述用语中,既要正确使用属性词或助动词,如"一定""必然""可能"等,也要合理地使用表示范围和程度的词语,如"绝大多数""多数地区"等。科学严谨的语言不仅是综述类文章的要求,更加体现了综述作者的基本研究素养。

3. 研究型论文　研究型论文指通过实验、调查观测、理论分析或计算取得原创性或创新性的研究成果,或将某种理论、方法或技术应用于实际所取得的技术发明、技术改进或产品研制等研究成果。

药学服务研究类论文是药师在药学服务相关的研究过程中所获得的信息,是需要经过逻辑思维、推理、数理统计等过程,以最简明的语言形式展示事物潜在规律和内在本质,或提出见解、预示事物的发展趋势,使其富有科学性、新颖性、实用性和可读性,是科学研究成果的文字性书面报告。药学服务是与患者健康和社会卫生发展息息相关的应用学科,药学服务相关信息的传播和交流对提高科技劳动者的素养、促进药学服务的发展及提高全球人民健康水平具有至关重要的意义。

4. 报告型论文　药学服务论文中的报告型论文通常指不良反应报告。其格式与其他论文略有不同。首先,报告应务求内容凝练、时效性强、信息准确,所以论文题目应简洁直白,如"某某药引起不良反应一例",且全文字数不宜太多,最好不超过1 000字。其次,不良反应报告因篇幅短小,内容精练,因此不适合再附上摘要,只需注明关键词即可,若引用了参考文献,还应在文后注明出处。最后,报告正文一般都分两部分,一部分记录患者临床资料,包括年龄、性别、诊断、病史、用药情况及不良反应的具体表现等;另一部分应对引起不良反应的可能原因展开讨论,或提出对策。

（二）药学服务类论文的写作要求

1. 具备科学性　科学性是药学服务类论文写作的基本要求。药学服务类论文的宗旨是传播药学服务知识,涉及的药学专业相关知识、信息、事例等内容要真实可靠,准确严谨,有科学依据,不得吹嘘夸大。传播的手段和方法可以灵活多样,但是其传播的内容必须具有科学性。

2. 具备实用性　实用性是药学服务类论文写作的基本要素。药学服务类论文宣传的药学知识能解决实际问题,具有指导作用。如宣传合理用药知识,有利于公众合理地使用药物,降低不良反应发生率,提高公众的用药依从性和药物治疗效果;如宣传药品管理相关法律法规,有利于提高公众的维权意识;如宣传购药时的注意事项、储存药品的方法,有利于药物的安全使用和合理养护。

3. 具备通俗性　通俗性是药学服务类论文写作的基本特点。药学知识专业性强、术语多,而公众普遍缺乏药学专业知识储备。因此,药学服务科普论文在内容叙述上要生动有趣,深入浅出,能引起公众的兴趣;在用词上要准确,专业术语尽量用通俗的语言表达,使公众易于理解;在写作方法上可以采用文学修辞手法增加文章的趣味性。

（三）药学服务论文的撰写步骤

1. 科普类论文的撰写

（1）确定选题:药学服务科普论文在进行选题时,应遵循客观性、新颖性、需要性和可行性的原则。① 客观性系指选题的依据是客观真实的,而不是虚假的。因而,在选题时,必须尊重客观事实,不可妄加臆测。客观性是科学性的基础,药学专业知识具有专业性和实践性,从客观实践中选择题材,才能保证药学服务科普论文的科学性。② 新颖性系指选题要有新意,要立足于"新"。凡与药学知识新发现、新观点、新见解、新技术、新产品、新工艺、新政策有关的题材,都可以作为药学服务科普写作的选题。写作者应把握选题的新颖性原则,着眼于当今国内外药学服务研究的前沿及公众关注的药学服务热点问题。③ 需要性系指在确定选题时,应注意社会及公众的实际需要,以满足公众对药学服务知识的需求为出发点进行选题。如根据季节变化,可以选择时令用药专题。春季是过敏多发期,可选题为"春季过敏的防治";夏季是中暑的高发期,可选题为"藿香正气水预防中暑";秋季风干物燥,可选题为"滋阴润肺中药话食疗";冬季是进补季节,可选题为"中药膏方进补"等。④ 可行性系指在确定选题时,必须具备一定的主观条件和客观条件。所谓的"主观条件"是指确定选题时,作者要考虑自身条件,力求扬长避短。这取决于作者的专业特长、知识结构、学术水平、写作能力、兴趣爱好及对选题的理解等。所谓的"客观条件"是指确定选题时,必须考虑到社会的现实需要和出版的可行性。

（2）收集材料:是写好药学服务科普论文的第一步。药学服务科普论文的材料收集方法有平时积累和专题检索两种。平时积累是对学习、生活、工作中涉及的合理用药知识、药学动态、药学新政策、药学咨询、药学事件等信息,多观察,多思考,多了解公众对药学知识的需求、公众关注的药学热点问题,日积月累,将收集的材料按药学知识的学科特点分门别类进行归纳整理,以备需要时查找。专题检索是利用图书馆的检索工具、数据库等资源,有针对性地进行药学专题文献资料的检索,包括图书、期刊论文、科技报告、标准、学位论文、专利等。对检索的材料要用心咀嚼、消化,边阅读、边思考,取其精华、去其糟粕,做好笔记。这种收集材料的方法适合特定药学知识专题的科普论文写作。

收集材料的过程是丰富知识、启迪思维的过程,对药学科普创作大有裨益;又是筛选、鉴别、消化的过程,要尽可能查阅权威参考工具书、质量高的论文,少用转引的材料,不能让虚假、错误的材料成为药学服务科普写作的依据。

（3）写作要求

1）选题:药学服务科普文以宣传用药知识为核心,主题单一,中心突出。其内容单一,或介绍一个药学问题,或说明一项用药注意事项,或解释用药后出现的现象,或阐明药物的相互作用,或推荐一种新药。内容集中紧凑,叙述时要紧紧围绕主题展开介绍和说明。

2）结构:药学服务科普文的结构要精心安排,条理分明。为了准确、清晰说明有关的药学知识,药学服务科普文应根据公众的需要、事物的时空顺序和事理的逻辑顺序等安排结构,做到主次安排合理得当,言之有序。

3）语言:药学服务科普文一般以解释药物的作用机制、功能主治、注意事项、禁忌等为主要内容,用词直截了当、不含蓄、不夸张,没有弦外之音,给公众以科学的用药知识和理性的认识。

2. 综述类论文的撰写

（1）确定撰写主题:主题的确定非常重要,主题不宜太大。比如,有这样的综述主题:应用抗肿瘤药物,癌症患者的药学服务现状研究。内容涵盖面较大,不太好把握。如侧重某个方面,比如针对肿瘤类型,或针对某类药物,相对来说范围就会缩小,文献数量容易接受,较容易撰写。综述为后续研究服务的指导,其主题应是撰写者熟悉的研究领域为好。

（2）系统收集资料:对于药学服务研究往往不单涉及药学服务,也将涉及医学、生物学及化学的相关研究,在主题确定的前提下,可抽提数个关键词,采用数据库,如 PubMed、Scopus 等进行搜索。中文期刊可在中国知网等数据库中进行搜索。在文献检索过程中最大限度地去搜集这一领域相关主题的所有文献,而不是根据自己的喜好只选取自己感兴趣的文献进行综述,以免总结不完整或得出不准确的结果。为了防止这种现象的出现,可以选择不同的搜索引擎及不同的关键词进行检索。从已有文献的引用文献中去查找原文文献也是获得全面信息的一种重要方式。

（3）综合分析归纳:在获得文献的基础上,要对文献进行阅读,并综合分析归纳,重视对原始研究文献的研读,除非特别需要,在一般情况下避免直接引用综述来说明某个问题。综述撰写初学者经常出现这一问题,最后发现无法找到支持证据的根源。归根结底是作者对该研究领域的不熟悉,以及把握不好方向,这一点在一些普通杂志中尤为普遍。实际上真正好的有意义的综述,往往是由对该领域长期研究的团队所写。因此,强烈建议在阅读文献的时候做好相应的笔记,包括文章的主要观点,你感兴趣的信息,对你的启发甚至在阅读其他综述文章的时候还可以记下文章的结构,哪些可以借鉴的地方等。因为好的综述绝不仅仅是对前人研究的单纯总结,更为重要的是批判性地探讨这些研究,寻找方法学的问题及研究的不足之处。如果多读文献多动笔墨,在阅读了一定量的文献后,对该领域的理解会迅速深化,同时对综述也有了一个初步的框架,当然这个框架还需要进一步完善。此外,在分析归纳过程中更加建议采用图表的方式,一方面避免搜集材料的遗漏,另一方面相应的图表在进一步完善后也可用于综述的发表。图文并茂,读者更加容易理解。

（4）撰写综述框架:由于综述要写的内容往往很多,选择哪些内容、进行怎样的排布等都需要仔细思考。逻辑结构对于科技论文及综述的撰写都极为重要。好的逻辑结构能够有助于科学问题的阐述,使读者更容易理解,同时也便于作者更好地撰写文章。因此,在阅读他人文献,综合分析归纳的前提下可以先撰写综述提纲。提纲的各个部分之间要有内在的联系,有的甚至是内容上的递进关系。在框架的撰写过程中不必拘泥于文字语言的表达,更重要的是注意逻辑的通顺及对问题的说明。不仅是整个文章的大框架,每一个部分中的小框架也要做到心中有数,以一个什么样的顺序去娓娓道来。由于综述的功能除了归纳总结以往研究之外,还要做好对今后研究的指导作用。在总结过去研究的基础上,指出现有研究的不足之处,为将来研究提出潜在的可能方向。可以把已经做了哪些研究,现有研究有什么不足,将来应该怎么样研究的模式整合到各个小框架中。特别需要指出的是,综述框架需要建立在阅读归纳的基础上进行不断的完善和修改。

(5)填充丰富内容:在获得写作框架的基础上,结合阅读的文献及自己的分析归纳,对各部分内容进行填充丰富。建议在此环节应根据自己掌握理解直接撰写,不用过于在意语法、用词,只需要将自己想表达的意思充分写出来,之后可进一步修改。不建议在此步骤中仍然捧着文献,边看边写的做法并不提倡。边看边写的做法很容易造成重复语句等问题,严重的会造成学术问题。现在有很多软件可在短时间内进行查重,比如"Turnitin"。目前部分期刊的投稿系统也自带有查重系统。图表的使用可以解决很多文字无法做到的事情。比如一些信息的总结归纳可使用表格的形式呈现;而一些药物作用机制的阐释可采用图的形式呈现。一般表格采用三线式表格。图没有严格要求,可根据杂志基本要求进行准备,但务必做到图片清晰。当然一篇综述中也不能有过多的图表,否则反而会显得凌乱。

3. 研究类论文的撰写

(1)构思题名:在科学研究工作与论文写作过程中,确定题目的过程就是选题。文题应经过反复推敲,力求简明确切,反映论文的特定内容,画龙点睛。文题应有信息性、用词中肯、醒目、易读好记,能启迪读者兴趣;忌过分笼统,哗众取宠,缺乏可检索性或名不符实。作为一篇论文题名,首先应能展现论文的中心内容和重要论点,使读者能从题目中了解到该文所要研究的核心内容和主要观点;其次要方便二次文献机构、数据库系统的检索与收录,即题名应尽可能包含有主题词和关键词。通常,研究类论文选题应遵循下述原则。①创新性原则:创新性是衡量一项科研或一篇论文最重要和首要的价值标准。选题时要立足于现有基础,着眼于创新与发展,要善于总结别人的经验,从药学服务的难点、疑点和空白点中进行选题。②实用性原则:实用性是一切科学研究和论文写作的目的。因此,在进行选题时,除了创新性外,也要注重应用性与实用价值。③科学性原则:科学性是科研或论文选题的最基本前提。药学服务作为药学的一个分支,关乎患者的用药安全与健康,其选题的立足点更应以科学为依据,做到准确、简明。④专业性原则:药学服务是专业性较强的学科,笔者应具备较强的专业基础和知识储备,才能下笔撰写,选题时也应选择有专业特色的、有创新突破的内容进行总结提炼。

(2)查阅文献:"古为今用,洋为中用",这句话间接地说明了借鉴和引用的作用。药学论文作为科学研究的重要组成,它既是科研活动的起点与依据,又是科研活动的终点与成果。在药学科研活动过程中,从选题到实验方案的建立乃至具体的实验操作都需从研究现有的文献开始。如果缺乏对自己所从事领域或专业范围内前人已取得科研成果的了解与掌握,就不可能取得新成果。只有清楚地了解到本专业范围内的科研进展和尚待解决的问题,才可能在短的时间内取得较好或较高水平的科研成果,从而写出高水平、高质量的专业论文。

(3)整理数据资料:实验中经观察记录或经仪器检测的数据要通过正确的处理,分析样本,推断总体,透过偶然,找出规律。测量数据要依据具体的实验设计进行 t 检验、卡方检验、方差分析、回归分析、相关分析等。如用 Excel 进行数据的统计描述,包括:①集中趋势(集中指标),它包括算术平均数、中位数、几何平均数、众数等。Excel 提供有现成的公式及内置函数可进行这几个指标的计算。②离散趋势(变异指标),它包括全距、百分位数、四分位数间距、方差、标准差、标准误、偏度系数和峰度系数等。而其中以方差、标准差、百分位数和标准误较为常用。为了便于理解实验所得的大量数值,许多情况下需要用图或表的形式来表达。在药学期刊中,主要用统计表来表达,有时为了更直观地表现,也可用统计图、合成路线图、测试图谱等来表达。这就要求制表绘图时,图/表序、图/表题、标目、标值、注释等项目要齐全,以及包括一些分组、处理方法、时间等应尽可能将原始的测试数据列出,并选择恰当的组距。若每个数字都有很多零,则不妨以幂次的形式表示。各组实验值的均数、标准差、统计学差异及横纵坐标均应标注清楚。绘制曲线前,应先计算回归方程式做好曲线拟合。绘制结构图时,要有协调一致的字体字号和键线长度等。

4. 报告类论文

(1) 构思主题:报告类论文通常只能有一个主题,构思的主题切忌深奥、复杂、抽象,而是应具体到问题的基层,即此问题基本再也无法向更低的层次细分为子问题,换而言之,研究的主题切忌过大。不良反应报告类论文的主题应开门见山、简洁明了,通常由"药品名+某病患者+不良反应名称+例数"构成,如阿托伐他汀引起老年患者多种脏器损害严重不良反应一例。

(2) 正文写作:不良反应报告论文的正文应尽可能包含以下内容:① 报告日期、患者性别、年级、民族、体重等个人信息。② 疾病诊断,既往药品不良反应/事件情况。③ 不良反应中最主要、最明显的症状,并选取参考《WHO 药品不良反应术语集》,通常该不良反应没有出现在该药品说明书中,属于新发现的或以往较少出现的不良反应才具备报道价值。④ 不良反应/事件过程描述及处理情况,如为过敏型皮疹,要填写皮疹的类型、性质、部位、面积大小等;与可疑不良反应/事件有关的辅助检查结果要尽可能明确填写,并填写与不良反应/事件发生相关的病史。⑤ 药品情况:填写报告人认为可能与不良反应/事件发生有关的药品,填写包括药品的商品名和通用名,尤其是通用名。⑥ 说明用药情况:用法用量、用药起止时间、用药原因、并用药品等。⑦ 不良反应/事件处理结果,注意鉴别原患疾病的后果和不良反应/事件结果。

(3) 结果分析:报告的结尾,应综合分析患者的不良反应产生的原因及防治措施,使论文具备参考价值。新药品不良反应产生的原因通常与下列因素有关:① 患者联合用药较多,与其他药物配伍使用,产生相互作用;② 患者的个体差异或病理状态,导致出现不常见的过敏反应;③ 护理操作不当,出现静脉输液反应等;④ 药物杂质、辅料、溶剂等内在因素引起;⑤ 环境、食物、习惯、营养状况等外在因素引起。

二、药学服务论文实例

1. 药学服务科普论文实例   请参考论文实例:方健.认识新型沙坦类降压药——阿利沙坦酯[J].家庭医药.就医选药,2021(3):38 – 39.

2. 药学服务综述论文实例   请参考论文实例:唐冬艳,翟玲燕,高文娟,等.临床药师对社区高血压患者用药依从性干预的研究进展[J].湘南学院学报(医学版),2022,24(1):73 – 76.

3. 药学服务研究论文实例   请参考论文实例:梁耀文,蔡钙强,林小华,等.门诊药房开展药学服务的模式及对药学服务质量的影响分析[J].中国处方药,2020,18(7):57 – 58.

4. 药学服务报告类实例   请参考论文实例:吴地尧,李刚,张增珠.克拉霉素缓释片致不良反应1例[J].中国药师,2009,12(11):1629.

5. 疾病治疗的药学服务   请参考论文实例:吴地尧,徐劲松,李刚,等.慢性气道阻塞性疾病患者吸入药物治疗的药学服务[J].中国药师,2010,13(11):1641 – 1642.

思 考 题

1. 简述药学服务论文的特点。
2. 使用哪些关键词能更好地检索到药学服务的相关论文?

第七章授课PPT

第八章
药学文献检索与论文写作

<hr/>

第一节　论文写作概述

科技论文是由科研人员将研究成果进行总结和分析,并进行公开发表的研究成果,具有科学性、创造性等。药学科研论文作为药学创新的载体,对药学事业的发展起到至关重要的作用。

科技论文是科研成果主要的展示途径,是评价成果水平高低,促进领域或跨领域交流的重要手段。科技论文写作过程体现了作者的研究思想、科学问题凝练、科研思路、研究成果及对专业领域的贡献和意义,同时也是硕士研究生必须掌握的专业技能。药学论文写作不仅是实现药学人才培养目的重要环节,也是培养学生实践能力和综合素质的关键途径。

药学论文是指作者对药学某一学术问题进行探讨、研究并将结果进行总结、表述的文章,是反映药学学科中的科学实验、临床和学术理论等相关研究成果,并对其形成的原因和结果进行分析、阐述,从而揭示其本质和规律的科技文献。

根据不同的特点和规律,药学论文的分类方法有多种。按资料来源分为原著(各学科论文)和编著(教科书、综述、专著等);按写作目的分为学术论文和学位论文;按学科可分为基础性实验研究、临床药学、临床应用方面的研究及回顾性临床评价等;按课题性质、研究内容可分为调查研究、实验研究、实验观察、资料分析和经验体会等;按照论文的论述体裁不同,分为论著、经验交流、技术方法和技术革新、文献综述。目前,最为常见的形式就是学术论文和学位论文。

第二节　文献检索与学术论文写作

药学学术论文是表现药学研究成果的重要形式,其写作方法与规范是药学工作者、研究生乃至本科生所应具备的基本知识和技能。药学学术论文常见的有两种形式:一种是科研型论文,另一种是综述型论文。前者是将科研人员的实验成果或对某些问题、理论等的独特见解以论文的形式发表;后者是对某科研领域或课题国内外研究现状进行综合评价。二者在药学研究中都占有重要地位。

一、学术论文的类型

学术论文按照不同分类标准可以划分为不同的类型,主要按照学科类别、研究方向、研究内容、研究方法、写作目的等划分。论文分类有助于论文作者根据不同选题,整体把握学术论文结构,指导和完善论文写作。

授课视频:文献检索与学术论文写作

（一）按照学科类别划分

（1）社会科学论文又称社科论文,是关于研究并阐述各种社会现象及其发展规律的论文,常见的有政治学、经济学、社会学、心理学、宗教学等学科论文。

（2）自然科学论文又称为科技论文,是关于研究自然界物质形态、结构特点和运动规律的论文,常见的有数学、物理学、化学、医学、农业科学等基础科学和应用技术科学的论文。

（二）按研究方向划分

（1）事实研究论文是关于某一学术问题真实情况的研究总结的论文。

（2）方法研究论文是关于某一实践问题具体程序研究的论文，包括技术方法、思维方法方面的研究。

（3）价值研究论文是用于衡量评价某一学术问题，或对某一学术成果的积极作用和意义进行评估的论文。

（三）按研究内容划分

（1）理论研究论文是关于揭示事物本质与规律，进行理论知识研究的论文。

（2）应用研究论文是关于如何将各学科的知识转化为专业技术和生产技术，直接服务于社会的论文。

（四）按研究方法划分

（1）理论型论文是关于运用理论证明、理论分析、数学推理等研究方法，进一步获得科研成果的论文。

（2）实验型论文是关于运用实验方法开展实验研究，进一步获得科研成果的论文。

（3）描述型论文是关于运用描述、比较、说明等方法，对新发现的事物或现象开展研究，进一步获得科研成果的论文。

（五）其他划分方法

（1）按资料来源划分：可分为取材于作者直接经验的原始报告类论文和来源于古今中外文献的研究类论文。

（2）按学术专题划分：药学论文可分为理论著述、学术争鸣、临床报道、经验总结、实验报告、调查报告、文献综述等。多数药学类专业期刊设置相关专栏。

二、药学科研论文的写作

（一）科研型论文写作概述

1. 药学科研论文的概念　药学科研论文是某一药学领域课题在实验性、理论性或观测性上具有新的科学研究成果或创新见解和知识的科学记录；或是某种已知原理应用于实际中取得新进展的科学总结，用以供学术会议上宣读、交流或讨论；或在学术刊物上发表；或作其他用途的书面文件，是药学科研成果的文字体现。其特点为科学性、首创性、逻辑性和有效性。

2. 药学科研论文的要求　各种类型的药学科研论文的目的、内容和格式各不相同，但是都应遵循一定的要求，除上述所说的论文的特点外，还要做到数据可靠、论点明确、实事求是、结构严谨、层次清楚、语句通顺、合乎文字修辞要求。另外，所使用的计量单位、名词术语、符号及缩略语等都应符合规范。

3. 药学科研论文的作用　药学科研论文是用来探讨药学学术问题，进行学术研究的重要凭据，是描述药学研究成果、传播药学信息的主要工具，是展示研究成果的平台，是考察某个人或某个集体的学术水平的重要依据，是培养人才的重要手段，是获得研究经费的重要基础。

（二）科研论文的质量要求

科研论文撰写是从感性认识向理性认识的转变过程，是研究成果转化的必经过程。高质量的学术论文应该满足以下要求。

1. 学术性　指科研论文科研设计合理、数据准确、推理论证严谨，符合科学规律，能够客观反映科研的过程及结果，内容绝对真实，论据充分可靠，表述准确无误，具有严密的逻辑性，经过反复论证具有稳定性。这是学术论文的最基本要求,是科研论文的核心。

2. **创新性**　是科研论文的灵魂,是衡量论文质量高低和价值大小的关键,也是衡量科研工作水平的重要标准,要反映出科学研究中的新观点、新理论、新方法、新成果等,可以是前所未有的开创性工作,也可以是前人工作基础上的新发现或新应用等,要在同类研究领域中具有独创性、先进性、新颖性。创新性是科研论文的主要质量标准,创新性越大,论文的价值就越高。

3. **规范性**　是指科研论文的写作必须遵循相关的国际标准、国家标准、行业标准或投稿期刊的要求。科研论文有独特的规范要领和写作体例。在论文结构上,各个构成要素必须完备且合乎要求;在技术规范上,标点符号、数字、量与单位、外文字符、名词术语的使用、图表的设计和文献的著录等都应准确无误。期刊论文的写作规范,还必须符合拟投稿期刊的"投稿须知"或"guide for authors"。

4. **实用性**　指科研论文要在理论上、方法上或技术上具有可实际应用的价值,产生社会效益和经济效益,不能是不切合实际的空谈。药学科研论文更要注重通过基础或临床药学研究,解决实际工作中存在的问题。

5. **可读性**　指科研论文必须结构合理,文字表达准确,条理清楚,重点突出,语句简洁流畅,计量单位等符合国家标准和有关行业规范化要求,写作方法和行文格式要规范、叙述严谨、数据准确。

（三）药学科研论文的写作方法

不同类型、不同内容的论文结构稍有差异,不同杂志也可能有不同的结构要求。在国家标准《GB7713-1987 科学技术报告、学位论文和学术论文的编写格式》中规定,一般药学科研论文的基本结构包括前置部分和主体部分,必要时还有附录部分。前置部分包括标题、作者、作者单位、摘要、关键词、英文标题、作者英文名、英文摘要及关键词、文献标识码;主体部分包括引言、材料和方法、结果、讨论和结论、致谢、参考文献。

1. **标题(title)**　也称题目、题名或篇名等,是对文章高度的概括和浓缩,是反映报告、论文中最重要的特定内容的最恰当、最简明词语的逻辑组合。

（1）标题的作用:好的标题会引起读者的兴趣,标题好坏直接影响文章被阅读的频次,继而影响该文章的价值。国家标准也从文献学角度对文题做了规定,即题名所用每一词语必须考虑到有助于选定关键词和编制题录、索引等二次文献,可以提供检索的特定实用信息。

（2）标题的要求:一个好的标题应经过反复推敲,选择能够反映论文核心内容的关键词,基本要求是简洁明了、准确。此外,还应注意:忌用冗长、主谓宾均有的完整句子;切忌过分笼统、空泛、文章内容与标题不符、题目大内容小;所用概念要准确,逻辑性强;避免使用结构式、公式、同行不熟悉的符号与缩写,药品名称应使用通用名。标题一般不超过 25 个字,外文标题实词不宜超过 10 个。

（3）英文标题:同一篇论文,其英文标题应与中文标题在内容上一致,但不等于词语要一一对应。要注意使用英语的方式表达,不能按照汉字的字面结构逐字"死译"。通常把重要的中心词提到前面来,放在突出的位置上。

2. **作者和作者单位(author)**　论文的作者系文稿的法定主权人、责任者,应限于对选定研究课题和制定研究方案、直接参加全部或主要部分研究工作并做出主要贡献的人员。

（1）作者署名的作用:科研论文的署名状况是研究生申请学位、评奖评优、申报课题的重要依据。作者署名,表明这些作者是科技成果的拥有者、著作权的所有者、文本的责任者。未经著作权人授权,其他任何人都不得占有、控制和修改其论文;论文已经发表,署名者就应对论文负有学术上、道义上、政治上和法律上的责任,如果论文中存在作假、剽窃、抄袭的内容,文责自负。另外,署名为读者与作者联系提供了可能。因此,科研论文必须署真实姓名。

（2）作者署名的条件:由于药学属于多学科研究领域,科研项目多数需要团结协作完成,但是论文署名不能全部列出。论文作者应只限于那些对于选定研究课题和制订研究方案、直接参加全部或主要部分研究工作并做出主要贡献,以及参加撰写论文并能对内容负责的人。至于参加部分工作的合作者、按研究计划分工负责具体事项的工作者、某一项测试的承担者,以及接受委托进行分析检验和观察的辅助人员等,均不列入。这些人可以作为参加工作的人员——列入致谢部分。

(3)作者署名的排序:作者署名次序按其对论文的贡献大小排序。多位作者的署名之间要用逗号隔开,以便于计算机自动切分。第一作者(first author)通常是论文的执笔者,也是该论文的主要贡献者和直接责任者,如果两个以上的作者在贡献上难分伯仲,可以采用"共同第一作者"的署名方式,并在页面脚注说明"这些作者对研究工作的贡献是相同的(there authors contributed equally to the work)",这种情况多见于国外科技期刊中。通讯作者(corresponding author)通常是实际统筹处理投稿和承担答复审稿意见等工作的主导者,也常是论文所涉及研究工作的负责人,论文知识产权所有者的代表。通讯作者的贡献可以视为等同于第一作者,其工作单位一般比较固定,便于读者联系。

(4)作者单位:论文中所列作者应提供单位全名、地址和邮编,如有两个以上单位的作者,应依据所做贡献的顺序进行作者名排列,并在作者名右上角标出单位顺序号,工作单位名称之前加与作者姓名序号相同序号,用分号隔开。在期刊论文署名时,通常在通讯作者后面标记" * ",在脚注注明"通讯作者"或"corresponding author",并提供姓名、研究方向、电话、电子邮箱等。基金项目应注明项目来源和编号等信息。

3. 摘要(abstract) 又称文摘,摘要是报告、论文内容不加注释和评论的简短陈述,是全文内容的高度浓缩。论文一般均应有摘要,为了国际交流,还应有与中文摘要同义的外文(多为英文)摘要(abstract)。

(1)摘要的作用:主要供读者了解论文内容和供检索工具直接采用。通过阅读摘要,让读者尽快了解论文中最有价值的内容,以补充题名的不足。读者通常根据摘要的内容,确定是否需要继续阅读原文的其他部分;论文发表以后,获取数据库的全文是收费的,但摘要是免费的,因此摘要的读者面比论文全文的读者面大得多,论文摘要质量的高低,直接影响着论文被检索率和被引频次。由于摘要的重要作用,通常是在全文写完以后,再根据正文内容凝练摘要。

(2)撰写摘要的基本要求:摘要应具有独立性,即摘要是一篇结构严谨的完整短文,能独立于正文之外单独使用,在形式上,摘要与正文是相互独立的关系。同时具有自明性,摘要的内容应包含与论文同等量的主要信息,即不阅读报告、论文的全文,只阅读摘要,就能获得论文中最有价值的信息。摘要一般应说明研究目的、实验方法、结果和结论,着重描述该研究中创新的成果和重要的结果。

(3)撰写摘要的注意事项:在摘要中,要采用第三人称的写法,可采用"用(采用)……方法""对……进行了研究"等描述方法,标明该论文的一次文献的性质;不介绍一般性知识;不要对论文的内容作诠释和评论;要使用规范化的名词术语;不要使用正文中的图标、公式、化学式、序号等;不引用参考文献。摘要是在正文的基础上完成的,一般要在论文初稿完成后书写。中文摘要一般不宜超过 300 字;外文摘要不宜超过 250 个实词,如遇特殊需要,字数可以略多。

(4)摘要的主要类型:根据论文的类型、内容和发表方式及写摘要的目的等,可将摘要类型分为:① 报道性摘要,适用于原创性研究论文,反映创新要点,以浓缩信息及具体数据介绍研究工作的目的、方法、结果、结论,包括原文的主要发现和主要结果等,特别是重要的数据和观点。中文字数一般 200~300 字,外文摘要一般不超过 250 个实词,研究报告、科研论文等都应当附有报道性摘要。② 指示性摘要,是文章主题范围与内容概括的一种"简介",篇幅短,一般 50~150 字,仅适用于综述、述评、泛述等文章。③ 报道-指示性摘要,以报道性摘要的形式表述一次文献中信息价值较高的部分,以指示性摘要的形式表述其余部分。

4. **关键词**(key word)   关键词是从文献标题、摘要或正文中选取的,最能表达文献的关键内容或具有某种特殊意义,但未经规范化处理的名词或词组。

关键词的选取,要反映文献内容特征并具有独立的检索意义。关键词可以是规范性词(主题词),也可以是自由词,优先选择规范性词。关键词贵在确切,一般选择 3~5 个词以方便检索文献。关键词忌用内容全面的短语,以显著的字符另起一行,排在摘要的左下方。为了国际交流,应标注与中文对应的英文关键词,以上述同样方式列于英文摘要的下方。

5. **正文**   论文的正文是核心部分,占主要篇幅。由于研究工作涉及的学科、选题、研究方法、工作进程、结果表达方式等有很大的差异,对正文内容不能作统一的规定。但是,必须实事求是,客观真切,准确完备,合乎逻辑,层次分明,简练可读。一般正文包括如下内容(图 8-1)。

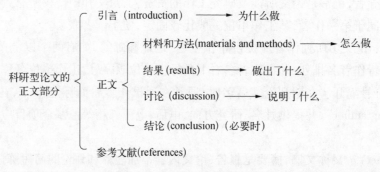

图 8-1   科研论文的正文部分

实验性研究或观测性研究论文主体部分即正文结构,国际上学术界和期刊编辑界通常称为"IMRAD 结构"[引言(introduction)、材料和方法(materials and methods)、结果和讨论(results and discussion)]。这种结构直观地反映了科学发现的过程。

(1)引言(或绪论):简要说明研究工作的目的、范围、相关领域的前人工作和知识空白、理论基础和分析、研究设想、研究方法和实验设计、预期结果和意义等,起到一个定向的作用。

从内容上讲,引言要简要概括本课题相关的理论依据,分析同类课题的研究现状,指出尚未解决的问题并说明本论文的选题目的、预期结果和实际意义。引言应开门见山,言简意赅,措辞精炼,突出重点。一般教科书中或一般研究者具备的知识,在引言中不必赘述;切忌离题、公式化和大而全;不要过多地叙述历史与罗列文献,不要与正文尤其是讨论部分内容过多重复,这样会有头重脚轻、喧宾夺主的感觉。不同期刊对引言的要求不同,但一般控制在 300 字左右。

(2)材料和方法:主要告诉读者是怎么研究这个课题的(包括实验步骤的设计和观察方法的选择),是整个研究工作过程的写照。这一部分是论文的关键部分,决定论文是否具有科学性,贵在尊重事实,逻辑性强,应着重阐述有创新和有实质性改革等重要内容,表明如何研究和用什么方法研究。该部分可供他人重复(应用)或验证,同时可以使读者根据其介绍判断设计的科学性和结果的可信性。

主要内容及注意事项如下:

1)研究的对象(人、动物)要注明年龄、性别、体重、病种等;材料(药品、试剂)要注明规格、批号及提供单位;仪器要注明型号及生产厂家。用动物做科研实验时,应遵循爱护和使用动物的准则,提供单位动物伦理委员会审批号和动物合格证明。

2)详细介绍具体方法和实验步骤,采用他人的文献方法可简要描述并注明文献出处。所创建的方法或改进之处,应详细描述,并说明理由和评价其应用范围。

3)临床研究要说明诊断标准、治疗方法、药品剂量、疗程长短等,要有严格的疗效判断标准,要设对照组(双盲对照更理想)。

4)文章中的文字、计量与单位的使用应规范,符合现行标准。计量单位及各种单位和符号,必须遵循国家标准的规定执行。单位和符号的书写方式一律采用国际通用符号;符号和缩略词应遵照国家标准的有关规定执行。如无标准可循,可采纳本学科或本专业的权威性机构或学术团体所公布的规定;也可以采用全国自然科学名词审定委员会编印的各学科词汇的用词。如不得不引用某些不是公知公用的,且又不易为同行读者所理解的,或系作者自定的符号、记号、缩略词、首字母缩写等时,均应在第一次出现时一一加以说明,给予明确的定义。

(3)结果:是按照本研究的"材料和方法"所得出的实验结果或观察结果,包括测得的数据、观察到的现象、拍摄的图片、导出的公式等,是整个研究工作结果的真实反映,也是论文的核心部分。结果不是对实验数据、现象的简单罗列,应是全面分析得到的数据和资料,包括实验结果及数据处理。结果是论文研究新成果的展现,并为讨论部分提供依据。

表述结果可采用文字、表格、插图 3 种形式。要有纲有目,层次清晰,科学取舍实验数据,不能随意删减或选取、添加偶发性现象和数据;数据表达时要做到文字与图表相结合,注意数值的修约和小数点后有效位数的问题,所有统计方法均应阐述清楚;不能回避实验中出现的与实验设计不符的结果或现象。

图和表在使用时应注意,凡文字可表达清楚的不列图和表;如要表达精确的数据,则用图和表来表示比较好;若要表示形象直观的量变关系趋势,则用图;应避免文字描述与图和表表达的重复。图要有图注,标于图的下方;表要有表头,标于表的上方。图和表均应具有"自明性",即只看图、图题和图例或表,不阅读正文,就可理解实验内容。图和表均应编排序号,每一图或表应有简短确切的题名,连同图或表号置于图或表上,必要时应将图或表中的符号、标记、代码、需要说明事项、缩略词和符号,必须与正文中一致。

图和表的表达形式要遵循拟投稿期刊的相关要求,结果的表述不要加入作者的任何议论的评析和推理,体现出科学性和准确性。

(4)讨论:是论文的精华部分,是对研究结果的说明、评价和推论,目的是说明本研究的结果揭示了什么。

讨论部分要从理论及科学规律的角度对实验结果进行分析和综合,从实验结果的内在规律及与有关研究成果的相互联系的角度深化对实验结果的认识,引证他人的资料进行充分论证,从而为研究结果的发展构建新的理论假说,为论文的结论提供理论依据。

讨论内容要以实验、观察结果为基础。原来在结果部分想要说明而未能解释,想要引申的理论认识而未表达的内容,均可在此部分进行分析推理。讨论中一般不使用图和表。讨论部分一定要立论严谨,突出重点,紧紧围绕结果展开,要突出新发现和新认识;切忌重复方法与结果中已叙述过的内容;也可以指出本次研究的不足和局限性及尚未解决的问题。

(5)结论:又称为总结、小结、结语或结束语,是根据自己的实验结果,结合他人的研究成果,对全文做出恰如其分的概括和总结。结论中阐述的内容通常是作者本人研究的主要认识、观点、重要的结果、说明的科学问题、得出了何种规律及提出的新观点。结论应简明扼要,层次分明,不是正文中各段小结的简单重复;要含义明确,不能使用"大概""也许""可能"这类模棱两可的词;要注意分寸,不要轻易使用"具有国际先进水平""属国内外首创"等词句。有些期刊论文没有明确的结论部分。

(6)致谢:是对给予研究工作支持而没有被列为或不能列为作者的人或单位表示感谢,可以在正文后对下列方面提出致谢:①国家科学基金,资助研究工作的奖学金、基金,合同单位及资助或支持的企业、组织或个人;②协助完成研究工作和提供便利条件的组织或个人;③在研究工作中提出建议和提供帮助的人;④ 给予转载和引用权的资料、图片、文献、研究思想和设想的所有者;⑤ 其他应感谢的组织或个人。致谢文中应客观描述被致谢者所起的作用,避免使用感情色彩强烈的语气和词汇。

(7) 参考文献:是为撰写或编写论著而引用的有关文献资料。在学术论文的引言、材料和方法及讨论中,都会引用参考文献。凡是引用了文献中的重要理论、观点、数据和研究方法等,都要在文中出现的地方标明,并在文后列出参考文献目录。文后参考文献的目的在于体现科学的继承性和对他人劳动的尊重,指出论文的科学论据,节约文章的篇幅,有助于评估论文的学术水平,便于检索有关资料,提供参阅资料。

引用参考文献需要注意下列问题:① 引用学科权威人士及单位署名的经典文献,只列出关键性文献;② 忠实反映文献作者的真实观点;③ 尽可能引用最新的文献,特别是最近 5 年的文献;④ 只能引用公开出版的文献,内部资料不能引用;⑤ 论文作者没有阅读的文献不能引用。

(四)科研论文实例

章新友,李秀云,张春强,等. 基于数据挖掘、网络药理学和分子对接方法的肺癌用药规律及核心中药分析 [J]. 科学技术与工程, 2022, 22 (25): 10912 – 10923.

三、药学综述论文写作

(一)药学文献综述写作概述

文献综述(review)是一种重要的科研论文形式。它是研究者在阅读某一主题的文献后,经过理解、整理、融会贯通、综合分析和评价而形成的一种不同于研究型论文的文体,是信息检索过程中的重要环节,也是进行科学研究的第一步。通过撰写或阅读综述型文章,研究者可以对某一课题的历史、现状、水平、新动态、新技术和新发现等有一个全面的了解,为科研选题和开题奠定良好的基础。文献综述的撰写是研究生必须掌握的基本技能,也是科研人员的最基本素质之一。

1. 文献综述的特征　文献综述属于整理性论文,是作者对某学科领域在一定时间范围内公开发表的文献进行广泛收集和阅读后,就其中的主要观点或结论加以汇总,并有目的地对大量分散的文献资料进行整理、分类、归纳、总结、分析、评价和预测,撰写出能揭示该学科专业研究现状和发展动态的一种专题情报研究论文。从文献学角度看,综述是建立在一次文献和二次文献的基础上产生的三次文献,可继续作为文献检索的重要资源。

2. 综述的类型　由于角度不同,文献综述的类型有很多种划分方法。各种划分方法的类型间有交叉。

(1) 按照文献综述信息含量的不同划分:可将文献综述分为叙述性综述、评论性综述和专题研究报告。

1)叙述性综述:针对某一问题或专题,广泛搜集相关的文献资料,进行分析、整理和综合,并用高度概括的语言对相关的理论、观点、数据、方法、发展概况等做综合、客观描述。叙述性综述的最主要特点是客观地介绍和描述原始文献中的各种观点和方法,一般不包括作者褒贬等评论。它使读者可以在较短时间内了解到本学科、专业或课题中的各种观点、方法、理论、数据,获取翔实有用的资料。

2)评论性综述:在对某一问题或专题进行综合描述的基础上,从纵向或横向上进行对比、分析和评论,并提出作者自己的观点和见解,提出最终的评论结果,其主要特点是分析和评价。此类综述可以给读者以启迪,引导读者寻找新的研究方向。

3)专题研究报告:就某一专题,一般是涉及国家经济、科研发展方向的重大课题,进行反映与评价,并提出发展对策、趋势预测。其最显著的特点是预测性,对于科研部门确定研究重点和学科发展方向,领导部门制定各项决策等具有参考和依据的作用。

（2）按照文献综述报道内容的时间范围划分：可分为动态性综述、回顾性综述和预测性综述。

1）动态性综述：以历史回顾为主。主要描述近期内各类现实动态，具有时效性强，反映最新发展态势的特点。

2）回顾性综述：描述过去一定时期内的成果和发展历程，一般按时间顺序介绍历史性成就，特点是总结性较强，可以作为当前的借鉴参考。

3）预测性综述：在综述的基础上，对未来一定时期内的发展方向和目标提出预测。

（3）按照综述报道的时空范围划分：可分为纵向综述和横向综述。纵向综述按年代顺序展开叙述，可揭示综述主题的发展概况；横向综述不分时序，按照主题或地域、国家等展开叙述，对比性较强。

此外，还有按照综述的服务对象划分，可分为决策性综述、研究性综述和普及性综述。按照综述文献报道的对象划分，可分为学科综述、文献综述、会议综述和专题综述等。

3. 综述的作用和目的　综述是对各种专题文献进行搜集、分析、归纳和综合，是高度浓缩的情报信息，其作用大致如下。

（1）一切合理研究的前提和基础：随着信息在现代社会中的作用越来越大，全球信息化的趋势越来越明显。各学科的文献量激增，交叉学科、边缘学科大量涌现，其他语种文献日益增多，文献分散程度日益增大。综述是在大量的原始文献基础上凝聚成的情报性文献，提供综合信息，指导科学研究。通过阅读综述型文章，研究者可以花较少的时间获取最新的综合信息，了解学科新进展、存在的问题、可以努力的方向，在把握学科动态的基础上及时指导自己的工作，并作为确定新的研究方向的参考，同时还可以避免重复开发研究。

（2）信息检索的重要工具：综述文章一般都在文后附参考文献及其有关信息，且因综述一般是按一个或几个专题、问题进行综述的，因此参考文献一般也属于同一类的或具有相关性，读者可从文后的参考文献入手进行回溯检索，直接查找或阅读自己感兴趣的原始文献，并集中掌握一批相关文献。尤其在缺乏专门检索工具的情况下，经常可将综述作为检索工具来使用，从而省时省力地获取所需原始文献的线索。

（3）培养研究生的基本科研素质：文献信息研究能力是研究生必须掌握的基本技能之一。撰写综述需要查阅大量原始文献，并对其进行整理和研究。这是科研人员获取第一手情报信息，把握自己所从事的专业研究状况的重要手段。通常撰写综述文章是优选申报课题、撰写学位论文的前期准备工作。同时，撰写综述是培养研究生文献检索、快速阅读、分析整理、综合归纳和写作等各种能力的重要手段。

（二）药学文献综述写作规范

药学文献综述不是文献的简单罗列或组合，而是一个研究性论文的创作过程，大致编写流程如下：确定选题，文献资料的搜集、阅读、跟踪与积累，文献资料的整理、分析、评价及筛选，综述撰写。

1. 药学文献综述的选题　选题是写好文献综述的首要条件，可以从以下几个方面考虑：① 药学某领域近些年来研究进展；② 反映药学某一分支学科当前的研究进展；③ 介绍药学某一研究专题的最新研究成果及某一类或一个药物的研究进展等。

选题要从实际需要出发，必须具有明确的目的性，在理论或实践上有一定的意义。注意选题不要过大，要根据各方面的客观条件，结合自己的实际工作，选择与自己学科专业及研究方向有密切关系的课题；还要考虑课题的新颖性问题，主要选择当今科学研究、教学工作和临床医疗中经常遇到，而目前尚未解决又迫切需要解决的一些问题。

2. 文献资料的搜集、阅读、跟踪与积累　文献资料的广泛搜集是写好综述的基础，除平时积累的资料外，在选定题目后要进行大量的有目的地搜集资料和阅读。

有计划、有步骤地搜集资料可以起到事半功倍的效果。首先要明确查找范围，必须明确本综述课题所涉及的内容主题有哪些方面,从而明确所需资料的大致范围,进而确定资料查找的范围和重点,哪些是与综述主题密切相关的核心资料源,哪些是撰写综述所需的背景资料源,哪些是参考资料源和工具资料源,划定检索范围。

搜集文献的方法主要有两种:一是通过各种检索工具、光盘及网络数据库进行系统检索,全面、广泛地搜集一切可能的相关资料;二是从综述性文章、专著或教科书等的参考文献中,摘录相关文献目录。在检索过程中,要将检索到的资料的有关信息记录下来,对每一项资料的来源须注明完整的出处,以备获取原始文献。

另外,伴随着资料搜集的过程,资料的积累也在同步进行着。这个跟踪积累的过程一直要延续到综述文章定稿为止。

阅读文献时,应首先选读一些近期发表的综述、述评,然后再看远期的。具体阅读某一篇文献时,应先读摘要和结论,初步了解文献的主要内容,权衡其学术价值,确定其对撰写综述是否有用,可将搜集到的文献分成“价值不大”“有价值”“很大价值”三类,做好摘要,记录文献作者、题目、刊名、年、卷、期、页和重要内容(研究方法、研究结果、结论等)。在广泛阅读资料的基础上,选定重点参考资料,重点资料必须找到原文,详细阅读。

3. 文献资料的整理、分析、评价及筛选　系统化整理资料的主要任务是对搜集和积累的资料进行分类,以方便使用。事实上,在搜集和阅读资料过程中,就一直伴随着资料的整理工作。而这一阶段的整理工作,则要将经过筛选的资料,按照应用领域、观点、方法、技术、产品等详细分类,在大类下还可将资料按照地区、年代等进一步分类归纳。在分类归纳的同时,将重点内容进行提炼和摘录,将文献中的重点句、重点节和重点段直接摘抄下来;对于仅供一般参考的非重点文章,以“提要”“文摘”的形式记录下来,使得资料的脉络分明,层次清晰。总之,在这一阶段需要对原始文献的内容系统地进行分析与综合,理论、观点与方法按类总结在一起,并提炼出主要内容,这样就构成了文献综述的主要组成部分。

4. 综述撰写　综述的撰写过程主要涉及以下几个方面。

(1)设计论文的总体框架:撰写论文的首要工作是构建文章的总体框架,实际上在搜集资料、筛选资料和不断跟踪积累资料的同时,就已经开始在撰写者的脑中逐步形成了基本框架,在此基础上考虑将已经系统化的资料如何有机地组织起来,各种内容在文章中如何安排,从哪些方面进行综述。文章的框架设计出来后,撰写者就有了此篇综述的基本全貌。

(2)拟定提纲:提纲是按照一定的逻辑关系逐级展开的,由序号和文字组成的有层次的大小标题,也是整体构思及框架设计的具体化。也就是决定先写什么,后写什么;哪些是重点阐明的内容,哪些是次要的或可以省略的内容;何处应融入自己的观点。

首先设计综述文章的一级标题,列举要论述的各个综述主题,然后对一级标题的大纲进行细化,根据各个问题的具体情况列出二、三级标题或论据资料,通过大纲的细化明确文章各部分的逻辑关系及各部分要阐述的具体内容。

拟定提纲需要注意编排顺序是否合理、标题与内容是否一致、各段落之间是否呼应、论证是否符合逻辑和学科原理等问题。

(3)撰写初稿:撰写初稿是根据提纲的逻辑顺序,逐个问题、逐个层次地加以展开阐述,注意重点突出、说理透彻、论点明确、论据充分,大体完成综述文章的撰写工作。

(4)审稿定稿:初稿完成后,还需对论文的结构、内容及形式进行全面的审查,反复修改和补充,最终定稿。

5. 文献综述的撰写格式　综述与研究性论文不同,综述的形式与结构是多种多样的,一般包括题目、作者和作者单位、摘要、关键词、前言、正文、结语、参考文献等。

（1）题目：应对综述内容起到概括和揭示的作用，要确切、简明、具体，既引人注目，又便于检索。综述题目属于科学概括的题目类型，较少使用副标题。题目下方是作者姓名和作者单位。

（2）摘要：综述类文章，各种期刊要求不同，有些不需要摘要，但一般字数在 3 000 字以上的文章应附有摘要。摘要是对文章内容的简短陈述，是一个完整的部分，但是一般不加注释和评论。

（3）关键词：是自由词，最能表达文献的关键内容，能够反映文章的特征和主要内容，一般列出 3~5 个。

（4）前言：主要说明写作目的，介绍有关概念、定义及综述的范围，简明扼要说明有关主题的历史、现状、趋势及争论的焦点等。要指出继续深入研究该课题的意义与可行性，阐述为什么要写这篇综述，需要解决什么科学问题，具有什么科学意义，这样就明确了写综述的目的和必要性，可使读者对全文即将要叙述的内容有一个初步的了解。

（5）正文：是文献综述的核心与基础部分。一定要突出主题思想。撰写者在归纳整理的基础上，对自己搜集到的有用资料按提纲要求分成若干问题或段落，有层次地逐步由浅入深、由远及近地论述，使文章更加精练明确，逻辑性强，继而进行系统介绍。撰写此部分时还应注意以下 3 点。

1）对已有成果要分类介绍，各类之间用小标题分。常见的分类线索包括按时空分类（本课题的研究历史与研究现状，国外研究现状与国内研究现状等）、按本课题所涉及的不同子课题分类、按已有成果中的不同观点进行分类等。

2）既要有概括介绍，又要有重点介绍。根据自己的分类，对各类研究先做概括介绍，然后对此类研究中具有代表性的成果进行重点介绍。重点介绍时要求点明作者姓名、文献名及具体观点。无论是概括介绍还是重点介绍的文献资料，均要求将文献来源在参考文献中反映出来。

3）论述应有充分的依据。论述包括所综述对象的现在进展，发现了哪些新现象，提出了哪些新观点，还存在哪些不同论点和争议，哪些方面还未得到圆满的解决等。必须强调，引证材料要严肃认真，不要曲解作者原意，要尊重别人的劳动，如要加入自己的见解，一定要慎重，以理服人，切忌主观武断，防止误导读者。

（6）结语：即对综述内容所得出的最后结论做扼要论述。作者在此对全文进行一个简要的概括和总结，指出本综述所涉及的专题研究中主要成果、存在的问题和未来发展动向，并表明自己的见解或评价。

（7）参考文献：文章末尾附有较多参考文献，是综述的重要组成部分，是衡量综述质量和水平的标志。这些文献应是作者亲自阅读过的主要参考文献，如引用的是外文文献，直接用外文，不必译成中文。

（三）写作文献综述的注意事项

1. 文献搜集要全面　全面搜集资料是写好综述的前提，不能只掌握片面的资料就动手写综述。

2. 去粗取精　搜集的文献一定要仔细阅读，剔除陈旧的、重复的及与主题相关性差的内容。

3. 忠实文献内容　采用文献中的观点或数据等，一定要认真核对以保证引用的数据、观点、人名、术语等准确无误。忠实原文，不能任意删减或添枝加叶，不要把原始文献的观点与综述作者自己的观点相混淆。

4. 避免概括性、逻辑性差　将收集的文献生搬硬套，简单摘抄罗列，缺乏概括性；没有用自己的思路、方式和语言来表达，缺乏逻辑性。

5. 切忌剽窃行为　不能将国内外期刊上一篇或多篇综述改头换面拼凑成自己的综述文章再行发表。

（四）药学文献综述论文实例

请参考论文实例：章新友，张亚明，刘梦玲，等. 虚拟筛选技术在中药研究中的应用［J］. 中国新药杂志，2022，31（17）：1676－1683.

四、药学学术论文的期刊投稿

　　在各个学位授予单位所规定的毕业条件中,对研究生(特别是博士研究生)通常有发表期刊论文的要求,并且通常将研究生发表期刊论文的成果与评奖评优挂钩。因此,对于药学研究生来说,了解期刊论文的投稿方法是非常有必要的。目前,国内外期刊的投稿流程和注意要点类似,图 8-2 所示,为期刊投稿的一般流程。

　　(一) 选择期刊

　　在向学术期刊投稿之前,首先要选择拟投稿的目标期刊,需要考虑以下影响因素。

　　1. 期刊的影响力　期刊的影响力主要取决于期刊的收录情况、影响因子、行业内的权威性及读者圈和数量多少。国际期刊和国内期刊均有影响因子,一般来说,影响因子越高,影响力越大。

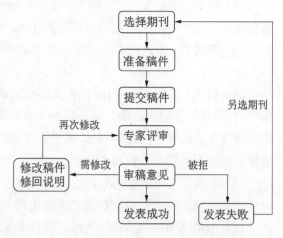

图 8-2　期刊投稿的一般流程

　　根据投稿论文的创新程度,对照本专业领域已经发表的论文,判断该论文在创新性上达到了什么层次的期刊要求,鼓励发高质量论文。目前,三类高质量论文指发表在具有国际影响力的国内科技期刊、业界公认的国际顶级或重要科技期刊的论文及在国内外顶级学术会议上进行报告的论文。具有国际影响力的国内科技期刊参照中国科技期刊卓越行动计划入选期刊目录确定,包含领军期刊、重点期刊、梯队期刊、高起点新刊和集群化试点等。

　　2. 期刊内容范围　根据拟投稿论文的主题和研究方向与期刊的科学范围和所覆盖的主题选择期刊。不同期刊发表不同性质论文(如基础研究、应用研究、临床研究等)的数量也不同,根据自己的稿件选择合适的期刊。

　　3. 投稿信息的获取　通过期刊官网的投稿须知或"guidelines for authors"了解该期刊的审稿速度和出版时间,也可以在相关的论坛和网站了解中英文期刊的投稿命中率、出版周期、影响因子等,中文期刊信息可以在中国知网的学术期刊库进行查询,英文期刊信息可以在 LetPub、梅斯医学、小木虫、丁香园等网站进行查询。查询这些信息,对研究生投稿有很大的帮助。

　　通过投稿须知,还可以了解拟投稿期刊论文体例,以及对标题、图标、符号、参考文献格式、文稿排版等要求。有的期刊在主页上会提供相应的论文格式模板,如 word(* . doc 格式)和 latex 模板(* . tex 格式)。按照投稿须知的要求撰写论文,既是出于对审稿人的尊重,又节省审稿人的时间。

　　(二) 准备稿件

　　除了按照投稿须知的格式要求,论文还要具有原创性和创新性,题目合适,摘要规范,图表清晰可靠,精选参考文献,注意文章的框架结构、内容和格式要求要符合期刊的要求,切勿忽视抄袭、剽窃、数据造假等学术道德问题,切忌一稿多投。

　　(三) 提交稿件

　　投稿主要有纸质稿件、E-mail 投稿和在线投稿,现在各个期刊网站基本都是在线投稿系统,只有极少数是 E-mail 投稿。投稿时,找到期刊主页──注册──登录系统──阅读投稿须知──按照提示,可以选择向导式投稿,也可以选择列表式投稿,一步一步地完成投稿。投稿完成以后,可以在作者工作界面查看稿件状态。

（四）专家评审

有的期刊,尤其是英文期刊,投稿时会要求自荐评审专家。研究生可以选择本领域中"学术大牛"作为评审专家,也可以在近几年发表的与本课题或本研究方向有关的学术论文中选择作者(尤其是通讯作者)作为评审专家。一篇文稿一般由2~3名同行专家评审,同行专家评审完毕后,作者会收到来自主编和审稿人的意见。主编的来函会明确告知作者稿件的处理决定(录用、修改、退稿)。

（五）稿件退修

几乎每一篇已经发表的论文,在发表前都被退给作者修改过,被要求修改论文是个好消息,说明文章没有被拒稿,已经进入正常的出版流程。作者偶尔会必须根据主编和审稿专家的意见,认真修改稿件。修改稿件时需要注意:① 修改论文提交的截止日期,尽量不要拖到最后一天;② 修改的内容需要明确哪些是需要修改的,哪些是可以解释说明的,哪些是可以不予理会或是找个理由拒绝的,但是不管审稿意见如何,都应该针对每一个问题做出一一回复。这些回复体现在修回说明中,让主编和审稿人能够快速知道论文的哪些地方做了哪些修改,以及作者是如何回复审稿人提出的问题。修回说明一般单独建立一个文档。

（六）发表或被拒

从稿件的修回到发表,也会有些反复。修回后如果被接收,期刊会和论文的通讯作者联系,完成版权转让协议,交版面费。不同的期刊,论文发表周期不同,有的几个月,有的一两年。

如果稿件被拒,可以根据审稿专家的意见,认真修改,重新选择期刊进行投稿。

第三节　文献检索与学位论文写作

一、药学学位论文写作概述

研究生教育作为中国高等教育的重要组成部分,其重要目的之一是培养学生的学术研究能力。研究生的学位论文是检验研究生学术研究能力的重要依据。国家标准《GB7713－1987 科学技术报告、学位论文和学术论文的表写格式》中提出,学位论文是表明作者从事科学研究取得创造性的结果或有了新的见解,并以此为内容撰写而成、作为提出申请授予相应的学位时评审用的学术论文。习近平总书记指出,研究生教育在培养创新人才、提高创新能力、服务经济社会发展、推进国家治理体系和治理能力现代化方面具有重要作用。学位论文反映了研究生的学术和科研水平及培养单位的培养水平,是衡量研究生培养质量的重要指标。学术论文写作需要符合学术性、创新性、规范性、独立性的要求。

（一）学位论文的特点

学位论文不同于一般学术论文。其主要区别表现在:

1. 撰写的目的性　学位论文主要是为申请授予相应的学位而提交评审和答辩所用,一般不出版发行,主要保存在学位授予单位的图书馆里,部分被授权收入学位论文数据库;而一般学术论文主要是为了公布新的研究成果,在学术期刊上发表或在学术会议上交流所用。

2. 整体的系统性　学位论文强调对某一专题研究的整体系统性,而一般学术论文强调对某项新成果的针对性。

3. 内容的详细度　学位论文一般不限篇幅,作者为了表明自己的知识掌握程度和研究能力,在引言中一般都比较详细地介绍本课题的研究历史和现状,在材料和方法中比较详尽地叙述研究方法与过程;而一般学术论文则需要高度精练,将已报道的有关材料以参考文献的方式列出。

（二）学位论文的类型

（1）学位论文根据所申请的学位不同，可分为学士学位论文、硕士学位论文、博士学位论文3种。

1）学士学位论文：指作者已较好掌握了本门学科的基础理论、专门知识和基本技能，并具有从事科学研究工作或担负专门技术工作的初步能力。学士学位论文主要是使本科生了解科研的基本过程，在选题、查阅文献、开展研究、撰写论文等方面得到基本的科研训练，并运用所学知识解决具体的问题。学士学位论文对创新性要求不高。

2）硕士学位论文：指作者已在本门学科上掌握了坚实的基础理论和系统的专门知识，并对所研究的课题有新的见解，有从事科学研究工作或独立担负专门技术工作的能力。硕士学位论文要求有一定的工作量和创新性，论文的结构类似于图书的章节形式，其篇幅一般不受限制。

3）博士学位论文：指作者已在本门学科上掌握了坚实宽广的基础理论和系统深入的专门知识，并具有独立从事科学研究工作的能力，在科学或专门技术上做出创造性的成果。博士学位论文应具有系统性、创新性，篇幅也不受限制。

（2）学位论文根据研究方法不同，可分为研究性论文和调查性论文两种。

1）研究性论文：要有具体的实验数据，实验数据真实可靠，能经得起推敲。药学类研究性论文主要的研究方向有：天然药物化学、药物化学、药物分析、药剂学、药理学、生药学等。

2）调查性论文：主要对药学前沿的某个方向进行调查研究，要求作者首先对该方向的最新进展有较全面系统的了解，并提出调查目的。应该指出的是，对于市场调查类论文要有调查对象、调查地点、调查时间、调查问卷内容等因素。

（三）学位论文的总体要求

根据申请学位的不同，3种学位论文的总体要求既有相同点，又有些差异。其相同点是，要求论文条理清楚、图表清晰、格式规范，遵守严密的写作逻辑；文献引用满足学术规范，无剽窃，无造假；答辩时表述清楚，正确回答相关问题。各种学位论文的不同点，见表8-1。

表8-1   各种学位论文的不同点

类　型	学 士 学 位 论 文	硕 士 学 位 论 文	博 士 学 位 论 文
选题	选题一般由指导教师指定，对一个方向重要	可以选择一个已经有研究的问题，选题对一个专业有重要意义	选择一个尚未研究过的问题，选题对一个领域有重要意义，问题重要性高
贡献	针对一个问题开展工作，得到一些结果	有独立的研究内容和一定的贡献	有深入的研究，研究工作对一个领域有推动作用，有原创性的贡献，且创新程度高
知识掌握程度	正确掌握与题目相关的知识，正确使用相关知识	掌握本领域坚实的基础理论和系统的专门知识	掌握坚实宽广的基础理论和系统深入的专门知识，强调专门知识的广度和深度
独立工作能力	在老师指导和帮助下完成，毕业后具备从事专业技术工作的能力	在导师指导下独立完成，毕业后具备从事科学研究的能力	在导师指导下独立完成，毕业后具备独立从事科学研究的能力

二、学位论文写作规范

学位论文的写作是研究生学习最为重要的一个阶段，是研究生教育的基本要求，在高层次的学位教育中具有十分重要的意义。学位论文的写作是毕业的关键环节，但它的重要意义不仅关系到能否毕业的问题,而且也关系到研究生对自己未来的学术道路学术品格的一种主体选择。一篇结构完整的学位论文包括标题、摘要、关键词、引言、正文、参考文献等部分,各部分的行文规范是衡量论文质量的重要依据之一。

研究生最完整的独创性研究成果是学位论文。学位论文的本质是高等学校和科研机构的研究生独立完成的总结性作业,是研究生为获得学位而撰写和提交的论文。笔者认为学位论文的质量是检验一个学科是否处于健康发展中,而学术规范是检验学位论文质量的一个要素,是对研究生进行科研研究或承担专业工作的全面的研究训练,是培养研究生创新能力、综合运用所学知识分析问题解决问题能力的重要环节。在研究生培养中,撰写学位论文是研究生培养过程的核心任务,是培养研究生具有独立工作能力和创新精神的重要手段。通过学位论文的撰写,研究生不仅能经受科研工作的全面训练,亦可拓宽和加深知识领域。研究生的汉硕学位论文是展示汉硕研究生研究成果的有效方式。

（一）学位论文的整体结构

学位论文的基本结构包括前置部分、主体部分、参考文献和附录4个部分组成。

（二）学位论文的写作要求

研究生学位论文的撰写是建立在研究生对实验结果、文献研究和总结基础之上的,研究生在完成了选题、文献收集、整理等工作之后,就进入了论文写作阶段。学位论文的写作和其他论文一样,都要经过设计论文结构、形成初稿、修改定稿等几个阶段。学士学位论文通常是一个研究内容范围狭小的专题,一般不需要分章节,其整体结构与一篇期刊论文结构类似。硕士和博士学位论文通常是一个研究内容较多的专题,一般需要分章节,整体结构与期刊论文结构有所不同,但每一章节的结构相当于一篇期刊论文或每一章节的结构相当于一篇学士学位论文,只是不需要每一章都写"摘要"。整个写作过程与学术论文相似,需要注意以下问题。

1. 开题报告　是课题确定方向以后,研究生在查阅文献的基础之上撰写的报请批准的选题和研究计划,作为研究生学位论文的第一个写作环节,是监督和保证学位论文质量的必要条件。它在一定程度上反映学生对所做课题的前瞻性分析,同时也是在培养学生的科研能力。研究生把自己对课题的认识理解程度和准备工作情况加以整理、概括,以便使具体的研究目标、步骤、方法、措施、进度和条件等得到更明确的表达。开题报告的主要内容包括:题目;论文选题依据、国内外研究现状、研究意义及可行性分析、参考文献;研究目的、研究内容及拟解决的关键性问题;拟采用的研究方法、技术路线、实验方案;计划进度和预期结果。开题报告应具有创新性、可行性和实用性。

2. 封面　封面最醒目的是论文标题(即题目),还需要给出培养单位名称、专业名称、院系、作者姓名、指导教师姓名、学位类别等相关信息。

3. 学位论文原创性声明和学位论文使用授权声明　原创性声明是指所呈交的博士/硕士学位论文,是在导师的指导下,独立进行研究工作所取得的成果。除文中已经特别加以注明引用的内容外,本论文不含任何其他个人或集体已经发表或撰写过的作品成果。对本人的研究做出重要贡献的个人和集体,均已在文中以明确方式标明并致谢。本人完全意识到本声明的法律结果由本人承担。使用授权说明指出:学位论文的完成单位享有使用论文的基本权益,同意培养单位将博士/硕士学位论文的全部或部分内容编入有关数据库进行检索。可以采用影印、缩印或其他复印手段保存和汇编博士/硕士学位论文。学位论文原创性声明和学位论文使用授权声明是学位论文的必要内容。

4. 目录　一般比较长,可以帮助读者阅读,让读者一目了然地知道论文有哪些提纲性内容,以及每部分内容所在的位置。目录中包含章、节、参考文献、致谢、附录等的标题和起始页码。需要注意的是,目录之前的内容及目录本身不列入目录中;目录中各级标题不是从键盘输入的,是排版系统自动生成的,页码连续;目录中各章节的编号建议参考相关要求;目录中的章节编号格式要一致,一般最多至三级标题。

5. **摘要和关键词** 一般以单独一页出现。摘要是对论文的简单介绍,以供检索使用。摘要中要简要说明本论文的目的、方法、结果和结论,重点突出论文的创新之处。一般博士学位论文的摘要要求1 000~1 200 字,硕士学位论文要求 500~600 字。

摘要之下,另起一行列出几个关键词,一般 3~8 个,关键词之间用";"隔开。

6. **引言** 一般包括选题的背景和意义、文献综述、研究内容、论文的结构安排。选题的背景和意义描述与期刊论文类似,但是比期刊论文更为详细,要描述清楚选题的依据,紧扣本专业内容,有较高的实际意义或一定的理论价值,难度适当;文献综述的写作与综述型论文类似,要对本研究主题范围内的文献进行详尽的综合述评,"述"的同时一定要有"评",指出现有研究成果的不足,讲出自己的改进思路;用简短的语言描述本论文所用的研究方法,并简述本论文的写作安排。

引言为阐述论文主题、展现论文中心内容而服务,引言表述要具有层次性。引言部分包含研究背景或目的,研究方法,研究结果及结论、作用、意义,研究的出发点,已有研究成果的梳理等方面的内容。各部分内容要相互契合,表述要突出重点,按照某条逻辑主线梳理现有的研究成果,从中发现研究的切入点,锁定研究主题,详细阐述研究思路及方法,并阐明研究的创新点和研究价值。

7. **材料和方法** 内容尽可能详细,在方法部分,在对某试验方法注明了参考文献后,可以再详细叙述其具体的操作步骤,因此,如果要参考具体的实验方法,可查阅相关的学位论文。另外,需要注意的是,材料和方法部分是学位论文评审和答辩最容易被质疑的部分。

8. **结果** 是学位论文的核心部分,是实验所得数据、观察记录等经过综合分析和统计学处理的结果,不是原始数据,也不是原始记录。为了体现研究生科研的系统性,学位论文的结果部分比一般期刊论文的内容更丰富、更详尽,在结果部分可以描述各种内容的细节,也可以对引言部分提出的科学问题进行分段阐述。结果部分的每一章图表的前后顺序排列,体现了科研的客观规律及科研设计的思路。图、表和文字之间的内容互不重复,精心设计的图和表能够直观形象地展示研究结果,起到文字难以达到的效果。在学位论文的写作过程中,凡是能用简短文字叙述清楚的不用图或表表示。对于文中使用的量和单位,应严格执行国家标准。

9. **讨论** 与学位论文的引言、方法和结果相比,讨论部分的撰写比较自由,研究生可以根据自己掌握的知识和对研究问题的认识自由发挥,因而最能体现研究生理论知识水平和逻辑思维能力,同时也是最难写的部分。通过讨论,研究生可以根据研究的结果,归纳其内在联系,并通过与历史的、横向的、国内外的相关研究结果对比,将全部资料进行整合分析,从而展现研究结果的科学意义和重要价值。讨论中要突出自己研究的创新之处,尤其是对前人研究的突破。

10. **结论** 是学位论文正文重要的组成部分,是整篇论文的总论点,不可或缺。结论是从整篇论文的全部材料出发,通过推理、判断、归纳、提炼等过程,凝练出的论文的学术观点,是对论文研究成果的进一步升华和提高。结论能反映研究生对于研究整体的更深层次理解。

11. **致谢** 通常在学位论文正文的最后(亦可放置在摘要页前),自成一页,格式和内容没有统一的规定,可以有多种写法,而且可以写得很有个性。一篇学位论文工作来源于导师、学长和科研辅助人员多方面的实实在在的帮助,因此,导师提供的机遇是首要的感谢内容,导师在关键问题上给予的指导也是重要的致谢内容,列举时可以给出大致时间、描述遇到了什么困难、介绍导师是如何提供指导的及有什么收获。

12. **参考文献** 置于正文后,并另起页。一切来自他人的信息都必须注明来源。是尊重和保护他人的成果的体现,是避免学术抄袭的规则,是学位论文最基本、最重要的学术规范原则。要求采用标准的著录格式,按照顺序标注文献,实事求是地选用与本文研究相关的、目前国内外最新的参考文献,避免使用过于陈旧的文献。目前,参考文献管理软件常见的有 EndNote、NoteExpress 等。

三、学位论文实例

请参考论文实例：李秀云. 基于循证与数据挖掘的中药治疗肺癌疗效及用药规律研究［D］. 江西中医药大学，2022. DOI：10.27180/d.cnki.gjxzc.2022.000040.

第四节　药学参考文献书写规范

思 考 题

第八章授
课 PPT

1. 简述综述论文的撰写过程，并列出论文撰写的具体步骤。
2. 试比较药学学术论文和学位论文撰写步骤的异同。

第九章
药学信息数据挖掘

第一节　数据挖掘基础知识

一、数据挖掘概述

授课视频：药学信息数据挖掘

随着互联网技术的飞速发展，各种数据在人们的生活中不断涌现，大数据时代已经悄然来临。如何从这些海量数据中提取有用的信息和知识，成了一个重要的问题。

数据挖掘（data mining）是一种从海量数据中发现有意义、有用信息的过程。它是一种利用计算机技术、统计学和机器学习等方法，针对大规模数据集中的未知模式或规律进行探索和分析的过程。数据挖掘所处理的数据范围广泛，可以是结构化数据，也可以是非结构化数据，包括文本、图像、音频等各种形式的数据。数据挖掘技术可以被广泛地应用于商业、科学、医疗、政府、社会和其他领域，以发现有用的信息、知识和趋势。

数据挖掘是知识发现（knowledge discovery in database，KDD）不可缺少的一部分，而知识发现是将未加工的数据转换为有用信息的整个过程，该过程包括一系列转换步骤，从数据的预处理到数据挖掘结果的后处理。

数据分析和数据挖掘都是从大量数据中发现知识，但却有所不同。数据分析主要通过统计、计算、抽样等相关的方法，来获取数据表象的知识。数据挖掘则主要通过机器学习或通过数学算法等相关的方法获取深层次的知识（如属性之间的规律性，或预测）。简单来说，数据分析是把数据变成信息的工具，而数据挖掘是把信息变成认知的工具，可以将数据分析得出的信息转化为有效的预测和决策。

数据挖掘的目标是建立一个决策模型，根据过去的行动数据来预测未来的行为。比如分析一家公司的不同用户对公司产品的购买情况，进而分析出哪一类客户会对公司的产品有兴趣。在讲究实时、竞争激烈的网络时代，若能事先破解消费者的行为模式，将是公司获利的关键因素之一。数据挖掘是一门交叉学科，它涉及了数据库、人工智能、统计学、可视化等不同的学科和领域。

数据挖掘的历史可以追溯到 20 世纪 60 年代，当时统计学家约翰·图基（John Tukey）提出了"探索性数据分析"（exploratory data analysis，EDA）的概念。他认为，数据挖掘不仅仅是从数据中提取信息，更重要的是要通过数据的可视化和探索，了解数据背后的真实含义。

到了 20 世纪 80 年代，人们开始研究如何利用计算机来进行数据挖掘。随着计算机硬件和软件技术的不断发展，数据挖掘技术也得到了很大的发展。到了 20 世纪 90 年代，数据挖掘技术逐渐成为一个独立的领域，并开始应用于商业、金融、医疗、教育等领域。

在数据挖掘的发展过程中，有几个重要的里程碑事件。

1990 年，第一个数据挖掘软件 SPSS 被开发出来，有效解决了处理大数据集的问题。

1991 年，美国在线（American Online，AOL）公司开发了第一个联机分析处理系统（OLAP）。

1996 年，美国国家科学基金会（National Science Foundation，NSF）成立了一个名为"知识发现和数据挖掘"的计划,旨在数据挖掘技术的发展和应用。

1997 年,国际商业机器公司(International Business Machines Corporation, IBM)推出了 IBM Intelligent Miner 的数据挖掘工具,使数据挖掘开始进入业界应用领域。

1997 年,IBM 的 Deep Blue 计算机在国际象棋比赛中击败了世界冠军加里·基莫维奇·卡斯帕罗夫(Гарри Кимович Каспаров),这标志着人工智能和机器学习技术的重大突破。

2001 年,微软公司推出了 Microsoft Analysis Services 平台,使大数据处理和分析的范围更加广泛,并可集成到合作伙伴的解决方案中。

2006 年,谷歌(Google)公司发布了 MapReduce 和 Hadoop 分布式计算框架,提高了数据处理计算速度和存储能力,为大数据挖掘奠定了基础。

2011 年,IBM 的 Watson 在美国的 Jeopardy 比赛中赢得胜利,标志着自动问答和自然语言处理这些技术有了突破。

2015 年,谷歌公司的 AlphaGo 击败世界围棋冠军李世石,标志着人工智能的进步和应用范围扩大。

这些事件都是数据挖掘发展过程中的重要里程碑,同时也推动了数据挖掘技术的不断创新和应用,为各行各业的发展带来了重要的影响。

近年来,随着大数据时代的到来,数据挖掘技术变得越来越重要。人们不断尝试着从海量数据中提取有用的信息和知识,来帮助企业做出决策、提高效率和效益。

二、数据挖掘技术

(一) 数据挖掘步骤

数据挖掘通过分析每个数据,从大量数据中寻找其规律,主要包括数据准备、规律寻找和规律表示等。数据准备是从相关的数据源中选取所需的数据并整合成用于数据挖掘的数据集;规律寻找是用某种方法将数据集所含的规律找出来;规律表示是尽可能以用户可理解的方式将找出的规律表示出来。

CRISP‐DM(Cross-Industry Standard Process for Data Mining)既是一种数据挖掘项目的标准过程模型,也是一种系统的、标准化的数据挖掘流程。它是由欧洲联盟赞助的聚集了数据挖掘专家、厂商和数据科学家的一个小组开发的,旨在为数据挖掘项目标准化过程提供指南和支持。

CRISP‐DM 模型包括 6 个主要阶段:商业理解(business understanding)、数据理解(data understanding)、数据准备(data preparation)、模型建立(modeling)、模型评估(evaluation)和部署(deployment)。这些阶段构成了一种逐步迭代的过程,在整个数据挖掘项目过程中贯穿始终。

1. 商业理解阶段　确定项目的目标和需求,明确商业问题和机会,确定数据挖掘的目标和范围等。在开始数据挖掘之前最先的也是最重要的要求就是了解数据和业务问题。必须要对目标有一个清晰明确的定义,即决定到底想干什么。比如,想提高电子信箱的利用率时,想做的可能是"提高用户使用率",也可能是"提高一次用户使用的价值",要解决这两个问题而建立的模型几乎是完全不同的,必须做出决定。

2. 数据理解阶段　通过各种渠道收集数据,包括数据源、数据类型、数据格式等相关信息。了解数据中的含义、质量和可用性,检查数据集中的异常值、缺失值,对数据进行探索性分析等。

数据理解过程中主要包括以下几个方面。

(1) 数据收集:通过各种渠道收集数据,包括数据源、数据类型、数据格式等相关信息。

(2) 数据描述性统计分析:对数据进行统计分析以揭示数据的基本特征、规律和异常值等信息。比如通过可视化的方式,绘制数据的散点图、箱线图、直方图等统计图形,来直观地描述数据的分布情况。

（3）数据质量评估：通过对数据的结构、完整性、正确性等方面的评估，来了解数据的质量，发现问题并加以处理。

（4）数据预处理：即对数据进行清洗、转换、归一化等操作，以为进入数据挖掘的下一步做好准备，同时也可以通过此步骤来发现与处理数据中的异常值、缺失值等问题。

（5）特征选择与提取：数据中包含了许多的特征，一些特征可能对分析结果的贡献较小，此阶段需要对数据进行特征选择与提取，提高数据分析的精度、准确度和可解释性。

（6）数据可视化：帮助数据分析者更好地理解数据，如通过可视化地展示数据关系、数据趋势、数据分布情况等，有助于更全面地理解数据的真正含义。

3. 数据准备阶段　从原始数据中选择和清理数据，数据转换和集成，为模型建立做准备工作。

数据准备的主要步骤：

（1）数据获取：数据可以从多种渠道获得，如公司内部数据库、公共数据库、互联网等。在获取数据时，需要了解数据来源、数据格式、数据量、数据类型等信息。

（2）数据清理：对数据进行清洗，包括除去重复数据、删除不必要的数据、填补缺失值等。清洗数据的目的是确保数据的完整性和准确性，从而避免产生不必要的误差。

（3）数据集成：将多个数据源中的数据合并成一个数据集，方便后续的分析。数据集成时，需要注意数据的格式、字段名称、数据类型等信息，避免数据合并出现问题。

（4）数据转换：将数据转换为适合数据挖掘的格式，方便数据分析。例如，将类别型数据转换为数值型数据、标准化数据等。

（5）数据统一：数据存在多种表示方式，如数据缺失值有多种表示方法（如 NaN、null 等），此时需要将不同表达方式的数据统一标准化。

（6）数据降维：如果数据维度过高，会导致分析效率低下，此时需要考虑将数据降维。通过降维可以降低数据维度，同时保证数据重要信息不受影响。

（7）数据划分：将数据集划分为训练集、验证集、测试集等多个部分，以便于数据挖掘模型的构建、训练和评估。

4. 模型建立阶段　选择建模技术和算法，构建和校验模型，并进行模型选择。

（1）特征选择：在进行建模前，需要先选择出最优的特征集合。特征选择的目的是提高模型准确性、避免模型过拟合等问题。

（2）确定模型类型：根据问题的性质和算法的要求选择适合的模型类型。例如，分类问题可以使用决策树、随机森林、朴素贝叶斯、支持向量机等算法；聚类问题可以使用 K 平均聚类、层次聚类等算法。

（3）模型构建：使用选择的算法对数据进行建模。根据模型类型的不同，可以根据训练集数据来训练模型，或使用监督学习的方法进行模型的构建。

（4）模型训练：使用已选择的算法对模型进行训练，并通过交叉验证等方法来评估模型的性能。模型训练的目的是利用已知数据集来优化模型参数，提高模型预测准确率。

（5）模型评估：通过一系列的测试方法来评估模型的性能和准确性。评估方法包括混淆矩阵、ROC 曲线、精度、召回率、F1 分数等。

模型调整和改进：根据评估结果对模型进行调整和改进，直至找到最优模型。

5. 模型评估阶段　评估模型的效果和性能，检验模型是否符合业务目标和需求。

该阶段包括以下几个步骤。

（1）评估模型性能：通过不同的指标和方法，评估模型的性能，包括准确率、召回率、F1 分数、ROC 曲线、AUC 等。

（2）计算预测误差：计算预测结果和实际结果之间的误差，以评估模型的预测准确性。例如，可以计算均方根误差（root mean square error，RMSE）和平均绝对误差（mean absolute error，MAE）等指标。

（3）重新构建模型：如果模型的性能不符合要求，需要重新构建模型。可以加入更多的特征、改善模型参数、改变算法或调整模型结构等。

（4）验证独立数据集：使用独立的数据集，对构建的模型进行验证，以评估模型的泛化性能。这有助于判断模型是否可以预测未知数据集的表现，而非仅对已知的数据集进行过拟合。

（5）可解释性分析：评估模型的可解释性，以确保模型的结果可以被理解和解释，并为决策提供支持。

（6）优化参数：通过参数优化，优化模型参数，以提高模型的性能和准确性。

模型评价的目的是确认所建立的模型在真实情况下的预测能力和效果，以评估模型是否符合要求。但是，实际应用中的数据通常与训练集和测试集有所不同，因此，模型评价阶段是一个逐步优化的过程。需要不断调整模型的参数和选取更好的特征，以提高模型的性能和准确性，从而得到能够满足问题需求的最优模型。

6. 部署阶段　编写最终报告或展示结果，部署模型并提供指导和维护支持。部署阶段的主要任务是将模型集成到实际业务环境中，这包括以下几个方面。

（1）选取最优模型：从评估结果中选取性能最优的模型用于部署。这个过程需要考虑模型准确性、速度和可维护性等方面的因素。

（2）集成到业务系统中：将模型嵌入业务系统中，以便业务系统可以直接调用模型进行数据分析和预测。同时，还需要确保模型的稳定性和可扩展性。

（3）数据流管理：对业务系统中的数据流进行管理，以确保数据的正确性、完整性和一致性。数据流管理还需要涉及数据仓库的设计和建设，以便快速生成基于历史数据的报告和分析结果。

（4）设置模型更新计划：随着时间的推移，模型的性能可能会发生变化。因此，需要设定一些更新计划，以保证模型始终能够适应数据的变化和业务需求的变化。

（5）监控和维护：在模型部署之后，需要实时监控模型的性能，以便及时发现并解决模型遇到的问题，并在需要时对模型进行更新和修复。

（6）要保证一个数据挖掘模型在部署后能够真正产生价值，就需要确保模型能够与业务系统紧密结合，并对数据流进行有效管理。同时，在模型部署过程中，还需要密切关注模型的稳定性和性能，以便及时修复任何问题，并针对数据和业务变化进行模型更新。

在具体进行数据挖掘的时候，一般可以细分成以下 8 个步骤。

1）信息收集：根据确定的数据分析对象抽象出在数据分析中所需要的特征信息，然后选择合适的信息收集方法，将收集的信息存入数据库。对于海量数据，选择一个合适的数据存储和管理的数据仓库是至关重要的。

2）数据集成：把不同来源、格式、特点性质的数据在逻辑上或物理上有机地集中，从而为企业提供全面的数据共享。

3）数据规约：执行多数的数据挖掘算法即使在少量数据上也需要很长的时间，而做商业运营数据挖掘时往往数据量非常大。数据规约技术可以用来得到数据集的规约表示，它小得多，但仍然接近于保持原数据的完整性，并且规约后执行数据挖掘结果与规约前执行结果相同或几乎相同。

4）数据清洗：在数据库中的数据有一些是不完整的（有些感兴趣的属性缺少属性值）、含噪声（包含错误的属性值）且不一致的（同样的信息不同的表示方式）数据，因此需要进行数据清洗，将完整、正确、一致的数据信息存入数据仓库中。

5）数据变换：通过平滑聚集、数据概化、规范化等方式将数据转换成适用于数据挖掘的形式。对于有些实数型数据，通过概念分层和数据的离散化来转换数据是重要的一步。

6）数据挖掘过程：根据数据仓库中的数据信息，选择合适的分析工具，应用统计方法、事例推理、决策树、规则推理、模糊集，甚至神经网络、遗传算法的方法处理信息，得出有用的分析信息。

7）模式评估：从商业角度，由行业专家来验证数据挖掘结果的正确性。

8）知识表示：将数据挖掘所得到的分析信息以可视化的方式呈现给用户，或作为新的知识存放在知识库中，供其他应用程序使用。

数据挖掘过程是一个反复循环的过程，某一个步骤如果没有达到预期目标，都需要回到前面的步骤，重新调整并执行。另外，不是每个数据挖掘的工作都需要这里列出的每一步。例如，在某个数据挖掘中不存在多个数据源的时候，步骤 2 数据集成便可以省略。步骤 3 数据规约、步骤 4 数据清理、步骤 5 数据变换又合称数据预处理。在数据挖掘中，至少 60% 的费用可能要花在步骤 1 信息收集阶段，而至少 60% 以上的精力和时间是花在数据预处理上面。

（二）数据挖掘算法

一般情况，挖掘的数据集有很多变量的值，这些变量在数据挖掘时通常称为属性。属性的值一般有两种类型，这两种类型的处理方式是不一样的。

第一种类型的属性值通常是一个专门指定值，其目的是用给定数据为未见实例预测该属性的值，这类数据被称为标签。使用标签数据的数据挖掘称为监督学习（supervised learning）。监督学习是一种机器学习方法，它使用已知的输入和输出数据来训练模型，以便能够预测新的输入数据的输出。在监督学习中，通常将数据集分为训练集和测试集，使用训练集来训练模型，然后使用测试集来评估模型的性能。监督学习的一些常见应用包括图像识别、语音识别、自然语言处理和推荐系统等。

没有任何特殊属性的数据称为无标签数据，而无标签数据的数据挖掘称为无监督学习（unsupervised learning），目的只是从可用数据中提取尽可能多的信息。

数据挖掘算法是指用于从数据中发现模式、关系、趋势和异常等有用信息的一系列计算方法和技术，是数据挖掘的核心部分，包括聚类算法、分类算法、关联规则挖掘、异常检测、预测算法和决策树等。

1. 聚类算法　是一种无监督学习算法，用于将数据集中的相似对象分组或聚类在一起，而不同组之间的对象具有较大的差异性。聚类算法有助于发现数据集中的潜在结构，从而更好地理解数据，并针对性地采取措施。

常见的聚类算法包括 K 均值聚类、DBSCAN 等。

（1）K 均值聚类：K 均值（K - means）是一种基于划分的聚类算法，是数据挖掘中广泛应用的一种聚类算法，在图像分割、无监督特征学习、模式识别等领域广泛应用。

K 均值聚类将数据对象划分成 K 个簇或类，一个簇相当于一个球形集合，一般用簇的中心来描述。首先随机选取 K 个点作为初始簇中心，然后将每个点分配给距离最近的簇中心，依据指定的距离度量方法计算距离。接着重新计算每个簇的质心，并将每个点重新分配到离它最近的新簇中。如此迭代，直到每个簇的质心不再改变为止，达到稳定状态为止。最终的结果是得到 K 个簇，每个簇包含一部分具有相同特征的数据对象。

K 均值聚类的优点是运行速度较快，适合处理大规模数据集；同时也比较容易实现和解释，不需要太多领域专业知识。它的缺点是需要预先确定聚类数 K，若对 K 的取值不合理，会影响聚类结果的质量；对初始聚类中心的选取敏感，选取不同的初始点，可能导致得到不同的聚类结果。

（2）DBSCAN：是一种基于密度的聚类算法，可自动识别具有不同密度的数据集中的簇，因此与 K 均值聚类不同，它不依赖于预先指定的聚类数量。

DBSCAN 算法的主要思想是,找到一些核心点,然后通过核心点扩展簇。被其他核心点包围的核心点则被看作是一个簇的一部分,而孤立点则被视为噪声。

DBSCAN 的核心参数是半径 eps 和最小点数 minPts。对于一个点 p,如果在半径为 eps 的范围内有至少 minPts 个点,则称 p 是一个核心点。如果在半径为 eps 的范围内没有至少 minPts 个点,但在某个核心点的 eps 邻域内,则称 p 是一个边界点。所有既不是核心点也不是边界点的点都被视为噪声点。

DBSCAN 算法的优点是可以识别任意形状的簇,而且不需要指定簇的数量,能够自动发现噪声;但它的缺点是对于较高的数据维度及密度差异较大的数据集,可能会存在较大的计算开销,需要适当调节该算法的参数才能得到最好的聚类结果。

2. 分类算法　是监督学习算法,用于将数据集中的对象分成预定义的类别或标签。分类算法能够根据已知的数据集中的特征和标签,学习出一个分类模型,然后利用该模型将新的数据对象分类到不同的类别中。

常见的分类算法包括决策树、朴素贝叶斯算法、支持向量机等。

(1) 决策树:是一种基于树状结构进行决策分析的算法,通过判断属性值对于分类结果的影响来建立分类模型。决策树模型可用于分类和回归问题,并且可以处理带有离散型或连续型变量的数据。

决策树的基本思想是将数据集按照某个属性值进行划分,并且对每个子数据集递归执行划分操作,最终生成一棵或多棵树。每个内部节点代表某个属性,叶子节点代表某个决策结果,而每个边代表某个属性值与子树的关系。

常用的决策树算法包括 ID3、C4.5、C5.0 和 CART 等。C4.5 算法是 ID3 的改进版本,增加了处理缺失值和连续型属性的能力,并引入剪枝算法来避免过度拟合。C5.0 算法是 C4.5 的优化版本,使用增强的信息增益比度量,支持交叉验证、局部剪枝等技术。CART 算法被广泛使用于回归和分类问题中,并创新地采用了 GINI 系数来界定属性的划分标准。

(2) 朴素贝叶斯算法:是一种基于贝叶斯定理的统计分类算法,它假设所有属性相互独立(这也是"朴素"一词的由来),并且利用条件概率计算出给定数据的类别概率,从而将未知的数据分类到最有可能的类别中。该算法常被用于文本分类、垃圾邮件过滤、情感分析等领域。

朴素贝叶斯算法的基本思路:对于给定的一组特征属性,计算出它们属于每个类别的概率,然后选择概率最大的类别作为该条数据的类别。该算法依赖于已有的训练数据,通过统计数据中各个属性在不同类别下出现的次数来估算每个属性在各个类别下的条件概率,达到对测试样本进行分类的目的。

在实际应用中,朴素贝叶斯算法需要对两种概率进行计算:先验概率和条件概率。先验概率是指在没有得到任何信息的情况下,样本属于每个类别的概率。通过统计训练数据集中各个类别数据所占的比例,可以得到每个类别的先验概率。条件概率是指在给定某个属性值的条件下,数据属于某个类别的概率。对于每个属性,可以通过统计训练数据集中该属性在各个类别下的频数,以及总体样本在该属性下的频数,计算出其条件概率。

朴素贝叶斯算法实现简单,计算速度快,但也存在一些缺点,如在处理与目标类别无关的属性时表现不佳,且假设属性之间相互独立不符合实际情况,因此在属性高度相关的情况下,可能会出现错误分类。

(3) 支持向量机(support vector machine,SVM):是一种常用的分类和回归算法,可以用于处理线性和非线性分类问题。SVM 的基本思想:将训练数据映射到高维空间中,找到一个超平面,使得训练数据能够被最大化地分离。

SVM 的关键是通过定义一个合适的核函数,将训练数据从低维映射到高维空间,使得数据更容易分离。在高维空间中找到一个最大间隔超平面,使得数据可以被二分。即找到一个分类决策边界,使得边界两侧的样本点距离最近的点到分类决策边界的距离最大。这两个最近点被称为样本点的支持向量,也是 SVM 名称的由来。

在实际应用中,SVM 常用于二分类问题,同时可以通过多分类方法进行扩展。常见的核函数包括线性核、多项式核和高斯径向基核等。由于 SVM 可以显著地解决非线性问题,具有泛化能力好的优点,因此在实际应用中被广泛采用。

但 SVM 也有以下弱点:一是需要在训练时选择合适的参数,比如核函数类型和参数、软约束参数等;二是 SVM 在处理大规模高维数据时可能存在运行时间长的问题。

近年来,SVM 的改进方法也比较活跃,如基于 SVM 的半监督学习、置信度机制等,这些方法在分割、分类和预测等领域应用广泛。

3. 关联规则挖掘　是一种无监督学习算法,用于发现数据集中不同属性之间的相关性。关联规则有助于发现不同属性之间的关联性,从而找到有价值的规律和模式。

关联规则的核心是发现频繁项集和关联规则。频繁项集是指在数据集中经常出现的一组项,而关联规则是指不同项之间的关联性。例如,如果 A 发生,那么 B 也有可能发生。关联规则的发现过程主要有两个步骤:首先找出所有频繁项集,然后从频繁项集中找出有足够强关联性的规则。

常见的关联规则算法包括 Apriori 算法和 FP－Growth 算法。

(1) Apriori 算法:是一种典型的关联规则算法,可以用于挖掘大量项之间的关系,经常被用于市场营销和购物篮分析等领域。它基于项集的支持度计算,搜索满足最小支持度要求的频繁项集,并基于频繁项集推导出关联规则,提供某些产品之间的相关性信息,用于商业推广和销售。

Apriori 算法的核心思想是利用频繁项集的向下封闭性质减少搜索的空间,并使用 Apriori 原则进行剪枝。该算法主要由两个步骤组成:第一步是生成所有频繁项集,第二步是按照最小可信度和最小支持度提取关联规则。

具体来说,Apriori 算法包含以下主要步骤。

首先对数据集中的所有项进行计数,并根据给定的最小支持度选取频繁项集。不满足最小支持度要求的项集则被排除,进入下一轮计数。

根据频繁项集,生成新的候选项集,也就是将频繁项集中的项按顺序合并成更大的项集。这一步剪枝的核心是 Apriori 原则:频繁项集的所有子集一定是频繁的,因此如果一个项集的子集不是频繁的,则可以排除这个项集。

重复以上步骤,直到不再有新的频繁项集为止。最终可以得到所有频繁项集。

根据最小可信度,提取关联规则,并计算其置信度。如果可以满足预设的最小置信度阈值,则将这条规则输出。

Apriori 算法在实际应用中可用于很多方面,如协同过滤、产品推荐、预测用户行为和销售趋势等。但 Apriori 算法的两个主要缺点是:一是需要对数据进行多次扫描,计算代价比较高,不适用于大数据分析;二是不适用于频繁项集数量过多时的情况,容易面临空间和时间的限制。

(2) FP－Growth 算法:是一种高效的挖掘频繁项集的算法,相比于 Apriori 算法,它能够减少多次扫描数据集的复杂度,提高算法的效率,适合于挖掘大规模的数据集和高维数据。该算法使用一棵 FP－Tree 及一遍扫描的方式来提取频繁项集,并且无须生成大小爆炸的候选集。

FP－Growth 算法基于数据结构 FP－Tree 快速地计算项集之间的支持度。FP－Tree 类似于树状结构,其中每个节点代表一个项,包括其频数和指向同一元素的项的指针,只要不同的项可以共享节点,这样就可以很好地压缩数据集。与 Apriori 算法不同,FP－Growth 算法只需要对数据集进行两次扫描,第一次扫描计算频繁项集的支持度,第二次扫描建立 FP－Tree,从而提取出频繁项集。

FP‑Growth 算法的主要步骤包括以下几个。

构建项头表(header table)并且根据支持度从高到低排序。

给定一个事务,处理事务中的项,将它们插入到 FP‑Tree 中,并且更新对应的项头表信息。

对于每个项头,单独构建一个出现的项的条件模式基,并利用条件模式基递归构建条件 FP‑Tree。

用递归方式在条件 FP‑Tree 上构建以该项头为结尾的频繁项集,输出结果。

FP‑Growth 算法相比于 Apriori 算法的优点是具有更快的速度和更少的存储空间,并且可以发挥出数据压缩的优势。但是,对于稀疏数据集,FP‑Growth 算法可能不如 Apriori 算法的效率高,并且在处理不同数据集方面可能会有不同的效果。

4. 异常检测　是无监督学习算法,用于发现数据集中与其他对象显著不同的对象。异常检测可以帮助发现数据集中的异常点,从而更好地理解数据,并针对性地采取措施。

异常检测的方法有很多,其中常见的包括基于统计学的方法、基于机器学习的方法和基于聚类的方法。基于统计学的方法通常使用数据的统计特征来检测异常点,如使用正态分布模型来检测数据的偏离程度。基于机器学习的方法则通过训练一个分类器,将异常点与正常点区分开来。基于聚类的方法则将数据集中的对象分成多个簇,通过比较某个对象与其所在簇的相似度来判断其是否为异常点。

常见的异常检测算法包括 LOF 算法、One‑Class SVM 算法等。LOF 算法是一种基于局部密度的算法,它通过计算每个数据点与其邻居点之间的密度比值,来确定该数据点是否为异常点。One‑Class SVM 算法则是一种基于支持向量机的算法,它通过训练一个二分类模型,将异常点与正常点区分开来。

异常检测的应用广泛,如在金融领域的欺诈检测、网络安全领域的入侵检测、医学领域的病变诊断等领域都有很好的应用。

5. 预测算法　通过建立模型来预测未来事件或结果。预测可以帮助发现数据集中的趋势和规律,从而预测未来的趋势和结果。预测算法可以是监督学习,也可以是无监督学习或半监督学习。如果预测算法使用已知的输入和输出数据来训练模型,以便能够预测新的输入数据的输出,那么它就是监督学习。如果预测算法不需要已知的输入和输出数据来训练模型,而是需要找出数据集中的模式或规律,那么它就是无监督学习。如果预测算法同时使用已知的输入和输出数据与未知的输入和输出数据来训练模型,那么它就是半监督学习。

预测通常需要使用历史数据来训练模型,并通过模型对新数据进行预测。预测模型可以是基于统计学的模型,如回归模型、时间序列模型等,也可以是基于机器学习的模型,如神经网络、决策树、SVM 等。

常见的预测算法包括线性回归、决策树回归、神经网络等。线性回归是一种基于线性关系的预测模型,它通过建立一个线性方程来描述自变量与因变量之间的关系。决策树回归则是一种基于树形结构的预测模型,它通过将数据集划分为多个子集,构建一棵决策树来预测新数据的结果。神经网络则是一种基于神经元和权重的预测模型,它可以学习到数据集中的非线性关系,并通过反向传播算法对权重进行调整,从而提高预测准确率。

预测的应用广泛,如对金融领域的股票价格预测、医学领域的疾病预测、能源领域的电力负荷预测等都有很好的应用。

6. 自然语言处理算法　用于处理和分析自然语言文本。自然语言处理算法(natural language processing, NLP)可以帮助计算机理解人类语言的含义和语境,从而实现自然语言的语音识别、文本分类、情感分析、机器翻译等任务。自然语言处理算法可以是监督学习、无监督学习或半监督学习。在监督学习中,可以使用已知的输入和输出数据来训练模型,以便能够预测新的输入数据的输出,如使用标注好的语料库来训练文本分类器或命名实体识别器。在无监督学习中,可以使用未标注的数据来找出数据集中的模式或规律,如使用聚类算法来对文本进行分类。在半监督学习中,可以同时使用已知的输入和输出数据与未知的输入和输出数据来训练模型,如使用半监督学习算法来进行文本分类。

自然语言处理的方法包括文本预处理、句法分析、语义理解等。文本预处理是指将原始文本转换为可用于分析的形式,包括分词、词性标注、去停用词等。句法分析则是对文本进行结构化分析,如识别句子的成分、依存关系等。语义理解则是将文本转换为计算机可以理解的形式,如利用词向量模型将单词转换为向量表示、利用自然语言生成模型将计算机生成文本。

常见的自然语言处理算法包括文本分类、情感分析、命名实体识别、机器翻译等。文本分类是将文本分成不同的类别,如利用朴素贝叶斯算法将新闻文本分成不同的主题。情感分析则是对文本进行情感分类,如判断电影评论是正面评价还是负面评价。命名实体识别则是从文本中识别出具有特定意义的实体,如人名、地名、机构名等。机器翻译则是将一种自然语言翻译成另一种自然语言,如将英语翻译成中文。

自然语言处理的应用广泛,如在社交媒体上的舆情分析、智能客服中的语音识别、机器翻译等领域都有很好的应用。

7. **深度学习算法**　通过多层次的神经网络来学习数据的特征和规律。深度学习可以处理高维、非线性、大规模的数据,并在许多任务中取得了优秀的表现,如图像识别、语音识别、自然语言处理等。

深度学习算法可以是监督学习、无监督学习或半监督学习。在监督学习中,可以使用已知的输入和输出数据来训练深度神经网络,以便能够预测新的输入数据的输出,如使用标注好的图像数据集来训练图像分类器。在无监督学习中,可以使用未标注的数据来训练深度神经网络,如使用自编码器来学习数据的表示。在半监督学习中,可以同时使用已知的输入和输出数据与未知的输入和输出数据来训练深度神经网络,如使用半监督学习算法来进行图像分类。

深度学习的核心是神经网络模型,包括卷积神经网络、循环神经网络、深度自编码网络等。卷积神经网络主要用于图像和视频等数据的处理和分析,它可以从数据中学习出局部特征,并在不同层次上对特征进行抽象。循环神经网络则主要用于序列数据的处理和分析,如语音识别和自然语言处理等领域。深度自编码网络则可以学习出数据的低维表示,从而实现数据的降维和压缩。

深度学习的训练过程通常需要大量的数据和计算资源,如利用 GPU 进行并行计算可以大大加速训练过程。常见的深度学习框架包括 TensorFlow、PyTorch、Keras 等。

深度学习的应用广泛,如在图像处理领域的图像识别、目标检测、图像分割等任务中,以及在自然语言处理领域的语音识别、机器翻译、文本生成等任务中,都取得了很好的效果。

以上仅是数据挖掘算法的一部分,不同的算法适用于不同的数据应用场景,需要根据具体情况选择合适的数据挖掘算法。

以下是数据挖掘常用的十大经典算法。

(1) K 均值聚类算法:可以将数据集分成 K 个簇,每个簇包含距离最近的点。它是最常见的无监督学习算法之一。

(2) Apriori 关联规则算法:用于发现关联规则,可以帮助发现数据集中的频繁项集。

(3) 决策树算法:通过特征的层次化分解,构造一棵树,从根节点开始不断选择一个属性,一直到叶子节点为止,用于分类和预测。

(4) 支持向量机(SVM)算法:通过特征空间中的超平面将数据集划分成多个类别,被广泛应用于分类和回归分析。

(5) 朴素贝叶斯算法:基于贝叶斯定理和特征独立性的假设,用于分类和预测。

(6) 神经网络算法:利用神经元之间的连接和传递信息思想,通过模拟人脑神经系统的行为来实现数据的处理和学习。

（7）随机森林算法：由多个决策树构成的森林，通过投票方式确定特征集的选择，可以用于分类和回归问题。

（8）AdaBoost 提升算法：通过构建一系列简单且性能差的弱分类器，将其组合成一个强的分类器。

（9）KNN k 近邻算法：利用距离度量确定数据集中最接近目标的 k 个数据点，通过它们的类别，来预测未知目标的类别。

（10）EM 聚类算法：一种用于非监督学习的算法，它通过最大似然估计来确定数据集的概率密度函数，并通过层次聚类将数据集划分成多个簇。

（三）数据挖掘对象

数据挖掘对象可以是任何类型的数据集，包括结构化和非结构化数据，根据信息存储格式，用于挖掘的对象有关系型数据库、面向对象数据库、数据仓库、文本数据源、多媒体数据库、空间数据库、时态数据库、异质数据库及 Internet 等。下面对关系型数据库、数据仓库、复杂类型数据库等进行简要的介绍：

1. 关系型数据库 是一种基于关系模型的数据库，其中数据以表格的形式存储并通过键值关系连接。数据挖掘在关系型数据库中的应用可以帮助企业更好地管理和分析数据，从而优化业务流程和提高效率。具体操作过程：

（1）数据清洗和预处理：通过对数据进行清洗和预处理，可以去除数据中的噪声和异常值，提高数据质量和准确性。

（2）数据挖掘模型构建：通过使用数据挖掘算法，可以构建预测模型、分类模型、聚类模型等，从而对数据进行深度分析和挖掘。

（3）数据挖掘结果可视化：通过使用数据可视化技术，可以将数据挖掘的结果以图表或图形的形式展示出来，使数据更加直观和易于理解。

（4）数据挖掘应用部署：通过将数据挖掘应用部署到关系型数据库中，可以实现实时数据分析和快速决策，提高业务流程和效率。

2. 数据仓库 是一个综合性的数据存储和管理系统，其中存储了企业或组织的历史、当前和未来的业务数据和信息。创建数据仓库的目的是支持企业或组织的决策和分析需求，提供一种可靠的、一致的、易于查询的数据来源。数据仓库为数据挖掘提供了良好的数据组织和"纯净"的数据，很好地满足了数据挖掘的要求，为数据挖掘提供了高质量的数据。

数据仓库通常有以下组成部分。

（1）数据源：包括企业或组织的各个业务系统、文件、传感器等，这些数据源的数据经过清洗、转换、集成后存储到数据仓库中。

（2）数据存储：数据仓库采用一种特定的数据模型来存储数据，通常采用维度模型或星形模型。

（3）数据管理：数据仓库需要进行数据的管理，包括数据的备份、恢复、安全性、版本控制等。

（4）数据分析：数据仓库提供了数据分析的功能，包括数据挖掘、报表、OLAP 等。

数据仓库是一个支持数据挖掘和分析的关键性工具，可以帮助企业或组织更好地理解和利用自己的数据资源。

3. 文本数据 包括电子邮件、社交媒体帖子、新闻文章等。数据挖掘可以对文本数据进行分类、情感分析、主题建模等。

4. 图像和视频数据 通常需要进行特征提取和降维处理，以便进行分类、目标检测、图像分割等任务。

5. 传感器数据 包括温度、湿度、压力等物理量的测量数据。数据挖掘可以分析传感器数据，以便进行故障诊断、质量控制等任务。

6. 医药数据　包括临床试验数据、病历记录、处方信息、医学图像、生命体征、药品销售数据等。数据挖掘可以帮助医疗专业人员进行病情诊断、治疗方案制定等,帮助医生和研究人员从海量的医疗数据中发现潜在的关联和规律,从而提高医疗决策的准确性和有效性。

以下是几个医药数据挖掘中常用的数据集。

(1) FAERS(FDA Adverse Event Reporting System):该数据集是美国 FDA 收集的药品不良事件报告的数据库。这个数据库包含了从 2004 年到现在的超过 1 100 万条报告,其中包括了患者使用药物后出现的各种不良反应。这个数据集可以被用来发现药物和特定人群之间的关联,以及发现新的不良反应。

(2) MIMIC－Ⅲ:该数据集是一个开放的医疗数据集,包括了超过 4 万名患者的详细电子病历记录。这个数据集可以被用来进行各种类型的医药数据挖掘研究,如预测患者病情、识别患者的疾病风险因素、评估药物治疗效果等。

(3) TCGA:该数据集是癌症基因组图谱计划(The Cancer Genome Atlas)的一部分。它包括了超过 11 000 个癌症患者的基因组数据和临床信息。这个数据集可以被用来进行癌症药物研发、癌症风险预测、癌症诊断等方面的医药数据挖掘研究。

中医药数据挖掘的数据集包含丰富的中药材、方剂、病案记录及现代科技手段下的实验数据等。以下是几个常用的中医药数据集示例。

(1) 中医病案数据库:该数据集收集了各地中医门诊和住院病历记录,包括患者基本信息、主诉、病史、辨证施治等内容。这个数据集可以被用来挖掘中医药在治疗特定疾病时的应用规律和经验,为中医药临床实践提供参考依据。

(2) 中药材数据库:该数据集包括各种常见中药材的信息,包括名称、产地、药理作用等。这个数据集可以被用来分析中药材的有效成分、药效、毒性等特性,为中药研发提供参考依据。

(3) 中药方剂数据库:该数据集收集了各种中药方剂的组成、功效、应用范围等信息。这个数据集可以被用来挖掘中药方剂在治疗特定疾病时的应用规律和经验,为中医药临床实践提供参考依据。

(4) 中药化学成分数据库:该数据集收集了中药中的各种化学成分及其作用机制等信息,可以被用来研究中药的药理作用及与现代药物的相互作用情况。

(5) 中药药效评价实验数据:该数据集包含了对中药在治疗特定疾病时的药效及其影响因素的实验数据。这个数据集可以被用来研究中药的药理作用机制、有效成分和剂量等问题。

7. 金融数据　包括股票交易数据、借贷记录、信用评分等。数据挖掘可以帮助金融机构进行风险评估、市场预测等任务。

8. 网络数据　包括网络流量、日志记录、入侵检测等。数据挖掘可以帮助网络安全专家识别网络威胁、预测攻击等。

9. 生产数据　包括制造过程中的传感器数据、生产线数据等。数据挖掘可以帮助制造企业分析生产数据,发现生产中的异常情况、优化工艺流程、提高产品质量等。

特别注意的是,每个人对以数据形式收集和存储在信息系统中的有关自己的资料有控制和保护的权利,数据挖掘是建立在大量数据分析的基础上的,这就会产生个人数据的隐私保护的问题。从数据挖掘的角度来看,隐私可能带来成功,也可能带来威胁。

数据挖掘者可能从以下几个方面侵犯公民的个人数据隐私权:① 过度采集个人数据;② 挖掘者超常使用个人数据;③ 挖掘者不当或错误分析个人数据;④ 挖掘者非法公开个人数据。

滥用隐私不仅破坏企业在客户心目中的良好形象,也会将数据挖掘推入灰暗的前景中,阻碍数据挖掘这一新兴技术的采纳、应用和推广。所以在获取数据时既要注重数据来源和数据的真实性,又要注意隐私的保护。

三、数据挖掘工具

数据挖掘工具是指用于实现数据挖掘任务的软件和编程工具。以下是一些常见的数据挖掘工具。

1. Weka　是一款开源的数据挖掘工具,由新西兰怀卡托大学(The University of Waikato)开发的,可以用于数据挖掘、预测分析、分类和聚类等任务。Weka 提供了一系列传统的数据挖掘算法,如分类、聚类、关联规则挖掘等,也提供了很多的机器学习算法,包括决策树、神经网络、贝叶斯分类、SVM 等。Weka 支持各种数据格式的导入和导出,包括 CSV、ARFF、JSON 等。Weka 还提供了一个图形化界面,使得用户可以方便地进行数据预处理、特征选择、模型训练和测试等操作。Weka 是一个功能齐全、易于使用的数据挖掘工具,适合各种应用场景,包括学术研究、商业应用等。Weka 提供了用户友好的图形界面和丰富的算法库,也支持自定义算法和扩展插件。

2. RapidMiner　是一款商业化的数据挖掘工具,它提供了一系列的数据挖掘工具和算法,可以用于数据预处理、特征选择、建模、评估和可视化等各个方面。RapidMiner 支持多种数据格式,包括文本、表格、数据库和多媒体文件等,可以快速地进行数据分析和挖掘。

RapidMiner 的主要特点包括易于使用、灵活性高、性能优越、社区活跃等。它可以与其他数据分析工具(如 R 语言、Python)集成,也可以通过插件扩展其功能。此外,RapidMiner 还提供了云端服务和企业级解决方案,可以满足不同用户的需求。RapidMiner 提供了可视化的拖放界面和强大的数据处理功能,也支持自定义算法和扩展插件。

3. KNIME　是一款开源的数据分析和集成工具,它提供了一系列的数据分析和挖掘工具,可以用于数据预处理、特征选择、建模、评估和可视化等各个方面。KNIME 支持多种数据格式,包括文本、表格、数据库和多媒体文件等,可以快速地进行数据分析和挖掘。KNIME 的主要特点包括易于使用、灵活性高、可扩展性强、可视化效果好等。它具有丰富的节点库,可以满足不同用户的需求。用户可以通过拖拽节点来构建工作流,也可以通过编写代码来扩展其功能。此外,KNIME 还提供了云端服务和企业级解决方案,可以满足不同用户的需求。

4. Python　是一种广泛使用的高级编程语言,拥有丰富的数据科学生态系统和强大的数据挖掘工具,是统计学和数据分析领域中最受欢迎的编程语言之一。具体如下。

数据收集和预处理:Python 可以通过各种方式收集数据,包括 API、爬虫、数据库等。Python 中的 Pandas 库提供了强大的数据处理和清洗工具,可以用于数据预处理、特征工程等。

(1)数据可视化:Matplotlib 和 Seaborn 是 Python 中流行的可视化库,可以用于绘制各种图表和数据可视化。

(2)机器学习:Python 拥有丰富的机器学习库和框架,包括 Scikit-learn、TensorFlow、Keras、PyTorch 等。这些工具可以用于建立和训练各种机器学习模型,包括分类、回归、聚类、文本挖掘等。

(3)深度学习:Python 中的深度学习工具可以用于建立和训练神经网络,包括 CNN、RNN、GAN 等。这些工具包括 TensorFlow、Keras、PyTorch 等。

自然语言处理:Python 中的自然语言处理工具可以用于文本挖掘、文本分类、情感分析等。这些工具包括 NLTK、SpaCy、Gensim 等。

5. R 语言　是一款专门用于统计分析和数据可视化的开源软件,拥有丰富的数据科学生态系统和强大的数据挖掘工具。具体如下。

（1）数据收集和预处理：R 语言可以通过各种方式收集数据，包括 API、爬虫、数据库等。R 语言中的 dplyr 和 tidyr 包提供了强大的数据处理和清洗工具，可以用于数据预处理、特征工程等。

（2）数据可视化：ggplot2 是 R 语言中流行的可视化库，可以用于绘制各种图表和数据可视化。其他的可视化工具还包括 plotly 和 lattice 等。

（3）机器学习：R 语言拥有丰富的机器学习库和框架，包括 caret、mlr、randomForest、xgboost 等。这些工具可以用于建立和训练各种机器学习模型，包括分类、回归、聚类、文本挖掘等。

（4）深度学习：R 语言中的深度学习工具可以用于建立和训练神经网络，包括 CNN、RNN、GAN 等。这些工具包括 keras、tensorflow 等。

（5）自然语言处理：R 语言中的自然语言处理工具可以用于文本挖掘、文本分类、情感分析等。这些工具包括 tm、quanteda 等。

6. MATLAB　是一款商业化的数值计算和科学计算平台，拥有丰富的工具箱和应用程序接口（API），可以用于数据挖掘和机器学习。MATLAB 提供了丰富的数学计算、数据处理和可视化功能，包括矩阵运算、统计分析、信号处理、图像处理等，也支持自定义算法和扩展包。具体如下。

（1）数据收集和预处理：MATLAB 可以通过各种方式收集数据，包括 API、文件和数据库等。MATLAB 中的数据预处理工具箱提供了各种函数，如数据清洗、数据转换、数据过滤等。

（2）数据可视化：MATLAB 是一种优秀的数据可视化工具，可以用于绘制各种图表和数据可视化。它提供了许多绘图函数和工具箱，包括 MATLAB 绘图工具箱、MATLAB 统计工具箱等。

（3）机器学习：MATLAB 拥有丰富的机器学习工具箱和框架，包括统计和机器学习工具箱、深度学习工具箱、SVM 工具箱、神经网络工具箱等。这些工具可以用于建立和训练各种机器学习模型，包括分类、回归、聚类、文本挖掘等。

（4）深度学习：MATLAB 中的深度学习工具可以用于建立和训练神经网络，包括 CNN、RNN、GAN 等。这些工具包括深度学习工具箱等。

（5）自然语言处理：MATLAB 中的自然语言处理工具可以用于文本挖掘、文本分类、情感分析等。这些工具包括自然语言处理工具箱等。

7. Oracle 数据挖掘（ODM）　Oracle 是一个强大的数据库管理系统，它也具有数据挖掘功能。Oracle 数据挖掘（Oracle data mining，ODM）是 Oracle 的一个数据挖掘软件。Oracle 数据挖掘是在 Oracle 数据库内核中实现的，挖掘模型是第一类数据库对象。Oracle 数据挖掘流程使用 Oracle 数据库的内置功能来最大限度地提高可伸缩性并有效利用系统资源。具体如下。

（1）数据收集和预处理：Oracle 可以通过各种方式收集数据，包括 API、文件和数据库等。Oracle 提供了强大的数据预处理工具，可以进行数据清洗、数据转换、数据过滤等操作。

（2）数据可视化：Oracle 提供了多个数据可视化工具，可以用于绘制各种图表和数据可视化。这些工具包括 Oracle 数据挖掘和 Oracle Business Intelligence。

（3）机器学习：Oracle 拥有丰富的机器学习工具和框架，包括 Oracle 数据挖掘工具、Oracle Advanced Analytics 和 Oracle Machine Learning。这些工具可以用于建立和训练各种机器学习模型，包括分类、回归、聚类、文本挖掘等。

（4）深度学习：Oracle 中的深度学习工具可以用于建立和训练神经网络，包括 CNN、RNN、GAN 等。这些工具包括 Oracle Machine Learning 和 Oracle Cloud。

（5）自然语言处理：Oracle 中的自然语言处理工具可以用于文本挖掘、文本分类、情感分析等。这些工具包括 Oracle Text 和 Oracle Cloud。

8. Tableau 是一款强大的数据可视化和商业智能工具,可以用于数据分析、数据挖掘和数据可视化,是数据分析和商业智能领域中最受欢迎的工具之一。Tableau 允许通过将数据转换为视觉上吸引人的交互式可视化(称为仪表板)来实现数据的洞察与分析。这个过程只需要几秒或几分钟,并且通过使用易于使用的拖放界面来实现。

以下是 Tableau 的主要特点:

(1)数据连接:Tableau 可以连接多种数据源,包括数据库、电子表格、云服务、Web 数据等。用户可以轻松地连接、整合和分析数据。

(2)可视化:Tableau 提供了多种可视化工具和图表,包括条形图、折线图、散点图、地图、热力图等。用户可以轻松地创建交互式和动态图表,探索数据并发现新的见解。

(3)分析和挖掘:Tableau 提供了各种分析和挖掘工具,包括数据预处理、数据聚合、数据过滤、数据计算等。用户可以轻松地进行数据分析和挖掘,找到隐藏的模式和趋势。

(4)即时查询:Tableau 具有快速的查询速度,可以实现即时查询和响应。用户可以轻松地对数据进行探索和分析,提高工作效率。

(5)社区:Tableau 拥有强大的社区和支持,用户可以通过社区获得各种技术支持和帮助,学习如何使用 Tableau。

9. IBM SPSS Modeler 工具工作台最适合处理文本分析等大型项目,其可视化界面非常有价值。它允许在不编程的情况下生成各种数据挖掘算法。它也可以用于异常检测、贝叶斯网络、CARMA、Cox回归及使用多层感知器进行反向传播学习的基本神经网络。

10. Pentaho 为数据集成、业务分析及大数据处理提供一个全面的平台。使用这种商业工具,可以轻松地混合各种来源的数据,通过对业务数据进行分析可以为未来的决策提供正确的信息引导。Pentaho 整合了多个开源项目,目标是和商业智能(business intelligence, BI)相抗衡。它偏向于与业务流程相结合的 BI 解决方案,侧重于大中型企业应用。它允许商业分析人员或开发人员创建报表、仪表盘、分析模型、商业规则和 BI 流程。

11. NLTK 适用于语言处理任务,因为它可以提供一个语言处理工具,包括数据挖掘、机器学习、数据抓取、情感分析等各种语言处理任务。而只需要安装 NLTK,然后将一个包拖拽到任务中,就可以去做其他事了。因为它是用 Python 语言编写的,可以在上面建立应用,还可以自定义它的小任务。

数据挖掘是个过程,只有将数据挖掘工具提供的技术和实施经验与企业的业务逻辑和需求紧密结合,并在实施的过程中不断磨合,才能取得成功,因此在选择数据挖掘工具时,要全面考虑多方面因素,主要包括数据挖掘的功能和方法、数据挖掘工具的可伸缩性、操作的简易性、数据挖掘工具的可视化及数据挖掘工具的开放性。具体要考虑以下几个方面的因素。

(1)数据来源:不同的数据来源可能需要不同的数据挖掘工具。例如,结构化数据可利用 SQL、Excel,而非结构化数据可用 Python、R 语言等工具。

(2)数据类型:数据类型包括文字、图片、视频等,对应的处理方式不同,选择的工具也不同。例如,自然语言处理推荐使用 NLTK、Spacy 等工具,图像处理可以使用 OpenCV 等工具。

(3)处理效率:处理大量数据时,效率会成为一个重要的考虑因素,可以选择分布式处理工具,如Hadoop、Spark 等。

(4)技术能力:在选择工具时,要考虑自己的技术水平和学习成本。例如,Python 和 R 语言的学习曲线比较陡峭,而 SQL 和 Excel 等工具则较为容易上手。

(5)特殊需求:如果需要进行具有特殊需求的分析,可以选择具有特殊功能的工具。例如,Tableau

可以进行数据可视化,RapidMiner 和 KNIME 可以进行机器学习。

在选择数据挖掘工具时,应该第一考虑自己的需求和技能水平,然后再结合其他因素。

第二节　数据挖掘在药学领域中应用

一、药学大数据概述

药学大数据是指从药学领域中获取的大规模、多源、多样、多维度的数据。这些数据包括来自临床试验、医疗记录、药品销售、药物研发、药物安全性评价等各个方面的数据,具有以下几个特点。

(1)数据量大：药学大数据以 TB 或 PB 级别的数据量为特点,需要大数据技术来处理和存储。

(2)数据来源广泛：药学大数据来源包括临床试验数据、医疗记录、药品销售数据、基因组学数据、化学结构数据等各种来源。

(3)数据类型多样：药学大数据包括结构化数据和非结构化数据,如文本、图像、视频等多种数据类型。

(4)数据维度丰富：药学大数据包括时间、地域、人群、疾病、药物等多个维度,可以进行多维度的分析和挖掘。

药学大数据的应用领域十分广泛,主要包括药物研发、临床试验、个体化治疗、药物安全性评价、市场分析等。药学大数据可以帮助药企加速药物的研发过程,提高药物研发效率和成功率,同时也可以为患者提供更加精准、个性化的治疗方案,促进药物的合理使用和管理。

二、药学科研中数据挖掘

在药学科研中通过对已有的药物数据库进行数据挖掘分析,可以提取有用的信息,如药物结构、作用机制、毒性等,以辅助药物研发和优化。此外,数据挖掘还可以用于预测新药物的药效、副作用和药代动力学等信息。

数据挖掘在药物研发中的应用主要包括以下几个方面。

1. 药物设计　通过对已有药物的结构和作用机制进行分析,可以发现共同特征和规律,帮助研究人员更快、更准确地发现具有潜在药效的化合物,从而设计出具有更好药效和更小副作用的新药物,加速药物研发过程。具体如下。

(1)药物结构预测：通过对已有药物和化合物的结构进行分析和挖掘,可以预测新化合物的结构,从而加速药物设计和优化。

(2)药效预测：通过对已有药物和化合物的药效数据进行分析和挖掘,可以预测新药物的药效和作用机制,从而指导药物研发和优化。

(3)毒性评估：通过对化合物结构和生物活性数据进行分析和挖掘,可以预测新化合物的毒性和副作用,从而避免不必要的临床试验和人体伤害。

(4)药物相互作用预测：通过对多种药物和化合物的数据进行分析和挖掘,可以预测药物之间的相互作用和协同效应,从而优化药物组合方案,提高治疗效果。

(5)机器学习辅助药物设计：通过使用机器学习算法对大量的化合物和药物数据进行学习和训练,可以辅助药物设计和优化,提高药效和降低副作用。

2. 药物筛选　通过对大规模的药物数据库进行挖掘,可以帮助研究人员更快、更准确地筛选出具有潜在药效的化合物,缩短筛选周期和降低成本。具体如下。

（1）药物分子特征分析：通过对已有药物和化合物的分子结构进行分析和挖掘,可以发现药物分子的特征和规律,从而筛选出具有潜在药效的化合物。

（2）化合物筛选：通过对大规模的化合物库进行挖掘和筛选,可以缩短筛选周期和降低成本,筛选出具有潜在药效的化合物。

（3）药物作用机制预测：通过对已有药物和化合物的数据进行分析和挖掘,可以预测新药物的作用机制,从而指导药物筛选和优化。

（4）机器学习辅助药物筛选：通过使用机器学习算法对大量的化合物和药物数据进行学习和训练,可以辅助药物筛选和优化,提高药效和降低副作用。

3. 毒性评估　通过对化合物的结构和生物活性进行分析,帮助研究人员更快、更准确地评估化合物的毒性和副作用,预测其潜在毒性,避免不必要的临床试验和人体伤害。具体如下。

（1）化合物结构预测：通过对已有化合物的结构和毒性数据进行分析和挖掘,可以预测新化合物的结构和毒性,从而避免不必要的临床试验和人体伤害。

（2）毒性预测：通过对化合物的结构和生物活性数据进行分析和挖掘,可以预测其潜在毒性和副作用,从而指导毒性评估和制定合理的药物使用方案。

（3）机器学习辅助毒性评估：通过使用机器学习算法对大量的化合物和毒性数据进行学习和训练,可以辅助毒性评估和优化,提高毒性预测的准确性和可靠性。

数据挖掘在毒性评估中的应用可以加快毒性评估过程,提高毒性评估效率和准确性,为药物研发和药物安全性评价提供支持和指导。

4. 药效预测　通过对已有药物和化合物的数据进行分析,可以帮助研究人员更快、更准确地预测新药物的药效和作用机制,从而指导药物研发和优化,为药物研发提供指导和支持。具体如下。

（1）药物相似性分析：通过对已有药物和化合物的数据进行分析和挖掘,可以发现药物之间的相似性和规律,从而预测新药物的药效和作用机制。

（2）化合物分子特征分析：通过对已有药物和化合物的分子结构进行分析和挖掘,可以发现化合物分子的特征和规律,从而预测新化合物的药效和作用机制。

（3）机器学习辅助药效预测：通过使用机器学习算法对大量的化合物和药物数据进行学习和训练,可以辅助药效预测和优化,提高药效预测的准确性和可靠性。

5. 药物组合优化　通过对多种药物的数据进行挖掘,可以帮助研究人员更快、更准确地发现药物之间的相互作用和协同效应,优化药物组合方案,提高治疗效果和降低副作用。具体如下。

（1）药物相互作用预测：通过对多种药物和化合物的数据进行分析和挖掘,可以预测药物之间的相互作用和协同效应,从而优化药物组合方案,提高治疗效果。

（2）副作用预测：通过对药物组合的数据进行分析和挖掘,可以预测药物组合的副作用和风险,从而避免不必要的副作用和风险。

（3）机器学习辅助药物组合优化：通过使用机器学习算法对大量的药物和化合物数据进行学习和训练,可以辅助药物组合优化,提高治疗效果和降低副作用。

在药物研发中应用数据挖掘技术可以加速药物开发过程,提高药物研发效率和成功率,为人类健康事业做出贡献。

三、药品销售中数据挖掘

药品销售中的数据挖掘可以帮助企业更好地了解市场需求、优化销售策略、提高销售效率和降低成本。以下是药品销售中的数据挖掘应用。

1. 市场需求预测　通过对历史销售数据和市场趋势进行分析和挖掘,可以预测未来市场需求和销售趋势,从而制定合理的销售计划和生产计划。具体如下。

(1) 历史销售数据分析:通过对历史销售数据进行分析和挖掘,可以了解产品销售趋势和季节性变化,从而预测未来市场需求。

(2) 市场趋势分析:通过对市场趋势数据进行分析和挖掘,可以了解市场发展趋势和竞争情况,从而预测未来市场需求。

(3) 客户需求分析:通过对客户数据进行分析和挖掘,可以了解客户需求和偏好,从而预测未来市场需求和产品需求。

(4) 外部因素分析:通过对外部因素数据进行分析和挖掘,如天气、经济、政策等,可以了解外部环境对市场需求的影响,从而预测未来市场需求。

2. 客户分析和挖掘　通过对客户数据进行分析和挖掘,可以了解客户需求和喜好,从而优化销售策略和服务,提高客户满意度和忠诚度。具体如下。

(1) 客户细分:通过对客户数据进行分析和挖掘,可以将客户分为不同的细分市场,从而制定个性化的销售策略和服务,提高客户满意度和忠诚度。

(2) 客户需求分析:通过对客户数据进行分析和挖掘,可以了解客户需求和偏好,从而优化产品设计和销售策略,提高销售额和利润。

(3) 客户生命周期分析:通过对客户数据进行分析和挖掘,可以了解客户在不同阶段的需求和行为,从而制定相应的销售和服务策略,提高客户满意度和忠诚度。

(4) 客户价值分析:通过对客户数据进行分析和挖掘,可以了解客户的价值和潜在利润,从而优化销售策略和服务,提高客户忠诚度和利润。

3. 销售渠道分析和优化　通过对销售渠道数据进行分析和挖掘,可以了解不同渠道的销售情况和效果,从而优化销售渠道,降低销售成本和提高销售效率。具体如下。

(1) 渠道销售分析:通过对销售数据和渠道数据进行分析和挖掘,可以了解不同销售渠道的销售情况和效果,从而优化销售渠道和资源分配,提高销售效率和降低成本。

(2) 渠道效果评估:通过对销售数据和营销活动数据进行分析和挖掘,可以评估不同销售渠道的效果和投资回报率(return on investment, ROI),从而优化销售策略和资源配置,提高销售效果和利润。

(3) 渠道协同分析:通过对不同销售渠道之间的关系和协同效应进行分析和挖掘,可以优化销售渠道组合,提高销售效率和利润。

(4) 渠道管理和监控:通过对销售渠道数据和管理数据进行分析和挖掘,可以实现销售渠道的全面管理和监控,及时发现和解决问题,保证销售业绩和客户满意度。

4. 产品组合优化　通过对销售数据和产品特性进行分析和挖掘,帮助企业更好地了解产品特性和客户需求,优化产品组合,提高销售额和利润。具体如下。

(1) 产品特性分析:通过对产品特性数据进行分析和挖掘,可以了解产品特点和优劣势,从而优化产品设计和销售策略,提高销售额和利润。

(2) 客户需求分析:通过对客户数据进行分析和挖掘,可以了解客户需求和偏好,从而优化产品组合和销售策略,提高客户满意度和忠诚度。

(3) 产品组合优化:通过对产品销售数据进行分析和挖掘,可以优化产品组合,提高销售额和利润,同时满足客户需求和市场需求。

(4) 产品生命周期管理:通过对产品生命周期数据进行分析和挖掘,可以了解产品在不同阶段的销售情况和效果,从而制定相应的销售策略和服务,延长产品生命周期,提高销售额和利润。

在药品销售中应用数据挖掘可以帮助企业更好地了解市场需求、优化销售策略、提高销售效率和降低成本,从而提高企业竞争力和市场占有率。

四、Web 中药学数据挖掘

Web 挖掘是指从互联网上自动提取、发现和分析有用的信息和知识,主要包括文本挖掘、图像挖掘、结构挖掘等。根据研究方法和技术不同,Web 挖掘可以分为以下几个主要流派。

1. 信息检索　是 Web 挖掘的早期研究流派,主要研究如何从互联网上快速准确地检索出用户所需要的信息。该流派的代表技术包括 PageRank 算法、倒排索引等。

2. 数据挖掘　是 Web 挖掘的主要研究流派之一,主要研究如何从大量的 Web 数据中发现潜在的模式和趋势。该流派的代表技术包括聚类、分类、关联规则挖掘等。

3. 社交网络分析　是 Web 挖掘的新兴研究流派,主要研究如何从社交网络上发现潜在的社交关系和信息流动。该流派的代表技术包括社交网络分析、节点中心性等。

4. 语义 Web　是 Web 挖掘的另一个新兴研究流派,主要研究如何将互联网上的信息转换为机器可读的语义信息,以便更好地进行自动化处理和分析。该流派的代表技术包括 RDF、OWL 等。

5. Web 智能　是 Web 挖掘研究的另一个重要方向,主要研究如何将人工智能技术应用于 Web 挖掘中,以实现更智能、更自动化的 Web 数据分析和处理。该流派的代表技术包括机器学习、自然语言处理、知识表示等。

6. Web 服务　是 Web 挖掘的另一个研究流派,主要研究如何利用 Web 服务技术对 Web 数据进行自动化处理和分析。该流派的代表技术包括 SOAP、REST 等。

7. Web 安全　是 Web 挖掘研究中的一个重要方向,主要研究如何保护 Web 应用程序和 Web 数据的安全。该流派的代表技术包括 Web 漏洞扫描、Web 应用程序防火墙等。

8. Web 可视化　是 Web 挖掘研究中的一个重要方向,主要研究如何通过可视化技术对 Web 数据进行展示和分析。该流派的代表技术包括 D3. js、ECharts 等。

Web 挖掘是一个多学科交叉的领域,涉及信息检索、数据挖掘、机器学习、自然语言处理、网络安全等多个方面。不同的研究流派有着各自的特点和技术,但都旨在从互联网上自动化地发现和提取有价值的信息和知识。

Web 中药学数据挖掘是指从互联网上获取、处理和分析与中药学领域相关的数据,以发现新的治疗方法、药物副作用、药物相互作用等信息。以下是 Web 中药学数据挖掘的主要技术和方法。

(1) 数据收集和清洗:Web 中药学数据挖掘需要从互联网上收集大量数据,包括研究论文、药品说明书、患者反馈等。这些数据往往包含大量的噪声和不一致性,需要进行数据清洗和预处理。

(2) 文本挖掘:Web 中药学数据挖掘需要对大量的文本数据进行挖掘和分析,以发现潜在的信息和知识。文本挖掘技术包括信息提取、文本分类、情感分析等。

(3) 数据可视化:Web 中药学数据挖掘需要将大量的数据可视化,以便研究人员更好地理解数据和发现潜在的模式和趋势。可视化技术包括条形图、折线图、散点图、热力图等。

(4) 机器学习:Web 中药学数据挖掘需要使用机器学习算法来发现潜在的模式和趋势,以预测药物效果、副作用等。机器学习技术包括决策树、随机森林、SVM 等。

(5) 数据集成和分析:Web 中药学数据挖掘需要将多个数据源集成起来,以便进行更全面和准确地分析和挖掘。数据集成技术包括数据匹配、数据融合等。

第三节 案 例 分 析

第九章授
课PPT

思 考 题

1. 如何根据数据的特性和研究目标选择合适的数据挖掘算法？
2. 如何利用可视化技术展示数据挖掘结果，以便更好地理解数据的内在规律和趋势？

第十章
学术不端与论文检测系统

第一节　学术道德与学术不端行为

授课视频：学术道德与学术不端行为

诚信是科学研究的基石。科研诚信既是对科学研究过程可信性的保证，也是科学繁荣发展的保证。学术不端行为是指高等学校及其教学科研人员、管理人员和学生，在科学研究及相关活动中发生的违反公认的学术准则、违背学术诚信的行为。长期以来，广大科研人员坚持严谨治学，恪守学术道德和学术规范，维护学术诚信，遵循学术准则，尊重和保护他人知识产权等合法权益，促进了学术创新和发展，但也有极个别或潜在的学术不端行为，败坏了学术风气和制约了学术发展，造成了不良社会影响。

学术诚信已经引起了各国政府及管理部门的高度重视。英国、德国、加拿大等普遍采用"保证体系"，要求研究机构定期提交关于学术不良行为的报告，引导和促使研究机构树立诚信意识、加强学术诚信教育和管理，但这只是自我约束的规则，而不是法律的一部分。美国对学术不端的查处是最为有力的，有多种惩处措施，情节严重者将面临法律的制裁。2000年，美国联邦政府出台《关于学术不端行为的联邦政策》（*Federal Research Misconduct Policy*，简称联邦政策），给高校治理大学生学术不端案件提供了法律依据和保障。美国政府部门中负责处理学术不端行为的机构是研究诚信办公室，该机构随时公布违规者的姓名、单位、违规情节和处置决定。近年来，我国政府部门、高校和出版机构也相继公布了一系列与学术不端有关的政策、行业标准等。我国科学技术部在2006年发布了18号部长令，2007年科学技术部成立了科研诚信管理办公室。科学技术部联合教育部、中国科学院、中国工程院等十部委成立了科研诚信建设联席会议科研诚信建设工作专家咨询委员会。

2012年和2016年教育部又相继出台了《学位论文作假行为处理办法》《高等学校预防与处理学术不端行为办法》，明确规定教育部、国务院有关部门和省级教育部门负责制定高等学校学风建设的宏观政策，指导和监督高等学校学风建设工作，建立健全对所主管高等学校重大学术不端行为的处理机制，建立高校学术不端行为的通报与相关信息公开制度。2017年，中国科学技术协会要求科技工作者严于律己严格执行《科技工作者道德行为自律规范》，并提出坚守"四个反对"的底线，加大学术不端行为监管力度。2018年5月，国务院办公厅印发《关于进一步加强科研诚信建设的若干意见》。2010年，南开大学通过了《南开大学学风建设委员会章程》，设置委员会对学术不端行为进行判定和惩罚。2019年，国家广播电视总局发布《学术出版规范　期刊学术不端行为界定（CY/T174—2019）》，对论文作者、审稿专家、编辑者可能涉及的学术不端行为进行了详细规范。其中，界定论文作者学术不端行为包含剽窃、伪造、篡改及不当署名、一稿多投、重复发表、违背研究伦理等。

传统上学术不端现象发现多是通过举报等手段，这种方法耗时费力，还会因专业知识的不足无法进行准确的判断。对学术不端行为的举报，一般应当以书面方式实名提出，但会对查明的学术不端行为予以通报和惩处。如国家自然科学基金委员会根据《国家自然科学基金项目科研不端行为调查处理办法》相关规定，定期公布查处的不端行为案件处理结果。

一、学术道德规范

（一）学术道德概述

道德是反映和调整人们现实生活中的利益关系,用善恶标准评价,依靠人们内心信念、传统习惯和社会舆论维系的价值观念和行为规范的总和。作为一种社会意识形态,道德往往代表着社会的正面价值取向。

学术道德(academic ethics)是指从事学术研究的主体(或称为学术共同体),在从事学术研究活动过程中,处理人与人、人与社会、人与自然关系时所应遵循的行为准则和规范的总和,是约束学术研究主体的基本价值规范。因此,学术道德作为社会道德的组成部分,既是由学术研究主体组成的学术共同体,为了保证学术研究事业健康发展而形成的自我约束规范,体现了学者这个群体特殊的生命境界,又代表了全社会对学术研究者的价值期望。遵守学术道德,很重要的部分就是要有诚信。考试作弊、抄袭作业无疑都属于诚信缺失的范围。而论文写作中的剽窃可以归入更低门槛的道德范畴。学术道德是治学的起码要求,是学者的学术良心,其实施和维系主要依靠学者的良心及学术共同体内的道德舆论。它具有自律和示范的特性,学术道德的缺失无疑意味着学术失范现象的产生和蔓延。

学术道德建设应包含3个层次的工作:一是理顺学术行为主体的各种社会关系,建设合理的学术体制;二是道德体系本身的构建,包括能被整个社会和学术共同体所认可的道德理念的重塑和道德原则的构建,以及切实可行的规范体系的建立和完善;三是培养可执行道德原则和道德规范的学术行为主体。研究生的学术道德建设与整个学术界的道德建设互为前提和条件,其目的在于培养具有强烈的道德自觉性、充分了解相关学术规范并具有道德行为能力的学术新生力量,并带动整个学术界的道德建设改革,从而为推动一个良性循环、可持续性发展的学术生态圈的建立提供充足的道德氧气。

（二）学术道德规范概述

学术道德规范是指在从事科学研究的过程中,应严格遵守《中华人民共和国著作权法》(以下简称《著作权法》)。《中华人民共和国专利法》及中国科学技术协会颁布的《科技工作者科学道德规范(试行)》等有关法律、法规、社会公德及学术道德规范,要坚持科学真理、尊重科学规律、崇尚严谨求实的学风,勇于探索创新,恪守职业道德,维护科学诚信。

中国科学技术协会2007年根据国家有关法律法规制定了《科技工作者科学道德规范》(以下简称《规范》)。《规范》共四章二十八条,针对当前学术界科学道德规范和学术不端行为,提出了具体的标准;对于学术道德规范,提出下列十二条。

（1）进行学术研究应检索相关文献或了解相关研究成果,在发表论文或以其他形式报告科研成果中引用他人论点时必须尊重知识产权,如实标出。

（2）尊重研究对象(包括人类和非人类研究对象)。在涉及人体的研究中,必须保护受试人合法权益和个人隐私并保障知情同意权。

（3）在课题申报、项目设计、数据资料的采集与分析、公布科研成果、确认科研工作参与人员的贡献等方面,遵守诚实客观原则。对已发表的研究成果中出现的错误和失误,应以适当的方式予以公开和承认。

（4）诚实严谨地与他人合作,耐心诚恳地对待学术批评和质疑。

（5）公开研究成果、统计数据等,必须实事求是、完整准确。

（6）搜集、发表数据要确保有效性和准确性,保证实验记录和数据的完整、真实和安全,以备考查。

（7）对研究成果做出实质性贡献的专业人员拥有著作权。仅对研究项目进行过一般性管理或辅助的工作者,不享有著作权。

（8）合作完成成果,应按照对研究成果的贡献大小的顺序署名（有署名惯例或约定的除外）。署名人应对本人做出贡献的部分负责,发表前应由本人审阅并署名。

（9）科研新成果在学术期刊或学术会议上发表前（有合同限制的除外）,不应先向媒体或公众发布。

（10）不得利用科研活动谋取不正当利益。正确对待科研活动中存在的直接、间接或潜在的利益关系。

（11）科技工作者有义务、负责任地普及科学技术知识,传播科学思想、科学方法。反对捏造与事实不符的科技事件及对科技事件进行新闻炒作。

（12）抵制一切违反科学道德的研究活动。如发现该工作存在弊端或危害,应自觉暂缓或调整甚至终止,并向该研究的主管部门通告。

《规范》指出:在研究生和青年研究人员的培养中,应传授科学道德准则和行为规范。选拔学术带头人和有关科技人才,应将科学道德与学风作为重要依据之一。

二、学术不端行为

学术不端通常是指在从事科学研究、评审科学研究、报告研究结果等学术活动中有意识地违背学术规范的学术行为,包括抄袭、伪造、篡改、剽窃、杜撰发表论文,恶意地一稿多投,引文支持自己,履历不实,伪造学历或工作经历。它还泛指在科学研究中的不道德、不正当及不负责任的学术行为;治学不严谨、学风不正、学术浮躁、为了预期结果使用不恰当的实验和统计方法、重复发表、不当署名、引文不规范、不公正的同行评议;违背科学精神和道德,抛弃科学实验数据的真实诚信原则,给科学研究和学术活动带来严重的负面影响,极大损害学术形象的学术违规现象或学术失范风气。

关于学术不端行为,《规范》做了定义,明确指出:学术不端行为是指在科学研究和学术活动中的各种造假、抄袭、剽窃和其他违背科学共同体惯例的行为,具体表现如下。

（1）故意做出错误的陈述,捏造数据或结果,破坏原始数据的完整性,篡改实验记录和图片,在项目申请、成果申报、求职和提职申请中做虚假的陈述,提供虚假的获奖证书、论文发表证明、文献引用证明等。

（2）侵犯或损害他人著作权,故意省略参考他人出版物,抄袭他人作品,篡改他人作品的内容;未经授权,利用被自己审阅的手稿或资助申请中的信息,将他人未公开的作品或研究计划发表或透露给他人或为己所用;把成就归功于对研究没有贡献的人,将对研究工作做出实质性贡献的人排除在作者名单之外,僭越或无理要求著者或合著者身份。

（3）成果发表时一稿多投。

（4）采用不正当手段干扰和妨碍他人研究活动,包括故意毁坏或扣押他人研究活动中必需的仪器设备、文献资料,以及其他与科研有关的财物;故意拖延对他人项目或成果的审查、评价时间,或提出无法证明的论断;对竞争项目或结果的审查设置障碍。

（5）参与或与他人合谋隐匿学术劣迹,包括参与他人的学术造假,与他人合谋隐藏其不端行为,监察失职,以及对投诉人打击报复。

（6）参加与自己专业无关的评审及审稿工作;在各类项目评审、机构评估、出版物或研究报告审阅、奖项评定时,出于直接、间接或潜在的利益冲突而做出违背客观、准确、公正的评价;绕过评审组织机构与评审对象直接接触,收取评审对象的馈赠。

（7）以学术团体、专家的名义参与商业广告宣传。

三、教育部门对学术不端行为的详细界定

教育部颁布的《高等学校科学技术学术规范指南》中,对学术不端行为作了十分详细的界定。

（一）抄袭和剽窃

1. 抄袭和剽窃的定义　是一种欺骗形式,它被界定为虚假声称拥有著作权,即取用他人思想产品,将其作为自己的产品的错误行为。在自己的文章中使用他人的思想见解或语言表述,而没有申明其来源。

2001年10月修订的《著作权法》第四十六条规定,抄袭和剽窃的法律后果是"……应当根据情况,承担停止侵害、消除影响、赔礼道歉、赔偿损失等民事责任"。1984年6月文化部颁布的《图书、期刊版权保护试行条例》第十九条第一项所指"将他人创作的作品当作自己的作品发表,不论是全部发表还是部分发表,也不论是原样发表还是删节、修改后发表"的行为,应该认为是剽窃与抄袭行为。

一般而言,抄袭是指将他人作品的全部或部分,以或多或少改变形式或内容的方式当作自己的作品发表;剽窃指未经他人同意或授权,将他人的语言文字、图表、公式或研究观点,经过编辑、拼凑、修改后加入自己的论文、著作、项目申请书、项目结题报告、专利文件、数据文件、计算机程序代码等材料中,并当作自己的成果而不加引用地公开发表。

尽管"抄袭"与"剽窃"没有本质的区别,在法律上被并列规定为同一性质的侵权行为,其英文表述也同为"plagiarize",但二者在侵权方式和程度上还是有所差别的:抄袭是指行为人不适当引用他人作品以自己的名义发表的行为;而剽窃则是行为人通过删节、补充等隐蔽手段将他人作品改头换面而没有改变原有作品的实质性内容,或窃取他人的创作(学术)思想或未发表成果作为自己的作品发表。抄袭是公开的照搬照抄,而剽窃却是偷偷地、暗地里进行的。

2. 抄袭和剽窃的形式

（1）抄袭他人受著作权保护作品中的论点、观点、结论,而不在参考文献中列出,让读者误以为观点是作者自己的。

（2）窃取他人研究成果中的调研、实验数据、图表,照搬或略加改动就用于自己的论文。

（3）窃取他人受著作权保护的作品中的独创概念、定义、方法、原理、公式等据为己有。

（4）片段抄袭,文中没有明确标注。

（5）整段照抄或稍改文字叙述,增删句子,实质内容不变,包括段落的拆分合并、段落内句子顺序改变等,整个段落的主体内容与他人作品中对应的部分基本相似。

（6）全文抄袭,包括全文照搬(文字不动)、删简(删除或简化,将原文内容概括简化、删除引导性语句或删减原文中其他内容等)、替换(替换应用或描述的对象)、改头换面(改变原文结构,或改变原文顺序,或改变文字描述等)、增加(一是指简单地增加,即增加一些基础性概念或常识性知识等;二是指具有一定技术含量的增加,即在全包含原文内容的基础上,有新的分析和论述补充,或基于原文内容和分析发挥观点)。

（7）组合别人的成果,把字句重新排列,加些自己的叙述,字面上有所不同,但实质内容就是别人成果,并且不引用他人文献,甚至直接作为自己论文的研究成果。

（8）自己照抄或部分袭,用自己已发表文章中的表述,而未列入参考文献,应视作"自我抄袭"。

3. 抄袭和剽窃行为的界定　概括《著作权法》,抄袭和剽窃侵权与其他侵权行为一样,需具备4个条件:第一,行为具有违法性;第二,有损害的客观事实存在;第三,和损害事实有因果关系;第四,行为人有过错。由于抄袭物在发表后才产生侵权后果,即有损害的客观事实,所以通常在认定抄袭时都指已经发表的抄袭物。

我国司法实践中认定抄袭和剽窃一般来说遵循 3 个标准：第一,被剽窃(抄袭)的作品是否依法受《著作权法》保护。第二,剽窃(抄袭)者使用他人作品是否超出了"适当引用"的范围。这里的范围不仅要从"量"上来把握,而且更主要的还要从"质"上来确定。第三,引用是否标明出处。

这里所说的引用"量",国外有些国家做了明确的规定,如有的国家法律规定不得超过 1/4,有的则规定不超过 1/3,有的规定引用部分不超过评价作品的 1/10。我国《图书、期刊版权保护试行条例实施细则》第十五条明确规定：引用非诗词类作品不得超过 2 500 字或被引用作品的 1/10;凡引用一人或多人的作品,所引用的总量不得超过本人创作作品总量的 1/10。目前,我国对自然科学的作品尚无引用量上的明确规定。对于引用"质",一般应掌握以下界限。

(1) 作者利用另一部作品中所反映的主题、题材、观点、思想等再进行新的发展,使新作品区别于原作品,而且原作品的思想、观点不占新作品的主要部分或实质部分,这在法律上是允许的。

(2) 对他人已发表作品所表述的研究背景、客观事实、统计数字等可以自由利用,但要注明出处,即使如此也不能大段照搬他人表述的文字。

(3)《著作权法》保护独创作品,但并不要求其是首创作品,作品虽然类似但如果系作者完全独立创作的,则不能认为是剽窃。

(二) 伪造和篡改

1. 伪造和篡改的定义　伪造是在科学研究活动中,记录或报告无中生有的数据或结果的一种行为。伪造不以实际观察和试验中取得的真实数据为依据,而是按照某种科学假说和理论演绎出的期望值,伪造虚假的观察与试验结果。

篡改是在科学研究活动中,操纵试验材料、设备或步骤,更改或省略数据或部分结果使得研究记录不能真实地反映实际情况的一种行为。某些科研人员在取得试验数据后,或为了使结果支持自己的假设,或为了附和某些已有的研究结果,对试验数据进行修改加工,按照期望值随意篡改或取舍数据,以符合自己期望的研究结论。

2. 伪造和篡改的形式

(1) 伪造试验样品。

(2) 伪造论文材料与方法而实际没有进行的试验,无中生有。

(3) 伪造和篡改试验数据,伪造虚假的观察与试验结果,故意取舍数据和篡改原始数据,以符合自己期望的研究结论。

(4) 虚构发表作品、专利、成果等。

(5) 伪造履历、论文等。

3. 伪造和篡改行为的危害　伪造和篡改都属于学术造假,其特点是研究成果中提供的方法、数据、推理等方面不符合实际,无法通过重复试验再次取得,有些甚至连原始数据都被删除或丢弃,无法查证。这两种做法是科学研究中最恶劣的行为,因为这直接关系到与某项研究有关的所有人和事的可信性,涉及实验中数据伪造和各种实验条件更改的学术欺骗,却并不容易被发现,而且调查起来也需要专门人员介入,并要重视实验过程,因而颇有难度。伪造和篡改的发现多是在文章发表一段时间后,实验不能重复或实验数据相互矛盾,致使专家提出质疑,或是实验室内部人员揭发,才能发现。

科学研究的诚信取决于实验过程和数据记录的真实性。篡改和伪造会引起科学诚信上的严重问题,使得科学家们很难向前开展研究,也会导致许多人在一条"死路"上浪费大量时间、精力和资源。

(三) 一稿多投和重复发表

1. 一稿多投的定义　一稿多投是指同一作者,在法定或约定的禁止再投期间,或者在期限以外获知自己作品将要发表或已经发表,在期刊(包括印刷出版和电子媒体出版)编辑和审稿人不知情的情况下,试图或已经在两种或多种期刊同时或相继发表内容相同或相近的论文。《著作权法》第三十二条第一款设定了"一稿多投"的法律规定。如果是向期刊社投稿,则法定再投稿期限为"自稿件发出之日起三十日内"。约定期限可长可短,法定期限服从于约定期限。法定期限的计算起点是"投稿日",而约定期限可以是"收到稿件日"或"登记稿件日",法定期限的终点是"收到期刊社决定刊登通知日"。

国际学术界对于"一稿多投"的较为普遍认同的定义是:同样的信息、论文或论文的主要内容在编辑和读者未知的情况下,于两种或多种媒体(印刷或电子媒体)上同时或相继报道。

重复发表是指作者向不同出版物投稿时,其文稿内容(如假设、方法、样本、数据、图表、论点和结论等部分)有相当重复而且文稿之间缺乏充分的交叉引用或标引的现象。这里涉及两种不同的行为主体。一种是指将自己的作品或成果修改或不修改后再次发表的行为,另一种是指将他人的作品或成果修改或不修改后再次发表的行为。后者是典型的剽窃、抄袭行为,在这里所说的重复发表仅指第一种行为主体。

凡属原始研究的报告,不论是同语种还是不同语种,分别投寄不同的期刊,或主要数据和图表相同、只是文字表达有些不同的两篇或多篇期刊文稿,分别投寄不同的期刊,属一稿两(多)投;一经两个(或多个)刊物刊用,则为重复发表。会议纪要、疾病的诊断标准和防治指南、有关组织达成的共识性文件、新闻报道类文稿分别投寄不同的杂志,以及在一种杂志发表过摘要而将全文投向另一种杂志,不属一稿两投。但作者若要重复投稿,应向相关期刊编辑部做出说明。

2. 一稿多投的形式

(1)完全相同型投稿。

(2)肢解型投稿。例如,作者把 A 文章分成 B 文章和 C 文章,然后把 A、B、C 三篇文章投递给不同的期刊。

(3)改头换面型投稿。作者仅对文章题目做出改变,而结构和内容不做变化。

(4)组合型投稿。除了改换文章题目外,对段落的前后连接关系进行调整,但整体内容不变。

(5)语种变化型投稿。例如,作者把以中文发表的论文翻译成英文或其他外文,在国际著作权公约缔约国的期刊上发表,这在国际惯例中也属于一稿多投,是违反国际著作权公约准则的行为。

3. 一稿多投行为的界定 构成一稿多投行为必须同时满足 4 个条件。

(1)相同作者。对于相同作者的认定,包括署名和署名的顺序。鉴于学术文章的署名顺序以作者对论文或科研成果的贡献而排列,调整署名顺序并且再次投稿发表的行为,应当从学术剽窃的角度对行为人进行处理。因同一篇文章的署名不同,应认定为剽窃,不属于一稿多投。

(2)同一论文或这一论文的其他版本。将论文或论文的主要内容,以及经过文字层面或文稿类型变换后的同一内容的其他版本、载体格式再次投稿,也属于一稿多投。

(3)在同一时段故意投给两家或两家以上学术刊物,或非同一时段但已知该论文已经被某一刊物接受或发表仍投给其他刊物。

(4)在编辑未知的情况下的一稿多投。

根据国际学术界的主流观点,以下类型的重复发表不属于一稿多投行为,可以再次发表。

(1)在专业学术会议上做过的口头报告或以摘要、会议墙报的形式发表过的初步研究结果的完整报告,可以再次发表,但不包括以正式公开出版的会议论文集或类似出版物形式发表的全文。

(2)在一种刊物上发表过摘要或初步报道,而将全文投向另一种期刊的文稿。

(3)有关学术会议或科学发现的新闻报道类文稿,可以再次发表,但此类报道不应通过附加更多的资料或图表而使内容描述过于详尽。

(4)重要会议的纪要,有关组织达成的共识性文件,可以再次发表,但应向编辑部说明。

（5）对首次发表的内容充实了 50%或以上数据的学术论文，可以再次发表。但要引用上次发表的论文（自引），并向期刊编辑部说明。

（6）论文以不同或同一种文字在同一种期刊的国际版本上再次发表。

（7）论文是以一种只有少数科学家能够理解的非英语文字（包括中文）已发表在本国期刊上的属于重大发现的研究论文，可以在国际英文学术期刊再次发表。当然，发表的首要前提是征得首次发表和再次发表的期刊的编辑部的同意。

（8）同一篇论文在内部资料上刊登后，可以在公开发行的刊物上发表。

再次发表均应向重新投稿期刊编辑部充分说明可能被误认为是相同或相似研究工作的重复发表，并附上有关证明材料的复印件；必要时还需从首次发表的期刊社获得同意函后，方可再次公开发表。

四、学术不端行为案例

科研诚信是科技创新的基石，科学研究中欺骗、作假行为是违背科学道德的，一旦丧失诚信造成的危害和损失不可估计，应受到公众尤其是科学界的谴责。

根据中国社会科学院对我国 1997~2017 年学术不端典型案例的统计，过去的 20 年间，我国的科研不端行为呈现出多发、高发的趋势。从发生单位看，国内"985""211"高校的科研不端行为占全部被统计单位的 50%以上；同时，学术不端问题形式多样，性质严重，影响恶劣，已经严重破坏了良好的求实科研氛围，对求真创新的科研工作产生了消极的阻碍作用。近年来，科研成果继续在数量上呈快速增长态势，曝光的学术不端事件也不断出现，学术界许多知名学者、专家深陷"造假门"，而各种造假案例都像一面警钟一样告诫着后来者——科研没有捷径。

抄袭与剽窃、伪造和篡改实验数据、重复发表等案例，在《中国青年报》等相关报纸上有多起报道。

第二节　国内外常见论文检测系统

一、国内学术不端文献检测系统

目前国内常用的学术不端检测系统有中国知网学术不端文献检测系统、维普论文检测系统、万方数据文献相似性检测系统（简称万方检测，WFSD）、PaperPass 检测系统、超星大雅相似度分析（简称大雅）等。

（一）中国知网学术不端文献检测系统

中国知网从 2006 年正式研发学术不端文献检测系统，2008 年 12 月底研制成功并正式开放使用。中国知网科研诚信管理系统研究中心是同方知网出版集团旗下从事科研诚信管理产品研发的专门机构。目前，研究中心开发的学术不端文献检测系统分为：学术不端文献检测系统和科研诚信管理系统（人事版）两部分。其中"学术不端文献检测系统"根据用户群的特点分为：科技期刊学术不端文献检测系统（AMLC）、社科期刊学术不端文献检测系统（SMLC）、学位论文学术不端行为检测系统（TMLC）、大学生论文管理系统（PMLC）、科研诚信管理系统（人事版）（包括英文检测系统和中英文对照检测系统）。

1. 系统特点　检测范围涵盖中国学术期刊网络出版总库、中国博士论文网络出版总库、中国优秀硕士论文网络出版总库、中国报纸全文数据库、中国专利全文数据库（知网版）、中国科技成果数据库（知网版）、中国年鉴网络出版总库、中国工具书数据库、中国标准数据库（知网版）、互联网资源、英文数据库（涵盖期刊、博硕、会议的英文数据及德国 Springer、英国 Taylor&Francis 期刊数据库等）、港澳台学术文献库、优先出版文献库、互联网文档资源、个人比对库等资源。

2. 检测技术　采用指纹特征检测、跨语言检测、多语种检测、繁体检测、观点剽窃自动检测、表格等知识元检测技术。其中,自适应多阶指纹(AMLFP)系中国知网自主研发的特征检测技术,具有检测速度快,准确率,召回率高,抗干扰性强等特征。指纹特征的唯一性保证了检准率达到100%,索引结构的精准特性则保证检全率达到100%。对用户指定的文档做数字指纹分析,与相关文档进行指纹比对,按照文档类型与内容特征不同,支持从词到句子、段落、篇章级别的数字指纹比对,使得检测结果更准确。中国知网升级后的系统还可以智能识别疑似文字的图片,并用OCR文字识别软件将其还原为文字进行检测;智能抓取检测文献中的公式内容进行检测,支持多公式内容检测。

3. 检测结果　检测结果中除总复制比外,还有复制比(去除引用文献检测结果复制比、去除本人文献检测结果复制比)、总检测指标(重合字数、总字数、总段落数、疑似段落数、前部重合字数、后部重合字数)、子检测指标(重合字数、小段落数、大段落数、最大段长、平均段长、前部重合度、后部重合度)。

另外,在检测结果中能详细显示比对源文献的篇名、作者、发表刊物、发表时间等信息。如果点击抄袭来源篇名,可以查看文件相似内容对比情况,也可以删除系统给出的某些抄袭来源文献,得到新的检测结果。

4. 使用方法　下面以科技期刊学术不端文献检测系统(AMLC)为例,详细介绍本系统的使用方法。

(1)创建文件夹:根据不同需求创建多个文件夹,设定该文件夹下稿件的检测范围、检测时间与检测数据库。以下3种限定条件可以任意组合。

1)检测范围:限定只和某些特定学科领域内文献进行比较。

2)检测时间:限定只和特定时间段内发表的文献进行比较。

3)检测数据库:限定只和特定类型的文献进行比较。

(2)提交稿件:系统支持单篇提交或多篇稿件压缩后提交。多篇稿件时需按照系统要求填写详细的稿件信息。具体操作如下。

1)选择稿件保存的文件夹,稿件可以保存为doc、docx、wps、caj、txt、pdf、kdh、nh格式和zip、rar压缩包格式。

2)选择检测方式,包括自动检测、手动检测、服务器自主检测。其中自动检测是检测后台依据自动分配检测到任务从而进行排队处理。手动检测通过触发实时检测提交内容。服务器自主检测是最低优先级检测,只在服务器空闲时检测。

3)上传至服务器进行检测。

(二)维普论文检测系统

维普论文检测系统,由重庆维普资讯有限公司旗下控股公司——重庆泛语科技有限公司自主研发。检测范围包括中文科技期刊论文全文数据库、中文主要报纸全文数据库、中国专利特色数据库、博士/硕士学位论文全文数据库、中国主要会议论文特色数据库、港澳台文献资源、外文特色文献数据全库、维普优先出版论文全文数据库、互联网数据资源/互联网文档资源、高校自建资源库、图书资源、古籍文献资源、个人自建资源库、年鉴资源、IPUB原创作品等,可以满足高等院校、科研院所、党政机关、企事业单位、基础教育机构、出版单位及其他学术机构及各类论文撰写者等不同用户的需求。

1. 系统特点　根据用户需求不同,分为大学生版、研究生版、编辑部版及职称版四大版本。大学生版适用于本科、专科、网络教育、成教论文查重;研究生版适用于研究生、博士论文查重;编辑部版适用未发表的期刊投稿、会议论文、课程及课题报告教学小论文;职称版适用于已发表论文查重和评职称使用。

2. 检测技术　采用了先进的动态语义跨域识别+指纹对比技术,通过大数据人工智能的多阶云计算对文本进行识别和判断,实现对相似内容的快速扫描、自动分析及专业检测。具体包括文本与语义共同参与识别、先整后零的送检片段分割、段落与词句先后参与查重、参考文献预处理与比对、服务器集群高速共享资源等检测技术。系统承诺对所有用户提交的送检文档仅做检测分析,绝不保留全文,对用户送检的文档不做任何形式的收录和泄露。

3. 检测指标　提供相似内容比对、相似文献汇总、引用片段出处、总相似比、引用率、复写率和自写率等重要指标服务,支持 doc、docx、txt、pdf 等文献上传格式。

4. 检测结果　正常情况下,万字以内的论文,检测耗时 2~5 min 以内。目前系统可提供的详细检测报告,用不同的颜色标注相似片段、引用片段、专业用语。可提供原文对照报告、片段对照报告、格式分析报告、比对报告、PDF 报告等多版本报告,用户可根据需求选择适合自己的报告类型。其中,格式分析报告,可以帮助作者核对是否遗漏了哪种格式的内容,并能将参考文献的格式进行自动规范,供作者复制粘贴到文档中。用户还可自行设置检测通过标准值,并可创建个人自建资源库,上传自主拥有的论文资源,在检测论文时可选择是否同时将个人自建资源库中的资源纳入检测范围,由系统自动提取解析,有效补充送检文档的比对范围。

（三）万方数据文献相似性检测系统

万方数据文献相似性检测系统,简称万方检测（WFSD）,该系统是 2009 年由北京万方数据股份有限公司投入研发的文献相似性检测系统。检测范围包括中国学术期刊数据库、优先出版论文数据库、中国博士学位论文全文数据库、中国优秀硕士学位论文全文数据库、中国重要学术会议论文数据库、互联网学术资源数据库、学术网络文献数据库、中国专利文献全文数据库、中国标准全文数据库、中国优秀报纸全文数据库、特色英文文摘数据库、大学生论文联合比对库、个人自建资源库、高校特色资源自建库,为检测服务提供上亿篇学术文献与网络资源比对数据。

1. 系统特点　针对不同人群的需求,提供的不同版本的检测服务,包括学术预审版、硕博论文版、大学生论文版、课程作业版、职称论文版、毕业论文抽检系统等。支持检测中、英文。承诺严格遵守文献保密规定,用户的送检论文仅用作检测分析,无其他商业运作行为。

2. 检测技术　系统采用万方自主研发的"句子级正交基软聚类倒排"检测算法。基于"正交基软聚类+分词倒排"能实现检测过程的快速检索,基于"相同词+最长公共子序列"精确匹配,能识别长句相似、长短句混合相似、基于词组相似与连续多个小短句相似,全面支持查全、查准。

3. 检测指标　系统包括原文总字符数、部分的文本字符数、文本段落总数、参考文献相似比、辅助排除参考文献相似比、可能引用相似比、辅助排除可能自引相似比、单篇最大相似比、相似文献是否被原文列为参考文献引用等。可支持本地上传、库内查找、手工录入、批量上传等送检方式,其中本地上传格式支持 doc、docx、pdf、txt 格式的文件。与中国知网不同,系统还支持断点续传及可与既有业务系统继承、检测任务管理功能。

4. 检测结果　可提供多种场景应用的多维结果检测报告,包括简明报告、详细片段报告、原文标注报告、简全文比对报告。检测结果显示论文的总相似比、参考文献相似比、剩余相似比,比对源文献的篇名、作者、发表刊物、发表时间等信息,便于用户参考。

（四）PaperPass 检测系统

PaperPass 是北京智齿数汇科技有限公司旗下产品,网站诞生于 2007 年,是国内首款中文论文检测系统,现已经发展成为国内可信赖的中文原创性检查和预防剽窃的在线网站。本系统检测范围包括超过 9 000 万的学术期刊和学位论文及一个超过 10 亿数量的互联网网页数据库。

1. 系统特点　本系统系在线网站（https://www.paperpass.com）提供 5 大分类、12 个专业的毕业论文检测服务,同时推出免费论文检测字数活动。用户需要注册并登录进入 PaperPass 个人中心页提交论文。ParperPass 提供自建库的功能,用户所有上传到检测系统的论文都不会保存和收录。

2. 检测技术　采用自主研发的动态指纹越级扫描检测技术,提供实时中文论文检测服务。本系统以句子为单位对论文进行检测,准确率可以达到99%。但非中文或全文乱码,需要联系人工客服处理。

3. 检测结果　检测1万字大约需要10 min。结果以句子的不同颜色(红色、橙色、黑色)表示不同的相似度,并提出修改建议,修改内容可以临时保存。

（五）超星大雅相似度分析

超星大雅相似度分析是北京世纪超星信息技术有限公司于2012年研发的学术分析及文献相似度分析(document similarity analysis)工具。本系统检测范围包括超星430万种图书及学位论文、会议论文、报纸文献,还有网页、文档、外文等其他海量资源,实现待检测文献与图书、报纸、期刊、论文、网络资源等海量文献相似度比较与揭示,弥补了其他同类工具在中文图书上无法检测的空白,适合毕业生学位论文、科研人员撰写论文(书稿、报告)检测、面向科研人员及其成果评审等各类需要。

1. 系统特点　大雅系统不仅可以和多种文献类型进行检测,而且能和中文图书内容进行检测。可分类查看图书、期刊、论文等类型,提供上传文献与单个相似文献的对比报告。支持检测中、英文,其他小语种暂不支持。支持附件及文字粘贴等多种上传方式。目前有个人用户和机构用户2个版本。可以登录官方网页 https://www.dayainfo.com 选择“个人用户”进入个人用户检测页面;或点击“学习通登录”进入登录页面,输入学习通账号和密码进行登录;或在校园IP范围内,选择个人用户——用户注册——在机构处显示“XXX(单位名称)”,以满足不同用户更深层次的检测需要。

2. 检测技术及检测指标　采用先进的动态指纹扫描技术。检测指标包括文献相似度、去除参考文献相似度、去除本人已发表论文相似度、单篇最大相似度等。支持过滤参考文献、自引、发表年等自定义过滤。支持对txt、doc、pdf、docx、zip、rar 6种格式的非加密附件进行分析。

3. 检测结果　可提供综合评估、相似片段、全文对比3种报告,也是用不同颜色提示重复程度,有HTML和PDF报告格式。可查看相似度、相似段落、相似文献等信息,还可以进行过滤、下载报告等操作。检测报告仅保留7天,建议下载另行保存。

（六）国内其他文献检测平台

除上述常用检测系统外,国内还有其他学术不端文献检测系统,如 PaperRight(由武汉佳信诺网络科技有限公司开发)、ROST 论文反剽窃系统(由武汉大学信息管理学院开发)、格子达(原 Gocheck 论文引用检测系统,由北京中知通远科技有限公司开发)。

二、国外学术不端文献检测系统

20世纪70年代,国外已经开始了软件程序非法复制检测的研究。1991年用于查询重复基金申请书的 WordCheck 软件问世。目前,国外有许多学术不端检测系统,如 Turnitin、Similarity Check、SafeAssign 等。总体而言,国外学术不端文献检测系统较国内更前沿,技术更加成熟,是国外高校和出版机构初筛论文的常用软件。

（一）Turnitin

Turnitin 查重系统是一款学术不端科研比较工具,是国际权威的论文查重检测系统,适用于在国际期刊上发表论文,或在国外留学的同学及国内中、英语专业的同学进行论文重复率检测。Turnitin 主要用于国外大学在校生的作业和毕业论文检查,但没有包含英文博士论文数据库如 ProQuest。

1. 系统特点　Turnitin 查重系统是一款可面向个人的学术不端检测系统工具,其检测范围包括国内外1.5亿的海量论文数据库、90 000多种世界知名期刊数据库、200多亿的网页数据库,涵盖自然科学、社会科学、人文科学、管理科学等诸多领域的学术文献、专利信息等科技资源。

Turnitin 系统分为 Turnitin 国际版和 Turnitin UK 版。Turnitin 国际版论文相似性检测系统适用于中国(包括中国香港、澳门、台湾地区)、美国、澳洲、新西兰、新加坡等全球 140 多个国家,可检测简繁体中文、英文、俄文、韩语、日语、法语等语言;Turnitin UK 版有个专门的英国文献的数据库,适合绝大多数英国学校。Turnitin UK 版的这个特点在国际版中是不存在的,所以两个版本的检测结果也是不同的,使用时要注意选择。

Turnitin 系统承诺未购买、出售或租用用户数据,也不会将其用于营销或广告中。只有在使用查重功能时,Turnitin 才会收录论文,并保护文章不被滥用。所有论文都是被加密存储,原作者对收录入库的论文始终保留所有权。

2. 检测指标　Turnitin 检测相似度是在语法上的逻辑,这与单词是否重复是没有关系的,也不同于中文字数的重复检测原理。

3. 使用方法　Turnitin 官网网址：www. turnitincn. com。系统通过大部分主流浏览器进入互联网,用户在线上传需检测的论文后,文稿与 Turnitin 数据库和全球网页内容进行自动比对,无任何人工的干预,并以很快的速度得出一个详细的原创性检测报告给评审者,评审者能够根据 Turnitin 检测报告判断出文稿中非原创的内容,对文稿整体的原创性做出一个客观判断。

4. 检测结果　提供 HTM 和 PDF 格式的检测结果报告,PDF 版的总报告、exclude_bibliography 报告单和 include_bibliography 报告单。系统通过标注不同颜色,提示有不同程度的相似或重复。

(二) Similarity Check

CrossRef 是 2000 年由全球的 12 家出版商创建和管理的非营利性独立会员制的协会。CrossCheck(Similarity Check 前身)亦称为 iThenticate 查重系统,是 CrossRef 于 2008 年与 Turnitin 公司共同创建的反剽窃文献检测系统(powered by iThenticate),仅面向学术和出版机构的论文反剽窃检测工具。2016年,CrossRef 将 CrossCheck 更名为 Similarity Check。目前为止,Similarity Check 的权威性在所有查重软件中是最高的,包含的数据库非常全面且更新及时。

1. 系统特点　Similarity Check 是一款学术工具类系统,主要目的在于帮助学术界和出版界严正全球学术风气,防止学术剽窃和欺诈,保护学术研究和文字出版者的原创版权。Similarity Check 仅向 CrossRef 会员,即学术和出版机构提供检测服务(个人注册收费昂贵)。此外,Similarity Check 注重保护用户的隐私,被检测文献不会被 Similarity Check 数据库收录。

2. 检测指标　检测范围由两部分组成：一个基于全球学术出版物所组成的庞大数据库,一个基于网页的检测比对。包括绝大部分数据库(爱思唯尔、斯普林格出版社等)的期刊论文、会议论文、博士论文、网页数据等。

3. 使用方法　首先申请成为 CrossRef 成员并通过 CrossRef 客服端(www. crossref. com. cn)注册。此外,也可以直接注册登录 iThenticate 的中文网站：www. ithenticatecn. com,通过客户端将论文上传,然后系统将该论文与 Similarity Check 数据库中的已发表文献进行比较。

4. 检测结果　结果中显示检测稿件与数据库中已发表文献的相似度,并将相似的文本标示出来。

(三) SafeAssign 和 PlagiarismSearch

SafeAssign 是 Blackboard 教学管理平台下的反抄袭检测工具。SafeAssign 用户无须额外付费,系统采用独特的原创性检测算法,将提交的文章与数据库内批量收藏的文章进行对比。结果中显示相似百分比,作为评价文章原创性的指标;结果中还详细显示比对源文献的信息,用户可以删除系统给出的某些抄袭来源文献,得到新检测结果。

PlagiarismSearch 因为其安全高效的特点,已经在全球数百个国家应用。PlagiarismSearch 操作简单,系统支持所有文件格式,方便用户使用。

（四）国外其他文献检测平台

除上述几家著名的学术不端文献检测平台外,国外还有相当多数量的学术不端文献检测平台,如 Article Checker 公司、Plagiarism Detect 公司及爱思唯尔的 PERK 检测系统等。

学术不端文献检测系统,是基于人工智能的学术不端行为检测方法,起到了预防剽窃,防止作者将可疑文献投稿并公开出版的作用。但是,由于各系统检测的数据库范围、年限及学科不同,计算方法亦有不同,存在不同程度上的技术检测盲区,如无法检测翻译的外文文献,无法检测表述方式变动、语序调整、同义词替换等深层学术不端行为。因此,学术不端文献检测系统只能辅助编辑或专家做出正确的决策,为审稿工作把好第一关,而不能完全将学术不端文献检测系统的结果作为该论文是否剽窃的最终结果,更不能完全替代行业专家的人工评审。

第十章授
课 PPT

思 考 题

1. 简述学术不端行为有哪些。
2. 常用中外学术不端文献检测系统有哪些?

附 录

附录1　中文药学主要期刊

附录2　外文药学主要期刊

附录3　药学文献检索主要工具及数据库

附录4　网络药学信息主要资源

参考文献

柴晓娟,2013.网络学术资源检索与利用[M].南京:南京大学出版社.

邓发云,2013.信息检索与利用[M].北京:科学出版社.

李幼平,2014.循证医学[M].北京:人民卫生出版社.

林丹红,2012.中西医学文献检索[M].北京:中国中医药出版社.

林丹红,2016.中医药文献信息检索与利用[M].北京:中国中医药出版社.

王家良,2015.循证医学[M].北京:人民卫生出版社.

章新友,2023.药学文献检索[M].北京:中国中医药出版社.

周晓政,2012.医药信息检索与利用[M].南京:东南大学出版社.